Stefan Weinmann & Michael Schulz (Hg.)

Sprache in der Psychiatrie

Psychiatrie Verlag

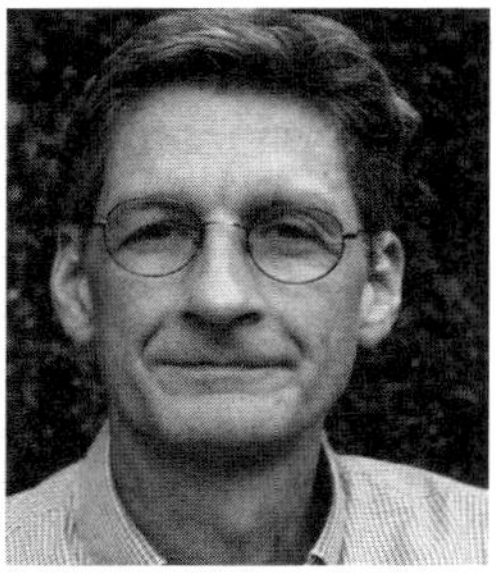

Stefan Weinmann, Jahrgang 1971, ist Psychiater und Gesundheitswissenschaftler und war in mehreren psychiatrischen Kliniken tätig. Er arbeitet am universitären Zentrum für Integrative Psychiatrie in Lübeck und ist an der Universität Basel habilitiert. Seine klinischen und Forschungsinteressen sind innovative Behandlungsmodelle und psychosoziale Therapien.

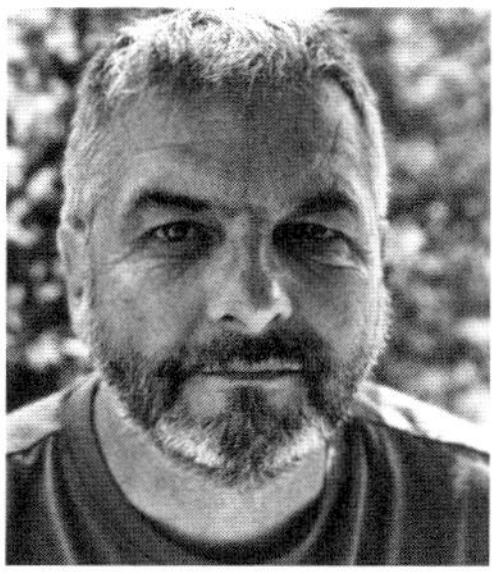

Michael Schulz, Jahrgang 1969, ist Krankenpfleger, Gesundheitswissenschaftler und Honorarprofessor für Psychiatrische Pflege. Er hat in verschiedenen psychiatrischen Kliniken gearbeitet und ist momentan tätig als Stellvertretender Pflegedirektor am LWL-Klinikum in Gütersloh.

Stefan Weinmann & Michael Schulz (Hg.)

Sprache in der Psychiatrie

Auf dem Weg zu einer Kommunikation auf Augenhöhe

Psychiatrie Verlag

Stefan Weinmann & Michael Schulz (Hg.)
Sprache in der Psychiatrie
Auf dem Weg zu einer Kommunikation auf Augenhöhe

1. Auflage 2025
ISBN: 978-3-96605-272-6
ISBN E-Book (PDF): 978-3-96605-289-4

Bibliografische Information der Deutschen Nationalbibliothek
Die Deutsche Nationalbibliothek verzeichnet diese Publikation
in der Deutschen Nationalbibliografie;
detaillierte bibliografische Daten sind im Internet über
http://dnb.d-nb.de abrufbar.

Lektorat: Uwe Britten, Eisenach
Umschlagkonzeption: Michael Schmitz, Arnbruck, www.grafikschmitz.de,
unter Verwendung zettberlin / photocase.de
Typografiekonzept: Iga Bielejec
Typografieanpassung und Satz: Alexander Klar, Jessen (Elster)
Druck und Bindung: Plump Druck & Medien, Rheinbreitbach

Teil II
Sprachkompetenz und Sprachbefähigung

Ich fürchte mich so vor der Menschen Wort

Ich fürchte mich so vor der Menschen Wort.
Sie sprechen alles so deutlich aus.
Und dieses heißt Hund und jenes heißt Haus,
und hier ist der Beginn und das Ende ist dort.

Mich bangt auch ihr Sinn, ihr Spiel mit dem Spott,
sie wissen alles, was wird und war;
kein Berg ist ihnen mehr wunderbar;
ihr Garten und Gut grenzt grade an Gott.

Ich will immer warnen und wehren: Bleibt fern.
Die Dinge singen hör ich so gern.
Ihr rührt sie an: sie sind starr und stumm.
Ihr bringt mir alle die Dinge um.

Rainer Maria Rilke, 1899

Der Sprachlosigkeit entgegen
Vorwort

Psychische Erkrankungen machen oft sprachlos. Das persönliche Erleben des erkrankten Menschen ist plötzlich ganz anders als alles Gewohnte, Bekannte, Vertraute. Die gemeinsame Bezugsgrundlage mit anderen Menschen fehlt.
Wenn ich, von einem grippalen Infekt niedergestreckt, mit näselnder Stimme am Telefon eine Verabredung absage, ist mir das Mitgefühl meines Gegenübers gewiss. Schon ab dem Kindesalter weiß jeder, wie es sich anfühlt, mit Fieber, Kopf- und Gliederschmerzen ermattet im Bett zu liegen. Gute Besserung!
Für Migränegeplagte wird es schon schwieriger. Was, bitte, ist denn eine »Aura«? Aber eine Erklärung schafft meist Verständnis. Sehstörungen und Schwindel sind zumindest vorstellbar, manchen Menschen auch selbst bekannt. Und Kopfschmerzen, wenn auch vielleicht nicht ganz so heftig, hatte nahezu jeder schon mal. Also auch hier: Gute Besserung!
Wie sieht es aber bei einer Depression aus? Wie lässt sich das gefühlte Nichts in Worte fassen, wenn es – Betroffene werden wissen, was gemeint ist – eigentlich kein Nichts ist, sondern eher eine übervolle, erdrückende Leere? Wie lässt sich eine Traurigkeit beschreiben, die schlicht alles umfasst, manchmal pechschwarz, aber oft auch durchsichtig, ohne dass dahinter irgendetwas zu sehen wäre? Wie lässt sich erklären, dass das Nichts-Sehen hinter dem Durchsichtigen beängstigender ist als das Pechschwarze?
Und was ist mit psychotischem Erleben? Wie kann ein Mensch die eigene Verwirrung darüber verständlich machen, dass alle anderen die doch klar hörbaren Stimmen nicht hören, die klar erkennbaren Bilder nicht sehen, die drohenden Gefahren leugnen? Wie sollten überwältigende Sinneseindrücke nachvollziehbar dargestellt werden, wenn sie in ihrer Wucht und Fülle gar nicht verarbeitbar sind?
Hier stößt Kommunikation zunächst einmal an Grenzen. Die betroffenen Menschen finden selbst kaum Worte. Und wenn sie es doch versuchen, lassen sie ihr Gegenüber nicht selten sprachlos zurück. Gute Besserung? Eher nicht.
Das Erleben psychischer Ausnahmesituationen verstört sowohl die erkrankten Menschen selbst als auch ihr Umfeld. Und was verstört, das stört auch – mindestens die gewohnten Abläufe, die geliebten Sicherheiten, die Ordnung der Dinge an sich. Um solche Störungen möglichst geräuschlos zu beseitigen, bedient sich die Gesellschaft eines bewährten Mechanismus: Das tradierte Kategoriensystem wird

um einige Schubladen erweitert. Und das Fremde (Befremdliche) wird interpretativ so geformt, dass es in diese Schubladen gut hineinpasst.

Besonders geeignet für alles, was irgendwie anders, »komisch« und irritierend erscheint, sind die Kategorien Kunst und Medizin. So überrascht es nicht, dass unter der Rubrik »Kunst und Wahnsinn« die Ausdrucksstärke der Werke psychisch kranker Menschen durchaus auf Anerkennung stößt. Was in der Mitte der Gesellschaft störend wäre, hängt im Museum doch gut. Und am Wissen über das abgeschnittene Ohr des Künstlers zeigt sich die Kennerschaft des Kunstliebhabers. Die Hauptkategorie für die Einordnung dessen, was am Menschen nicht normal im Sinne von normgerecht ist, bleibt aber die Medizin, in diesem Fall: die Psychiatrie. Deshalb ist auch in diesem Text von »psychischen Erkrankungen« die Rede. Um das, was kaum in Worte zu fassen ist, benennbar und damit beherrschbar zu machen, hat die Psychiatrie mit dem diagnostischen Manual DSM und der internationalen Klassifikation ICD komplexe Systeme entwickelt.

Diese gesellschaftlichen Lösungsversuche im Umgang mit dem zunächst nicht Benennbaren und Begreifbaren können situativ durchaus für alle Beteiligten hilfreich sein, denn auch die psychisch erkrankten Menschen sind ja in der Regel von den Konventionen und Normvorstellungen der Gesellschaft geprägt und suchen Erklärungsmuster für ihr Erleben. Die Rolle als künstlerisches Genie (oder zumindest als kreativ begabter Mensch) kann sicher Entlastung bringen. Aber auch das Wissen um die eigenen Diagnosen wird von manchen psychisch erkrankten Menschen als befreiend empfunden: Endlich gibt es eine sozusagen offiziell anerkannte Sprachregelung, die das zutiefst verunsichernde eigene Erleben in den Grundkonsens gesellschaftlicher Wahrnehmung einbettet. Hinzu kommt, dass psychische Erkrankungen in der Regel mit einem hohen Leidensdruck verbunden sind. Wer würde sich da nicht von der Medizin Hilfe, zumindest eine deutliche Linderung der Beschwerden und Unterstützung auf dem Genesungsweg erhoffen?

Problematisch ist allerdings, dass die Transformation von subjektivem Erleben in Symptome und nachfolgend in Diagnosen keine wirkliche Übersetzung ist – weil sie ohne Verstehen auskommt. Die Einpassung in das diagnostische Klassifikationssystem erfolgt einseitig durch die interpretierende Fachperson. Das Unsagbare und nicht Standardisierbare bleibt außen vor. Und wer als Betroffener die manchmal kruden diagnostischen Zuordnungen anzweifelt, erhält das zusätzliche Etikett der mangelnden Krankheitseinsicht.

Somit erweist sich die Hoffnung, durch eine Diagnose Klarheit zu erhalten und Verständigung zu ermöglichen, allzu oft als trügerisch. Nicht selten findet sich der psychisch erkrankte Mensch stattdessen in einem wiederum verstörenden neuen Bezugssystem mit neuem Vokabular wieder, in dem nun alles, was bisher noch vertraut erschien, allein auf Diagnosen ausgerichtet und vor deren Hintergrund interpretiert wird. Wer es bislang noch für völlig normal hielt, manche Menschen mehr und manche weniger sympathisch zu finden und sich gegenüber den sympathischen Menschen leichter zu öffnen, lernt nun, dass er – krankheitstypisch – »spalte«. Wer sich müht, die große innere Not irgendwie zu zeigen, auch wenn die Worte fehlen, wird wegen seines »Agierens« gerügt. Und wer Therapievorschlägen mit Skepsis begegnet, gilt als »nicht compliant«.

So entsteht eine neue, psychiatriespezifische Sprache, die zur Standardsprache wird, obwohl sie mit dem ursprünglichen Ausdruckswunsch für das, was sich so schwer in Worte fassen ließ, nichts zu tun hat. Und die Sprachlosigkeit für das Eigentliche bleibt.

Zur Überwindung von Sprachlosigkeit bedarf es nicht der externen Vorgabe einer Sprache – egal, wie diese aussehen mag. Insofern sind auch gut gemeinte Schulungen zum Sprachgebrauch im Umgang mit psychisch erkrankten Menschen nur begrenzt hilfreich. Vielmehr bedarf es schlicht und ergreifend des Sprechens, gerade auch dann, wenn dieses Sprechen zuerst nur tastend und stockend erfolgt und um jedes Wort gerungen werden muss. Sprechen meint hier natürlich das Miteinander-Sprechen, und zwar in einem geschützten, vertrauensvollen Raum. Wenn es einem psychisch erkrankten Menschen gelingt, das eigene Erleben in Worte zu fassen, ohne sich schämen zu müssen, ohne auf Abwehr und Unverständnis zu stoßen, dann ist das ein erster großer Schritt zur Krankheitsbewältigung.

Aufgabe von Fachpersonen ist es zunächst einmal vor allem, vorbehaltlos und ohne Kategorisierungsreflexe zuzuhören, sich einzufühlen und auch das noch nicht Verständliche auszuhalten. Wenn Vertrauen gewachsen ist, kann es bestenfalls gelingen, gemeinsam Ansätze des individuellen Verstehens und der Einordnung des Erlebens in den persönlichen Lebenskontext zu finden. Es ist doch längst bekannt, dass der zentrale Wirkfaktor in psychiatrischen und psychosozialen Kontexten die therapeutische Beziehung ist. Beziehung allerdings beruht auf Kommunikation. Und gute Beziehung beruht auf respektvoller, offener, wechselseitig neugieriger Kommunikation von Menschen, die sich jeweils mit ihrem ganzen Menschsein, ihrer ganzen Persönlichkeit einbringen.

Erst dann, wenn es gelingt, die geschlossene Sprachwelt psychiatrischer Professionalität zu verlassen, ist auch glaubwürdige Antistigma-Arbeit möglich. Wie könnten denn Fachpersonen, die den psychisch erkrankten Menschen selbst gar nicht wirklich verstehen, in der Gesellschaft Verständnis für psychische Erkrankungen wecken? Aufklärung und die Überwindung von Vorurteilen können nur gelingen, wenn auch auf gesellschaftlicher Ebene ein offener Austausch erfolgt, in dem alles vorbehaltlos Platz hat: das Erleben des erkrankten Menschen selbst, die Ängste und Unsicherheiten derjenigen, die damit in Berührung kommen, und die – je nach Denkschule verschiedenen! – Interpretationsvorschläge der Psychiatrie und

Psychotherapie. Mit dem Trialog ist diese Grundidee seit Jahrzehnten bekannt. Konsequent umgesetzt wird sie immer noch viel zu selten.
Ich wünsche den Leserinnen und Lesern dieses Buches den Mut, auf die vorschnelle Entlastung des Rückgriffs auf vorgegebene Kategorien und Sprachmuster zu verzichten. Gehen Sie zum Äußersten: Reden Sie miteinander!
Bielefeld, Frühjahr 2024
Elke Prestin

Elke Prestin, Jahrgang 1991, ist promovierte Linguistin sowie ausgebildete Redakteurin mit langjähriger Tätigkeit in Forschung und Lehre. Heute liegt ihr Arbeitsschwerpunkt im Bereich der Psychiatrie. Sie arbeitet in mehreren Projekten psychiatrischer Versorgungsforschung und engagiert sich auf vielfältige Weise für die Belange von Menschen mit psychischen Erkrankungen. Kontakt: prestin@web.de.

Sprache in der Psychiatrie
Warum dieses Buch?

Stefan Weinmann & Michael Schulz

Selten sind Sprache und Sprechen zentrale Themen eines psychiatrischen Fachbuchs. Dies erstaunt: Das Fachgebiet nutzt (im Unterschied zu anderen Bereichen der Medizin) die Sprache als wesentliches diagnostisches Tool und therapeutisches Agens. Die therapeutische Beziehung basiert auch auf nonverbaler, vor allem aber auf verbaler Kommunikation. Psychiatrische Medizin, Psychotherapie, psychiatrische Pflege, soziale Arbeit und andere spezifische Therapien sind nicht denkbar ohne Sprache. Und auch biologisch-psychiatrische Therapien wirken in einem sprachlichen Kontext. Es sind nicht primär die Laborparameter, die Röntgen-, Kernspin- oder endoskopischen Bilder, die Beschaffenheit von Körperbestandteilen, elektrische Wellen und anderes Materielles, welche die wesentlichen Bestandteile des diagnostischen und therapeutischen Puzzles darstellen, sondern *Äußerungen im Rahmen einer sozialen Beziehung.*

Und was uns nicht immer bewusst ist: Das Fachgebiet definiert sich über das von ihm selbst geschaffene eigene sprachliche Begriffssystem, das professionell Tätige im Kopf haben, wenn sie mit Menschen in psychischen Krisen umgehen. Sprache schafft das »framework« und die Vor-Urteile, mit denen wir Menschen mit psychosozialen Problemen begegnen und auf sie »professionell« reagieren. Sprache ist unser wesentliches Handwerkszeug. Aber auch die Nutzenden der Psychiatrie, die Patient*innen und deren Angehörige als Teil der Gesellschaft haben – vielleicht eher implzit als explizit – einen eigenen sprachlichen Zugang zur Psychiatrie, zu psychischen Krankheiten und deren Symptomen.

Umso mehr erstaunt es, dass wir ihren Gebrauch nur *en passant,* quasi indirekt, für unsere psychiatrisch-psychotherapeutische Arbeit erlernen. Und ebenso erstaunt es, dass das Reflektieren über Sprache in unserem Fachgebiet nur am Rande auftaucht und selten explizit thematisiert wird – obwohl genau dies von vielen Menschen, die zu Patientinnen und Patienten geworden sind, gefordert wird: mehr Sensibilität im Umgang, eine andere Sprache, die weniger ver-urteilt und stigmatisiert und näher an der Person ist, eine Sprache, hinter deren anscheinender Fachlichkeit wir uns weniger verstecken können, die aber auch genügend Facetten enthält, um komplexe psychische Problem zu beschreiben, ohne sie vorschnell zu bewerten. Dabei muss Sprache in diesem Fachgebiet aber auch Kommunikation im Rahmen des

nun einmal existierenden medizinischen Systems ermöglichen – und das erfordert eine gewisse Standardisierung, die wiederum vielen Menschen nicht gerecht wird: ein Dilemma, das nie ganz aufzulösen sein wird.
Dieses Buch versucht daher, einen Graben zu überbrücken, indem es aus einer Metaperspektive einige Facetten von Sprache in der psychiatrischen Arbeit beleuchtet. Im ersten Teil *(Sprachräume)* wird die auch für die Psychiatrie bedeutsame wirklichkeitskonstruierende Funktion der Sprache thematisiert und an Beispielen gezeigt, es werden Stigmatisierung und Selbsttäuschung im Fachgebiet diskutiert, Erkenntnisse und Konstrukte in der Psychiatrie im Lichte der Sprache betrachtet, Haltungen problematisiert, die sich sprachlich ausdrücken, Methoden der Sprachanalyse und Grenzen der Sprache aufgezeigt und besondere spachliche Darstellungsformen von Menschen mit psychischen Krisen im Internet untersucht.
An dieses eher analytische und diagnostische Vorgehen schließen sich im zweiten Teil *(Sprachkompetenz)* Beispiele aus der Praxis an, in denen mittels Sprachbewusstsein und Sprachbefähigung Genesungsprozesse stattfinden und gefördert werden können. Im vorliegenden Buch kommen im trialogischen Sinne auch Menschen mit gelebter Krisen- und Psychiatrieerfahrung sowie Angehörige neben Vertreter*innen verschiedener Fachdisziplinen zu Wort.

Warum spricht der Mensch?

Der Mensch hat eine Entwicklung in Form seiner eigenen Evolution hinter sich, in der er sich mit seinem Nervensystem immer besser auf komplexe Formen sozialer Kommunikation einstellen konnte. Die Entwicklung des Großhirns und anderer Teile des Gehirns ist auch durch die Notwendigkeit zunehmender sprachlich-kommunikativer Verfeinerungen ins Rollen gekommen. Wir sind auch deshalb, wie die Sprachwissenschaftlerin Ruth Berger schreibt (Berger 2008, S. 259), »von Affen zu Menschen geworden, weil unser Geist sich an der Sprache schulte«. Sprache dient dem sozialen Austausch und der Herstellung und Aufrechterhaltung sozialer Bindung. Sie war wesentlich an unserer kognitiven Entwicklung beteiligt – der Entwicklung hin zu einer selbst konstruierten Welt, die sich von den bloßen Sinneseindrücken emanzipiert hat.
Der Mensch hat, im Unterschied zu den meisten Tieren, besondere anatomische Voraussetzungen zur Kontrolle der Atem- und Sprechmuskulatur. Wir besitzen ein Sprachzentrum, das sogenannte Broca-Areal, das für die Sprachmotorik, Lautbildung, Lautanalyse, Artikulation und die Bildung abstrakter Wörter zuständig ist, aber auch der Planung von Handlungen und feinmotorischen Bewegungen dient.

Das Wernicke-Sprachzentrum wiederum ist für die Wahrnehmung von Gesprochenem und für logische Sprachverarbeitung unerlässlich. Auch unser Ohr ist so gestaltet, dass es jene Frequenzen verstärkt, anhand derer wir feine sprachliche Besonderheiten erkennen und sich insbesondere die Konsonanten menschlicher Sprache unterscheiden lassen. Die Situation ist allerdings viel komplexer, sodass eigentlich jede Struktur im Gehirn des Menschen in irgendeiner Weise an der Sprachproduktion oder -verarbeitung beteiligt ist. Intelligenz und Lernfähigkeit des Menschen sind mit Sprache verbunden.

Aber auch uralte Hirnstrukturen, mit denen Affen und andere Säugetiere sozial kommunizieren, sind aktiv, wenn wir sprechen: Emotionen werden auch über Sprache transportiert; soziale Verpflichtungen und Austauschrituale, Hierarchien und Bindungen werden über Sprache signalisiert und beeinflusst. Sprache kann auf geistige Fitness hinweisen und signalisiert die Zugehörigkeit zu bestimmten (kulturellen oder sozialen) Gruppen. *Sprache ist Ausdruck sozialer Spezialisierung des Menschen.* Sie ermöglicht es, komplizierte, aus vielen Einzelteilen bestehende Handlungen zu planen. Wir können hierarchische Ordnungssysteme aufstellen und ganze Begriffswelten erschaffen, die andere Menschen teilen oder modifizieren können. Wir können über räumlich weit entfernt Liegendes und über Allgemeines, über Symbolisches kommunizieren und uns von sinnlichen Eindrücken entkoppeln. Damit ist uns *Fantasie* möglich.

Sprache ist das vermittelnde Glied zwischen unseren Kognitionen und der Welt. Mittels Sprache wird erst das, was als Wirklichkeit über die Sinneseindrücke wahrgenommen wird, intelligibel, also durch den Intellekt erkennbar. Die Sprache allerdings ermöglicht auch außergewöhnlich feine Arten von *Täuschung*, psychotische Weltwahrnehmungen sind nur ein Beispiel dafür.

In diesem Buch geht es um die Bedeutung, die Nutzung und die Verfeinerung von Sprache in den Abläufen des psychiatrisch-psychotherapeutischen Hilfesystems: Das betrifft auch Wahrnehmungen und Bewertungen psychischer Veränderungen durch kognitive und sprachliche Prägungen bei Therapeut*innen und therapierten Personen. Es betrifft sprachliche Muster in der Generierung und Bewertung von Wissen und bei zentralen Paradigmen, die wir uns im Fachgebiet zu eigen gemacht haben und derer wir uns bewusst werden sollten, um die Bedeutung von Sprache im therapeutischen Kontakt, in der Organisation und Durchführung von Behandlung und Hilfe zu erkennen. Und schließlich betrifft das auch bestimmte Aspekte einer generellen sprachlichen Analyse des Fachgebiets. Hierbei gehen wir im Hinblick auf die Sprachanalyse nicht von einem absoluten Dualismus zwischen Ich (Kognition) und Welt (gegenständliche und soziale Wirklichkeit) aus. Dies bedeutet, dass die grammatischen und lexikalischen Kategorien einer Sprache *das Denken* beeinflussen. Sprachliche Zeichen sind damit Trigger zum Aufbau mentaler Modelle, mit denen Objekte, Ereignisse etc. erst konstruiert werden müssen, um erkannt und bewertet werden zu können. Sprachliche Kategorien sind dabei mit sozialen Praktiken und auch körperlichen Erfahrungen verknüpft (Kirmayer 2023). Sprachliche Bedeutungen existieren als Muster nur im Kopf ihrer Benutzerinnen und Benutzer. Sprachlich vermittelte Wirklichkeit ist zwar eine konstruierte Größe, Wirklichkeit ist aber nicht nur eine interne Projektion des kognitiven Systems. Wir glauben *nicht,* dass jeder Versuch der Objektivierung von Wissen scheitern muss. Sonst wäre auch dieses Buch nicht möglich.

Allerdings bedeutet dies auch, dass es erhebliche sprachliche Vorprägungen gibt, dass also Sprecher*innen unterschiedlicher Sprachen (auch Fachsprachen) nach dem sprachlichen Relativitätsprinzip *nicht* zu identischen Wahrnehmungen und mentalen Konstruktionen bei gleichen externen Stimuli gelangen müssen. Denn sie verfügen in ihren kognitiv prävalenten Sprachsystemen nicht über dasselbe Begriffsinventar und haben beispielsweise für bestimmte Objekte, Emotionen oder Ereignisse nicht die gleichen – manchmal auch gar keine – Bezeichnungen erlernt (Whorf 1941/1959, S. 220 ff.). Das zeigt die transkulturelle Psychiatrie. Die Wahrnehmung der Welt ist demnach von jenen sprachlich gebildeten Kategorien und grammatischen Formen abhängig, die Sprachbenutzer*innen im Laufe ihres Lebens erworben haben.

Diese Erkenntnis kann und muss sowohl für die Analyse der Beschreibung und Übermittlung psychischer Probleme von Patienten und Patientinnen, aber auch für die Beurteilung dessen verwendet werden, was im psychiatrisch-psychotherapeutischen Hilfesystem passiert: die sogenannte Therapie. *Urteile über andere und die Welt müssen immer auch uns selbst einschließen.*

Sprache und psychische Störung

Angesichts der vielfältigen Funktionen von Sprache ist es nicht verwunderlich, dass (neben den eher neurologischen Sprech- und Sprachstörungen, welche die »Hardware« des Gehirns betreffen und hier nicht behandelt werden) auch sogenannte psychische Störungen auftreten, die sich in einer veränderten Sprache offenbaren, die sprachlich bzw. begrifflich beeinflusste Selbstbilder und generell Wahrnehmungen und Bewertungen der Welt und damit das Denken und Fühlen von Menschen beeinflussen – und die wiederum von Spezialisten sprachlich bezeichnet werden müssen, um therapeutische Zugänge zu finden.

Am auffälligsten sind sprachliche Veränderungen sicherlich bei jenen Störungen, die wir als Psychose oder Schizophrenie bezeichnen. Hier gibt es in der akuten

Krise, der Krankheits*episode*, ein Sich-nicht-ausdrücken-Können, einen Verlust an Sprache als Kommunikationsmittel oder zumindest eine ungewohnte Veränderung inklusive der Bildung neuer Wortschöpfungen – »Neologismen« (Bock & Heinz 2016). Dies ist letztendlich auch eines der Krankheitszeichen: Wir schließen aus der veränderten (inkohärenten, bruchstückhaften, anscheinend nicht sinnhaft gestalteten) Sprache auf das »psychotische« Denken: Die sogenannten formalen Denkstörungen sind diagnoserelevant. Wir glauben, dass die veränderte Sprache ein Versuch ist, psychotische Erfahrungen zu kommunizieren, und dass die subjektive Bedeutung der psychotischen Erfahrung eben nicht für alle verständlich ist und über die von der Mehrheit geteilte Sprache transportiert werden kann (ebd., S. 40). Beim Versuch der Artikulation psychotischer Erfahrungen tritt der überkommene Sinn eines Ausdrucks hinter individuelle, zutiefst subjektive Bedeutungen zurück. Die Fähigkeit, Sprache (symbolhaft und konkret) zu verwenden und ungewohnte Ereignisse und Erfahrungen mit Worten zu beschreiben, soll in der Psychose auf die Spitze getrieben werden – um den Preis, dass sie für die Mitmenschen nicht mehr verständlich sind. Dem entspricht das folgende Zitat eines Psychoseerfahrenen:

> »Ich glaube, dass man auf (einige) Medikamente verzichten könnte, wenn man die Sprachdimension erweitern würde, also versucht, die psychotischen Elemente noch mehr in Sprache und Bildern rüberzubringen […]. Das Eindimensionale, das halten wir Psychotiker nicht aus! […] Psychiater sollten nicht Manuale lesen, sondern Weltliteratur« (Bock 2007, S. 318).

Viele Autoren und Autorinnen haben sich über sprachliche Artikulations- und Entfremdungsprozesse bei Menschen mit einer Psychose-Diagnose Gedanken gemacht. Dazu gehört die Erkenntnis, dass sprachliche Artikulationsprozesse sozial kontextualisiert sind und die Bedeutung sprachlicher Äußerungen nicht absolut ist, sondern sich aus ihrem Gebrauch ergibt. Weil auch der Gebrauch sprachlicher Ausdrücke – nach Ludwig Wittgenstein – für die eigenen, vermeintlich privaten Gefühle anhand der Reaktionen der Umwelt erlernt wurde (Wittgenstein 2003), soll in der Psychose eine Unfähigkeit vorliegen, Sprachregeln »automatisch« zu befolgen, soziale Kontexte herzustellen und selbstverständliche Bedeutungen wahrzunehmen oder auszuwählen. Es kann die private sprachlich geformte Realität vor die geteilte gestellt werden (Isolation) (Heinz 2014, S. 322–324). Aber auch das sind Bewertungen, die unserer eigenen sprachlichen Prägung entstammen.
Eine nicht in allem, aber im Grundsatz etwas andere Perspektive gibt uns Kerstin Kempker mit. In ihrem Buch *Teure Verständnislosigkeit – Die Sprache der Verrücktheit und die Entgegnung der Psychiatrie* (Kempker 1991) stellt sie nicht die »Gestörten« als zu untersuchendes oder zu therapierendes Problem in den Mittelpunkt, sondern beschwört den Verlust der *gemeinsamen* Sprache und beklagt

die Verständnislosigkeit der Psychiatrie als Fachgebiet, der es an Sprachsensibilität mangele, weil sie den Sinn im Irrsinn und in der psychotischen Grenzüberschreitung nicht erkenne, und die über die Psychiatrisierung Einzelner der verunsicherten »normalen« Gesellschaft zuzuarbeiten und Kontrolle über Abweichungen auszuüben versuche.

Wir können als psychiatrisch Tätige das, was wir an Auffälligem an den Patient*innen wahrnehmen, nur beschreiben: Es gibt für die meisten psychischen Störungen keine objektiven Laborwerte, die für sich stehen und diagnoserelevant sind. Damit gibt es keine Alternative zur sogenannten *klinisch-phänomenologischen Herangehensweise* in der Psychiatrie: Pathologie wird beschrieben (selbst Diagnosen wie die Schizophrenie sind *psychologisch-phänomenologische Konstrukte*). Veränderungen der Pathologie als (Neben-)Wirkung der therapeutischen Bemühungen werden ebenfalls sprachlich beurteilt. Die Psychopathologie stellt uns die (Fach-) Begriffe zur Verfügung, Auffälligkeiten »einzuordnen« und fachlich relevante Veränderungen zu beschreiben. Hierbei wird aber oft übersehen, dass sprachliche Begriffs- und damit Denksysteme selbst wiederum unsere Wahrnehmung und Bewertung der Realität und damit auch die Phänomene der uns anvertrauten Patient*innen beeinflussen und prägen: Wir könnten das, was wir sehen und hören, auch ganz anders bewerten.

Weiterhin beeinflussen wir die Wahrnehmung der Patient*innen durch die Sprache, die wir benutzen: Bei den sogenannten Somatisierungsstörungen beispielsweise zeigt sich, dass wir als Fachpersonen (und als »Öffentlichkeit«) die Aufmerksamkeit der Betroffenen auf bestimmte »Symptome« lenken, die sie einer medizinischen Abklärung zuführen sollen (»Herzstechen«, »Atemnot« etc.). Menschen anderer kultureller Bezugssysteme haben andere Bewertungen und andere Erklärungsmuster.

Es gibt also beides: Sprache und ihre Veränderungen als Ausdruck von Grenzsituationen und von psychosozialen Krisen – und die Besonderheiten der Psychiatrie als sprachlich konstruiertem medizinischem oder medizinisch beeinflusstem oder dominiertem Fachgebiet, das seinen Patient*innen nicht selten ohne sprachliche Sensibilität und voller sprachlich transportierter *Vorurteile* begegnet und selbst wiederum durch einen sprachgeprägten Bewusstseinsfilter gegangen ist. Beide Aspekte werden in diesem Buch behandelt und sind hier und da zusammengeführt.

Sprache und Bewertungen in der Psychiatrie

Auch in der Psychiatrie haben wir psychiatrisch Tätigen also sprachliche Vorprägungen. Diese können und sollen nicht aufgelöst werden; vielmehr müssen wir uns ihrer bewusst werden, um zu verhindern, dass wir und die Patient*innen aneinander vorbeireden. Dies fängt mit der frühen Einbindung von Dolmetschern als Sprachmittlern bei nicht muttersprachlichen Personen an: Studien konnten zeigen, dass dies zu weniger Missverständnissen, weniger Psychiatrisierung und auch zu weniger Zwang in der Akutpsychiatrie führt (Cole u. a. 2022). Aber es geht viel weiter: Psychiatrisch Tätige müssen sich der sprachlichen Botschaften, die sie übermitteln, sowie deren unterschiedliche Möglichkeiten der Rezeption beim Gegenüber besser bewusst werden. Beispiele hierfür sind Diagnosen und die Benennung von Psychopharmaka. Diagnosen erscheinen als notwendiger Bestandteil oder gar Voraussetzung der Behandlung. Die meisten Leitlinien empfehlen bestimmte Therapien bei bestimmten Diagnosen bzw. Diagnoseträgern. Aber psychiatrische Diagnosen sind nur Konstrukte, deren Sinnhaftigkeit mehr und mehr bezweifelt wird (Frances 2013; Tebartz van Elst 2021), sodass man den Eindruck gewinnen könnte, dass ein Verlust »objektivierbarer« Diagnosen zu einer der größten Gefahren im Fachgebiet geworden ist. Die Macht der Krankheiten, glauben noch viele, könne nur gebrochen werden, wenn ein Name für die »Krankheit« gefunden ist. Die fieberhafte Suche nach Diagnosen (als Bezeichnungen für psychische Probleme; siehe die Neuentwicklungen des DSM-5 oder der ICD-11) offenbart die Vorstellung, dass das psychische Problem dadurch erst ins Bewusstsein und damit greifbar und kontrollierbarer werde: »Kein ding sei wo das wort gebricht« (Stefan George). Dies mag einer der Gründe für die starke Beschäftigung der Psychiater*innen mit Nosologie und Diagnostik sein.

Der Hinweis auf eine soziale Konstruktion psychiatrischer Diagnosen scheint hingegen damit in den Augen mancher psychiatrisch Tätiger die Krankheit selbst infrage zu stellen. Psychiatrische Diagnosen allerdings kommen nicht im Zuge eines Fortschritts oder als Ergebnis medizinischer Forschung in die Welt, sondern durch ein pragmatisches Kalkül von im Vergleich zu vorherigen Unterteilungen sinnvoller erscheinenden Kategorisierungen, die den beobachteten, neu auftauchenden (und teils auch wieder verschwindenden) Formen psychischen Missbefindens und pathologisch anmutender Verhaltensweisen eher Rechnung tragen und für die Behandlung psychischer Störungen besser geeignet zu sein scheinen als die bisherige Systematisierung.

Dass und wie psychiatrische Diagnosen allerdings selbst ein Problem für die Betroffenen darstellen können, wurde und wird weniger thematisiert. Wenn beispielsweise in Japan der Begriff der Schizophrenie zur »Integrationsstörung« umbenannt wurde (Sato 2006), steckt die Idee dahinter, die negative stigmatisierende Macht dieses Begriffs zu brechen (Sartorius u. a. 2014, S. 256):

> »Der neue Begriff für die Schizophrenie mit dem aktualisierten Konzept der Störung könnte in den Augen der japanischen Experten für psychische Gesundheit das öffentliche Bild der Schizophrenie verändern: weg von einem Konzept, das durch fatalistischen Pessimismus geprägt ist, hin zu einem, welches einen realistischen Optimismus zulässt und dadurch Gesundung (Recovery) fördert sowie Stigma und Selbststigmatisierung vermindert« (Übersetzung: Stefan Weinmann).

Obwohl das Schizophreniekonzept nicht aufgegeben wurde, konnten Untersuchungen zeigen, dass sich das mit der Krankheit verbundene gesellschaftliche Stigma zu vermindern schien (Takahashi u. a. 2009; Koike u. a. 2017) - allerdings nicht übermäßig deutlich und nicht dauerhaft. Dies ist ein Beispiel für die Macht der Sprache.

Ein weiteres Beispiel ist die Benennung und Bewerbung von Psychopharmaka, was anhand der Antidepressiva veranschaulicht werden kann. Antidepressiva sind die in Deutschland und weltweit am meisten verschriebene Substanzgruppe. Mindestens vier Milliarden Euro werden jährlich dafür ausgegeben. Ihr langfristiger Nutzen ist unklar. Der Begriff »Anti-Depressiva« suggeriert, dass die Medikamente, die einer solchen Gruppe zugerechnet werden, die Krankheit »Depression« wirksam behandeln und der Krankheit *gegensteuern*. Der Begriff suggeriert zudem, dass sie als *anti*depressiv wirkende Substanzen entwickelt wurden und spezifisch bei der Zielindikation Depression eingesetzt werden. In Wahrheit wird aber ein buntes Sammelsurium chemischer Stoffe, die Rezeptoren, Enzyme und bestimmte Stoffwechselvorgänge im zentralen Nervensystem beeinflussen, zu der Gruppe der Antidepressiva zusammengefasst. Sie wurden in Studien an als krank eingestuften Menschen eingesetzt und erforscht und haben sich zumindest einer Vergleichssubstanz oder einem Scheinmedikament gegenüber statistisch darin als überlegen erwiesen, bestimmte depressive Symptome zu mildern. Diese Symptome wurden mittels Skalen erfasst, die auf der Befragung und Beobachtung depressiver Menschen beruhen.

Dennoch gleichen Antidepressiva weder einen »Mangel« an bestimmten Überträgerstoffen im Gehirn aus (Monoamine, also Noradrenalin, Adrenalin oder Serotonin) noch greifen sie vermutlich in einen pathophysiologischen Prozess ein, der für das Zustandekommen einer Depression verantwortlich ist. Die meisten Antidepressiva wirken auf ähnliche Rezeptoren wie bestimmte Drogen (auf Serotonin, Noradrenalin, manchmal Dopamin, ähnlich wie Amphetamine, Cocain und andere) und führen zu einer Änderung von Gefühlen, Stimmungen, Ängsten, körperlichen Wahrnehmungen, von Appetit und Schlaf. Dies wird als eine »Verbesserung« einer Depression wahrgenommen. Sie führen meist zu Nebenwirkungen, die ebenfalls als Hinweise für die Wirksamkeit der Substanz gewertet werden (Schwindel, Mundtrockenheit, Verstopfung, Gewichtszunahme) und bei deren Auftreten der Patient manchmal gebeten wird, sie als »Preis« für die eigentliche Wirkung der Substanz zu akzeptieren.

Jede Verwendung des Begriffs »Antidepressivum« verstärkt die Wahrnehmung, dass die depressive Verstimmung eine Krankheit sei. Sie verschleiert, dass es *die* Depression im klassischen Sinne als Erkrankung erst seit der Verfügbarkeit von »Anti-Depressiva« gibt: Die Verfügbarkeit eines Mittels, das vorgibt, etwas zu behandeln, was als biologische Erkrankung angesehen wird, hat diese »Erkrankung« (nicht das schon immer bestehende Leiden an sich) im Grunde erst geschaffen und ins Bewusstsein gebracht. Die Verfügbarkeit von Antidepressiva hat die Wahrnehmung der Depression als Erkrankung geschärft (»help is at hand«, dies die Botschaft der britischen NHS-Kampagne zu mit Antidepressiva zu behandelnden Depressionen), und wer das »Problem« definiert, beeinflusst die Wahrnehmung der Problemträger: »Derjenige, der das Wort erteilt, bestimmt, wie sich der andere ausdrücken soll« (Basaglia-Ongaro 1989, S. 124 f.).

Die fehlende medikamentöse Behandlung dessen, was als Depression gilt, wird als »Unterversorgung« angesehen. Der Effekt von Substanzen (Spannungsreduktion, Beruhigung, künstliche Verbesserung von Stimmung, Angstreduktion) wird herangezogen, um ein Krankheitsbild zu definieren (Major Depression), für dessen Behandlung dann die Substanzen beworben werden.

In einer anderen Lesart könnten wir bestimmte Vertreter von Antidepressiva treffend auch einfach als *Tonika* (die Stimmung beeinflussende Substanzen), Psychoanaleptika (aktivierende Substanzen: für diejenigen Antidepressiva, die Antrieb steigern), appetitsteigernde Substanzen, angstlösende Substanzen etc. bezeichnen, die dann spezifisch für diese Zielsymptome eingesetzt werden. Dies würde aber aus der Logik der Psychiatrie heraus keinen Sinn ergeben, da dann die Behandlung weder generell erstattungsfähig noch standardisierbar wäre: Das *Trial-and-Error-Prinzip,* nach dem die Psychopharmakotherapie de facto arbeitet, läge allzu offen auf dem Tisch. Das Konstrukt *biologische Erkrankung* als Indikation für eine *leitlinienorientierte Behandlung* ist offenbar notwendig, um dem öffentlich anerkannten Heilungsprozess eine verlässliche Form und gesellschaftliche Akzeptanz zu verleihen: ein Narrativ und gedankliches Ordnungsprinzip, das wir dem Denken der Menschen und uns zur Verfügung stellen und das wegen der millionenfachen Wiederholung und mit Unterstützung einer Wissenschaftsindustrie, einer Meinungsführerindustrie und einer Pharmaindustrie zur Wirklichkeit wird. *Was häufig wiederholt wird, muss wahr sein.*

Zur gleichen Zeit setzen wir aber Antidepressiva für folgende Indikationen ein:

- Panikstörungen,
- Zwangsstörungen,
- soziale Phobien,
- übermäßiges Essen mit Erbrechen (Bulimia nervosa),
- generalisierte Angststörungen,
- Posttraumatische Belastungsstörung,
- chronische Schmerzen, neuropathische Schmerzen,
- Schlafstörungen,
- Migräneprophylaxe,
- Aufmerksamkeitsdefizit-/Hyperaktivitätsstörung (ADHS).

Wir bleiben aber beim Begriff »Antidepressiva«, weil uns ein anderer Blickwinkel und eine zu symptomatische Sicht zu sehr verwirren und eine gewisse Ohnmacht des Fachgebiets offenbaren würde: Die Manipulation einzelner psychischer Vorgänge, die bestimmte Symptome und Leidenszustände mildert, kann vor allem dann als gerechtfertigt und »professionell« anerkannt werden, wenn sie einem *wissenschaftlichen Narrativ* entspricht: Wissenschaftliche Halbwahrheiten oder wissenschaftlicher Unsinn werden erst dann zugegeben, wenn sie »wissenschaftlich« entlarvt und durch neue »wissenschaftliche« Erkenntnisse verdrängt wurden. Gleichzeitig aber kann das Fachgebiet, das im Wesentlichen hinsichtlich der Natur psychischer Erkrankungen und der Wirkfaktoren ihrer Behandlung im Dunkeln tappt, nicht das Signal geben: Wir einigen uns auf dieses und jenes (sprachliche) Konstrukt, weil wir es ja nicht (besser) wissen – denn dies könnte als der verbotene Weg zurück in eine eminenzbasierte Psychiatrie angesehen werden, die in der Selbstwahrnehmung einer noch größeren Manipulation und Dominanz durch Einzelinteressen Tür und Tor öffnen würde. Besser ist daher die »Konstruktion« von Wissenschaftlichkeit, wie sie in der Bewerbung von Antidepressiva deutlich wird: der Entwicklung der Substanzen, der Wirksamkeitserprobung, der breiten Anwendung.

Ein anderes Beispiel ist der Begriff DUP (»duration of untreated psychosis«), also die Dauer der unbehandelten Psychose, oder der Begriff der Therapieresistenz. Hier wird suggeriert, dass die Behandlung von Psychosen im Wesentlichen medikamentöse Behandlung sei: Dieser Fehler unterläuft sogar Vertretern einer psychotherapeutischen Behandlung von Psychosen (Francey u. a. 2020, S. 2). Unser psychiatrisches Denken ist durch das »Medikament« derart kolonisiert, dass wir die meisten schweren psychiatrischen Erkrankungen nur noch als Paar *Krankheit – medikamentöse Behandlung* denken können. Die beiden Begriffe sind so untrennbar verbunden, dass wir eine Trennung in einem Text extra begründen müssen.

Obwohl es eine Reihe guter psychosozialer Behandlungen bei Psychosen gibt, verwenden wir den Begriff »Therapieresistenz« oft nur, wenn Medikamente nicht zum gewünschten Effekt führen – also dann, wenn die Person mit der Erkrankung oder die Krankheit selbst sich gegen das (eigentlich wirksame) Medikament »wehrt« oder sich dem Eingriff »widersetzt« – also das Einwirken des wirksamen Medikaments im Sinne einer Verbesserung der Symptome nicht zulässt. Nicht das Medikament ist unwirksam oder schlecht etc., sondern es *kann* nicht wirken, *weil*… (eine Variante der Erkrankung vorliegt, welche die Wirkung verhindert; oder es nicht so eingenommen wird, wie es sinnvoll wäre etc.).
Auch dieses sind Beispiele sprachlicher Prägungen, die unsere Sicht der Wirklichkeit beeinflussen. Ein sprachlich erweitertes Verständnis psychiatrischer Medizin legt der von Patricia Deegan entwickelte Begriff »personal medicine« nahe. Sie bezeichnet damit alles, was Menschen tun, um sich gut zu fühlen oder damit es ihnen besser geht. Beispielhaft benennt sie das Arbeiten als Schreiner, als Gärtner oder auch »ein guter Vater zu sein«.

Sprache im Rahmen einer veränderten Haltung in der Psychiatrie

Die Praxis der Psychiatrie lebt von der Sprache. Damit können wir auch die Psychiatrie ändern, wenn und während wir andere Begriffe und eine andere Sprache verwenden – denn diese wirkt zurück auf das Denken und das Bewusstsein. Wenn wir nicht mehr von »Psychoedukation« sprechen, also von Gruppen, in denen wir Menschen mit Psychosen beibringen, was sie anscheinend haben und was sie tun sollen (Bock & Heumann 2015), sondern von Gesprächsgruppen über (psychotische) Krisen, dann transportieren wir als Professionelle ein ganz anderes Bild an die Betroffenen und nehmen sie auch anders wahr. Vermutlich können wir nie ganz neutral und offen ohne Vor-Urteile in der Psychiatrie sprechen, aber wir können bewusster sprechen und besser zuhören. Wenn wir dies nicht tun, kreisen wir um uns selbst (dazu Kempker 1991, S. 30):

> »Der Psychiater übersetzt in eine Sprache, die es ihm ermöglicht, nicht übersetzen zu müssen.«

Dies bedeutet:

> »Der Arzt sitzt am Ufer der Normalität, lässt sich das Strandgut zeigen und sortiert es in seine mitgebrachten Kästchen (was sich sperrt, wird zusammengestaucht),

> der Strand soll sauber sein.« […] »Was er nicht sieht, dass all die Gestrandeten als ›Abfallprodukte‹ seiner Normalität angeschwemmt werden.«

Weil wir wissen, dass sprachliche Benennungen über die Beeinflussung von Vorstellungen wirklichkeitswirksam sind, erleben wir in vielen Lebensbereichen aktuell Bemühungen um mehr Sprachsensibilität. So zeigte ein Experiment, dass deutsche Sprecher*innen das Wort »die Brücke« eher mit weiblich konnotierten Konzepten wie Eleganz verbinden, weil das Genus feminin ist, während Spanischsprecher*innen, bei denen »el puente« maskulin ist, Brücken eher als massiv und gefährlich wahrnehmen. Wenn Personalchefs nur noch von »Human Resources« sprechen, werden sie Mitarbeiter*innen im Durchschnitt anders behandeln, als wenn von Kolleg*innen oder Teammitarbeiter*innen die Rede ist. Trotz aller Aufklärungsarbeit werden Menschen, die viel und laut sprechen und Gedanken dominant aussprechen, eher als kompetent und als Expert*innen wahrgenommen als solche, die weniger Worte nutzen und eher leise sind.

Wenn in Lehrbüchern und in der Aus- und Weiterbildung von »therapeutischen Strategien« oder »Symptombekämpfung« die Rede ist, merken wir nicht sofort, dass wir uns in der Bezugswelt des Militärs bewegen. Wenn wir von »Defiziten« bei schizophrenen Störungen, von »inkohärentem Denken« oder »bizarrem Wahn« reden, merken wir nicht sofort, dass wir Menschen sprachlich aus der Gemeinschaft ausschließen, stigmatisieren und sie auch noch objektivieren. Auf die so Bezeichneten zuzugehen kann zu einem anderen Kontakt führen, als wenn wir mit einem Menschen sprechen, der gerade emotional sehr »durchlässig« (»paranoides Erleben«, »akustische Halluzinationen«, »Reizoffenheit«), stark verunsichert ist (»Ambivalenz«) oder Innen und Außen verbindet bzw. vermischt (»Ich-Störung«).

Neue Ansätze in der Psychiatrie gehen daher häufig mit neuen Begriffen, Benennungen und Sprachregelungen und mit einer spezifischen Ausbildung zu einer anderen Sprache und Kommunikation einher. Beispiele sind der *Open Dialogue*, der Trialog, das Weddinger Modell oder die Safewards-Interventionen zur Reduktion von Zwang und Gewalt auf psychiatrischen Akutstationen (alles Konzepte, auf die im vorliegenden Buch immer wieder Bezug genommen wird). Gemeinsam ist diesen Konzepten, dass sie die Sprache der Nutzenden wertschätzen und dass Sprachsituationen, in denen Macht eine große Rolle spielt, stärker in den Blick genommen werden.

Bei all diesen Konzepten spielen eine hohe Sensibilität gegenüber sprachlichen Bewertungen (im Sinne einer Offenheit gegenüber denjenigen Benennungen etwa für Psychosen, die der Betroffene bevorzugt), eine Bereitschaft, auch das gedanklich-sprachliche und emotional-kommunikative System des anderen im Rahmen gegenseitigen Lernens zuzulassen, sowie eine positive wertschätzende Sprache in allen therapeutischen Aspekten eine große Rolle (Reframing, wertschätzende Kommunikation). Dies wirkt wiederum auf unsere Haltung zurück und damit auf den Umgang mit den Patient*innen, deren Selbstbild und auch auf die Art, Dauer und Ausgestaltung der Therapien. Ebenso führt es im besten Fall zu einer erhöhten Sensibilität auch für die eigene Sprache, die bisweilen zu Formulierungen führt, die sich nur durch eine besondere Art der »Betriebsblindheit« erklären lassen. So zum Beispiel: »Der Patient wird an die Ambulanz angebunden.«

Impulse für eine neue Psychiatrie

Die Konstruktion der Psychiatrie, der psychiatrischen Praxis und Forschung, findet vor allem über die Sprache statt, deshalb muss die Auflösung psychiatrisch konstruierter »Probleme«, die für die Betroffenen nicht hilfreich sind, auch in der Sprache stattfinden. Eine andere Sprache begleitet ein anderes Denken.
Eine zu einseitig biologisch-technische, entindividualisierte, entkontextualisierte Psychiatrie, die vielerorts aus dem Bemühen heraus, technische Lösungen für psychosoziale Probleme zu liefern, praktiziert wurde, hat bisher nicht zu einer wesentlichen Verbesserung der Lebenssituation schwer psychisch beeinträchtigter Personen geführt (Warner 1997). Alternative Formen von Kooperationen und Verhandlungen zwischen den am »Problem« Beteiligten (Betroffenen, Professionellen, Angehörigen, sonstigen Mitgliedern der Gesellschaft) können die bisherigen Formen psychiatrischer Praxis nicht nur ergänzen, sondern letztendlich ersetzen. Eine andere Sprache kann nicht alle Probleme lösen und automatisch zu einer anderen Haltung führen. Da aber Gespräche eine wirklichkeitserzeugende Aktivität sind (Gergen 1994), sollten sie und jegliche Kommunikation (das, was zwischen Patient*innen und Professionellen stattfindet und die gelebte Wirklichkeit darstellt) wieder stärker in den Fokus genommen werden. Ganz im Sinne von Martin Buber, nach dem der Mensch am Du zum Ich wird.
Diesem Ziel dient auch das vorliegende Buch.

Michael Schulz, Jahrgang 1969, ist Krankenpfleger, Gesundheitswissenschaftler und Honorarprofessor für Psychiatrische Pflege. Er hat in verschiedenen psychiatrischen Kliniken gearbeitet und ist momentan tätig als Stellvertretender Pflegedirektor am LWL-Klinikum in Gütersloh. Neben Themen der Psychiatrischen Pflege widmet er sich in seiner wissenschaftlichen Arbeit unter anderem Themen wie Recovery und Safewards. Kontakt: michael_schulz69@yahoo.de.

Stefan Weinmann, Jahrgang 1971, ist Psychiater und Gesundheitswissenschaftler und arbeitet am universitären Zentrum für Integrative Psychiatrie in Lübeck. Seine klinischen und Forschungsinteressen sind innovative Behandlungsmodelle und psychosoziale Therapien. Eines seiner Bücher wirbt für eine breite gesellschaftliche Diskussion und Einbettung der Psychiatrie: Die Vermessung der Psychiatrie (2019), Köln: Psychiatrie Verlag. Kontakt: stefan.weinmann@yahoo.de.

Literatur

Basaglia-Ongaro, F. (1989): Gesundheit, Krankheit – Das Elend der Medizin. Frankfurt a. M.: S. Fischer.

Berger, R. (2008): Warum der Mensch spricht. Frankfurt a. M.: Eichborn Verlag.

Bock, T. (2007): Lichtjahre – Psychosen ohne Psychiatrie. Selbstverständnis und Lebensentwürfe von Menschen mit unbehandelten Psychosen. Köln: Psychiatrie Verlag.

Bock, T. & Heinz, A. (2016): Psychosen. Ringen um Selbstverständlichkeit. Köln: Psychiatrie Verlag.

Bock, T. & Heumann, K. (2015): Psychoedukation ist ein überholtes paternalistisches Konzept – Pro. In: *Psychiatrische Praxis,* 42, 6, S. 296 f. DOI: 10.1055/s-0034-1387499.

Cole, C.; Oster, A. & Mahler, L. (2022): Lost in Translation? In: *Sozialpsychiatrische Informationen,* 52, S. 39 – 41.

Frances, A. (2013): Normal. Gegen die Inflation psychiatrischer Diagnosen. Mit einem Nachwort von Geert Keil. Köln: Dumont.

Francey, S. M.; O'Donoghue, B.; Nelson, B.; Graham, J.; Baldwin, L. & Yuen, H. P. (2020): Psychosocial intervention with or without antipsychotic medication for first-episode psychosis: A randomized noninferiority clinical trial. In: Schizophrenia Bulletin Open, 1, 1, sgaa015. DOI: 10.1093/schizbullopen/sgaa015.

Gergen, K. (1994): Realities and relationships. Soundings in social construction. London: Sage.

Heinz, A. (2014): Der Begriff der psychischen Krankheit. Frankfurt a. M.: Suhrkamp.

Kempker, K. (1991): Teure Verständnislosigkeit – Die Sprache der Verrücktheit und die Entgegnung der Psychiatrie. Berlin: Peter Lehmann Antipsychiatrieverlag.

Kirmayer, L. J. (2023): Cultural poetics of illness and healing. In: *Transcultural Psychiatry,* 60, S. 753 – 769.

Koike, S.; Yamaguchi, S.; Ohta, K., Ojio, Y.; Watanabe, K. I. & Ando, S. (2017): Mental-health-related stigma among Japanese children and their parents and impact of renaming of schizophrenia. In: *Psychiatry and Clinical Neurosciences,* 71, 3, S. 170 – 179. DOI: 10.1111/pcn.12423. Epub 2016 Sep 7. PMID: 27470981.

Löhr, M.; Schulz, M. & Nienaber, A. (2022): Safewards – Sicherheit durch Beziehung und Milieu. Köln: Psychiatrie Verlag.

Mahler, L.; Jarchov-Jádi, I.; Montag, C. & Gallinat, J. (2012): Das Weddinger Modell: Resilienz- und Ressourcenorientierung im klinischen Kontext. Köln: Psychiatrie Verlag.

Sartorius, N.; Chiu, H.; Heok, K. E.; Lee, M. S.; Ouyang, W. C.; Sato, M.; Yang, Y. K. & Yu, X. (2014): Name change for schizophrenia. In: *Schizophrenia Bulletin,* 40, 2, S. 255 – 258. DOI: 10.1093/schbul/sbt231. Epub 2014 Jan 23. PMID: 24457142; PMCID: PMC3932100.

Sato, M. (2006): Renaming schizophrenia: A Japanese perspective. In: *World Psychiatry,* 5, 1, S. 53 – 55. PMID: 16757998; PMCID: PMC1472254.

Takahashi, H.; Ideno, T.; Okubo, S.; Matsui, H.; Takemura, K.; Matsuura, M.; Kato, M. & Okubo, Y. (2009): Impact of changing the Japanese term for »schizophrenia« for reasons of stereotypical beliefs of schizophrenia in Japanese youth. In: *Schizophrenia Research,* 112, 1 – 3, S. 149 – 152. DOI: 10.1016/j.schres.2009.03.037. Epub 2009 Apr 23. PMID: 19398303.

Tebartz van Elst, L. (2021): Vom Anfang und Ende der Schizophrenie. Stuttgart: Kohlhammer.

Warner, R. (1997): Recovery from schizophrenia. London: Routledge.

Whorf, B. L. (1941/1959): Language, thought, and reality. Selected writings of Benjamin Lee Whorf. Massachusetts: MIT Press.

Wittgenstein, L. (2014): Philosophische Untersuchungen. Frankfurt a. M.: Suhrkamp.

TEIL I

Sprachsensibilität: Wie und wo Sprache die psychiatrische Arbeit prägt

Was Sprache ist und macht

Ingo H. Warnke

Je mehr man über einen Gegenstand weiß, desto schwieriger wird es, darüber verallgemeinerbare Aussagen zu treffen. Im Folgenden soll aus *linguistischer* Perspektive ein Beitrag zur vielseitigen Bedeutung von Sprache in der Psychiatrie und generell in der psychiatrischen Arbeit geleistet werden. Gefragt wird insbesondere nach dem Verhältnis von Sprache, Individuum und Gesellschaft sowie nach der wirklichkeitskonstituierenden Funktion von Sprache. Vier Perspektiven gliedern den Text: (1) Ausgangspunkt ist die Beobachtung, dass Annahmen über Sprache häufig Idealisierungen darstellen; (2) dann geht es darum, aufzuzeigen, wie eng Sprache mit unseren Annahmen über Wirklichkeiten verknüpft ist; (3) Sprache wird außerdem als Kontaktzone behandelt, als eine Schnittstelle von Individuum und Gesellschaft sowie als ein Ort von Grenzziehungen und (4) schließlich geht es darum, einige konkrete Möglichkeiten des Verständnisses von Sprache in der Psychiatrie zu skizzieren.

Sprache als Idealisierung

Sprache wird im menschlichen Miteinander eine hohe Bedeutung zugeschrieben. Betrachten wir beispielsweise die Redensart »Das macht mich sprachlos«: ein üblicher Ausdruck der Unmöglichkeit, auf etwas angemessen verbal reagieren zu können. Doch was setzt diese Redensart voraus? Die Annahme, dass es erstrebenswert oder sogar normal sei, nicht sprachlos zu sein, sprechen zu können, sprachkompetent zu agieren, in der Sprache zu sein und zu bleiben. So belastend wir Sprachlosigkeit empfinden können, so erstrebenswert und machtvoll scheint die Position derer, die sprechen. Sprache wird genau in diesem Sinne zu den wirkungsmächtigen Fähigkeiten von Menschen gezählt. Mehrere Sprachen sprechen zu können wird entsprechend als Ausweis von Bildung und Souveränität verstanden. Sprachen nicht zu beherrschen, gilt als problematisch, weil dies nicht nur den Zugang zu gesellschaftlicher Partizipation blockieren kann, sondern auch als persönliches Defizit bewertbar ist. Dies geht einher mit einer Orientierung auf Sprache als erlernbare Kompetenz. Das Kompetenzniveau entscheidet nicht selten über Möglichkeiten und Chancen von Sprecherinnen und Sprechern.

»Das macht mich sprachlos«: Neben der Lesart der Unmöglichkeit zu angemessener Reaktion gibt es noch ein zweites Verständnis. Wir verwenden diese Formulierung nicht nur, wenn wir nichts sagen können, sondern auch, wenn wir nicht bereit sind, sprachlich zu reagieren, im Konflikt etwa. Sich sprachlich zu verweigern kratzt allerdings erheblich am Mythos von Sprache als einem unschätzbar wertvollen Allgemeingut. Es stellt die Idealisierung des Sprechens grundsätzlich infrage und zieht seinen hohen Wert in Zweifel: Reden ist Silber, Schweigen ist Gold. Manchmal ist es offenbar klüger, nicht zu sprechen. Nicht immer sind Sprechen bzw. Sprache das beste Mittel der Wahl.

Bedenkt man außerdem, dass sich keine Person ursprünglich dazu entschieden hat, so zu sprechen und zu schreiben, wie sie das später in ihrem Leben tut, dann wird Sprache als etwas erkennbar, das sowohl vielversprechende und hoch bewertete Möglichkeiten eröffnet, etwa persönlichen und gesellschaftlichen Erfolg, das Menschen aber auch einschränkt und in ihren Handlungsoptionen begrenzt: »Ich weiß nicht, wie ich das ausdrücken soll.« Sprache mag also das zentrale Verständigungsmittel von Menschen sein, Sprachlosigkeit kein erstrebenswerter Zustand, aber die Welt der Sprache ist keine *ideale*.

Sprache sollte man also mit einer gewissen Zurückhaltung begegnen. Der Schriftsteller Günter Kunert spricht mit Blick auf seine Übersiedlung aus der DDR nach Westdeutschland 1979 von der Unmöglichkeit, eigene Erfahrungen mit Sprache zu vermitteln: »Schwierigkeit, von mir selber zu sprechen, bereitet vor allem das nur zu deutliche Bewußtsein, daß Erfahrungen nicht zu vermitteln sind« (Kunert 2023, S. 587). Und dies sagt ein wortbegabter Schriftsteller. Gar nicht zu sprechen davon, dass man mit Sprache nicht nur an Grenzen gerät, sondern immer auch das Gegenteil des ethisch Wünschenswerten tun kann: trösten versus verletzen, ermutigen versus demotivieren, Hoffnung schenken versus Ängste hervorrufen.

Das ist also eine Seite der Sprache, die man im Blick behalten sollte: ihre Unzuverlässigkeit. Es gibt allerdings auch eine andere Seite. So scheint es beispielsweise für so manchen erstrebenswert, Französisch zu beherrschen. Aber was ist Französisch überhaupt? Welches Französisch ist jenes Französisch, das man meint, sprechen zu wollen, und welche historische Bürde bringt es mit sich? Französisch ist – wie alle großen europäischen Nationalsprachen – eine Sprache mit gewichtiger historischer Vergangenheit, etwa als Werkzeug der Kolonisierung und als Mittel kolonialer Ideologie. Selbst das, was an Sprache erstrebenswert sein mag, etwa, sie sprechen zu können, um sich vielleicht in einem Gebiet vermeintlich autonom bewegen zu können, erweist sich als ambivalent, als unzuverlässig, weil Sprachen immer auch ideologische Wertzuschreibungen mittransportieren.

Die Unzuverlässigkeit von Sprache ist verbunden mit einer weiteren Dimension: ihrer Omnipräsenz. Sprache ist überall. Kaum sind wir aufgewacht, begegnen wir Sprache, und sei es im inneren Dialog, spätestens aber mit Beginn unserer Alltagstätigkeiten: in der Partnerschaft und der Familie, in Freundschaften, im Beruf, in der medialen Unterhaltung, in den großen weltpolitischen Konflikten, in Gegenwart, Vergangenheit und auch in unseren Konzepten von Zukunft, nicht zuletzt in Diagnose und Therapie: Sprache ist überall.

Zwei Eigenschaften von Sprache, die das menschliche Leben individuell und sozial prägen, sind also nicht zu übersehen: ihre Unzuverlässigkeit und ihre Allgegenwart. Gegenüber jeder naiven Idealisierung von Sprache ist es deshalb angezeigt, die Komplexität von Sprache im Spannungsfeld konstruktiver und destruktiver Funktionen zu bedenken und dabei nicht aus den Augen zu verlieren, dass Sprache weniger eine ideale Option des Handelns darstellt als vielmehr eine Voraussetzung sozialer Verortung und ein omnipräsentes Mittel des Austauschs, und sei es auch nur mangels besserer Alternativen.

Sprache verflüchtigt sich dabei weg vom Definitorischen. Ihre Kennzeichen und Funktionen sind schwer zu überblicken. Und selbst wenn man sich, wie das in der Sprachwissenschaft üblich ist, gar nicht mit Sprache im Allgemeinen befasst, sondern mit Teilaspekten, etwa mit sprachlichen Einheiten wie Wörtern oder Sätzen, gelingen dazu verbindliche Definitionen selten. So gibt es eine ganze Geschichte der Satzdefinition (siehe Müller 1985), deren Vielfalt einen durchaus überraschen kann. Je mehr sich Linguistik mit Sprache befasst, desto schneller wanken schulgrammatische Gewissheiten und vermeintliche Übersicht schwindet zugunsten zahlloser Details.

So wird eines klar: Sprache bleibt als Ganzes unfassbar. Diese Einsicht hat enorme Konsequenzen für die Rede von und über Sprache, nicht zuletzt im Kontext dieses Buches. Es gilt, sich in Zurückhaltung zu üben, auch wenn man meint, die Probleme mit der Sprache in der Psychiatrie schon irgendwie verstanden zu haben.

Betrachten wir eine Konsequenz aus den bisherigen Überlegungen: die Tatsache nämlich, dass Sprache mehr ist als das, was wir darin vielleicht gerade sehen (wollen). Überblickt man ein wenig das sprachwissenschaftliche Projekt, kann man festhalten, dass Sprache darin als absolute Vielfalt erscheint. Es kann deshalb nie nur um Sprache »an sich« gehen, sondern immer nur um Möglichkeiten und Notwendigkeiten im Kontext sprachlicher Vielfalt: um Sprachen. Sich mit Sprache in der Psychiatrie verallgemeinernd zu befassen, wäre daher ein wenig überzeugendes Unterfangen. Immer kommt es auch auf die konkreten Arbeitszusammenhänge an. Eine Anamnese anzufertigen ist etwas anderes, als eine Wahnkonstruktion zu verstehen.

Auf einige linguistische Ordnungsversuche ist hier noch hinzuweisen. Da ist zunächst die grundlegende Unterscheidung zwischen Sprach*system* und Sprach*gebrauch*. Außerdem erkennt man bei genauerem Hinsehen schnell, dass Sprachen historisch variabel sind und es auch einen Unterschied macht, ob man über situativen Sprachgebrauch spricht oder über langfristige Entwicklungszusammenhänge: Es geht dabei um den Unterschied von *Synchronie* und *Diachronie.* Ordnung ergibt sich zudem durch die Unterscheidung *gesprochener* und *geschriebener* Sprache. Wobei gerade dies zeigt, das mit jeder Ordnung Bewertungen einhergehen. Im Falle des Begriffspaars mündlich versus schriftlich wurde nämlich festgestellt, dass es eine Neigung gibt, Schriftsprache als höherwertig einzuordnen (siehe Linell 2005). Schriftsprache legt aber eben auch vieles fest, was nur schwierig zurückgenommen werden kann. Schriftliche Zuweisungen von Diagnosen sind solche Festlegungen.

So nachvollziehbar also das Interesse von Wissenschaft ist, ihren Gegenstand systematisch zu ordnen, so sollte man nicht übersehen, dass auch linguistische Systematisierungen an Interessen und Wissensvoraussetzungen gebunden sind. In jüngeren Diskussionen der Sprachwissenschaft geht man inzwischen so weit, Konzepte von Sprache selbst kritisch zu diskutieren. Einerseits zeigt sich, dass Konstrukte wie die europäischen Nationalsprachen (Französisch, Deutsch, Englisch etc.) mit historisch herleitbaren, nationalen Sprachideologien einhergehen (siehe Spitzmüller 2013), andererseits, dass in vielsprachigen Gesellschaften Sprachen weniger im Sinne monumentaler Idealisierungen funktionieren, sondern dass es fluide Register sind, die Kommunikation ermöglichen (siehe Fischer u. a. 2024).

Außerdem sollten uns Ordnungsentwürfe zum Gegenstand Sprache nicht dazu veranlassen, Sprache selbst als Ordnung schaffend misszuverstehen. Gerade wenn es um die Sprache der Psychiatrie geht, muss man wohl auch die Unordnung bedenken, die durch Sprache hervorgebracht werden kann. Dies gilt umso mehr für multilinguale oder postmigrantische Gesellschaften der Gegenwart (siehe Foroutan 2021). Unordnung oder Unübersichtlichkeit können paradoxerweise auch die Folge von Praktiken der Ordnungsherstellung selbst sein, etwa die Unterscheidung Kranke versus Gesunde oder Experten versus Laien. Sprache schafft Wirklichkeitsordnungen, die immer auch infrage zu stellen sind.

Sprache als Werkzeug machtvoller Konstruktion von Wirklichkeit

Sprache ist ein Werkzeug zur Umsetzung kommunikativer Aufgaben: zur Beschreibung von Sachverhalten, zum Ausdruck von Befindlichkeiten, zur Aufforderung an ein Gegenüber. Dies hat bereits der Psychologe Karl Bühler in seiner Sprachtheorie in einem grundlegenden Modell der Sprachfunktion systematisch beschrieben (siehe Bühler 1934/1999, S. 24–33).

Eine Funktion, die das Verhältnis von Sprache und Gesellschaft betrifft, ist die Diskursfunktion der Wirklichkeitskonstruktion. Während man intuitiv annehmen könnte, dass Sprache auf eine immer schon vorhandene Wirklichkeit Bezug nimmt, ist die Sache komplizierter: Mit Sprache kann man sich zwar auf Wirklichkeit beziehen, sie ist an deren Konstruktion aber auch beteiligt, schafft sie also. Nun wird man schwer behaupten können, dass in dem Satz »Dort steht ein Baum« der Baum, auf den Bezug genommen wird, erst konstruiert wird. Um diese Behauptung geht es also nicht, sondern darum, dass wir unterschiedlich sprechen, um einen Baum zu erfassen, seine Bedeutung für uns und andere auszudrücken, und dass Sätze im Kontext anderer Sätze stehen. Kurz: Wie wir sprechen, ändert etwas daran, wie wir und andere Menschen die Wirklichkeit wahrnehmen, einordnen und bewerten. Hinzu kommt, dass es nicht nur um individuelles Sprechen geht, sondern um zeittypische Routinen der Rede, um Sprache »im Diskurs«. »Borderline« bedeutet heute etwas anders als vor fünfzig Jahren. Entsprechend sind therapeutische Konzepte heute anders als früher.

Sprache im Diskurs ist allerdings nicht nur omnipräsent, sondern ruft auch eigene Probleme hervor. In erster Linie in der Wissenschaft, aber sicher auch im Arzt-Patient-Dialog und in therapeutischen Handlungen. Denn eines darf nicht übersehen werden: Je selbstverständlicher und richtiger uns eine Ausdrucksweise vorkommt, desto mehr stehen wir selbst in einem zeittypischen Diskurs, in der »unmarkierten« Normalität des Sprechens. Diese Normalität ist gebunden an gesellschaftlich geteilte Annahmen und Werte, an Voraussetzungen, an Sprechgebote und -verbote. Entsprechend ist Normalität immer auch Normativität.

Wir haben damit das engere Feld der Sprache bzw. der Sprachen im Allgemeinen verlassen und befassen uns nun mit dem Zusammenhang von Sprache, Wirklichkeit und nicht zuletzt Macht, die jeder Wirklichkeitskonstruktion eigen ist. Das theoretische Feld zu diesem Themenkomplex ist groß und verweist auf nicht weniger als auf zentrale Diskussionen der Geistes- und Sozialwissenschaften der letzten fünfzig Jahre. Stichworte sind hier »sozialer Konstruktivismus« und »Poststrukturalismus«. Um einige grundlegende Einsichten zu kartieren, beschränke ich mich auf vier Positionen, die ich mit Blick auf das Thema dieses Buches skizziere, nämlich auf die Fragen nach der:

- Entstehung von wissenschaftlichen Tatsachen,
- gesellschaftlichen Konstruktion von Wirklichkeit,
- Macht,
- Normalisierung von sprachlich vertretenen Positionen.

Der ersten, grundlegenden Frage nach der Entstehung von wissenschaftlichen Tatsachen hat sich Ludwik Fleck bereits 1935 in seinem Buch *Entstehung und Entwicklung einer wissenschaftlichen Tatsache* (Fleck 1935/1980) gewidmet, die er im Untertitel als eine Lehre vom »Denkstil und Denkkollektiv« bezeichnet. Eine seiner Annahmen ist die These, dass wissenschaftliche, also auch medizinische Tatsachen nicht allein als Ergebnis persönlich ungebundener Erkenntnisse zu verstehen sind, sondern in Denkkollektiven produziert werden, die einem spezifischen, zeitgebundenen Denkstil entsprechen oder diesen hervorbringen. Es geht Fleck um die Bedeutung der Bedingungen wissenschaftlicher Erkenntnis, dass es einen Unterschied ausmacht, ob ein Wissenschaftler oder eine Wissenschaftlerin in diesem oder jenem Denkkollektiv arbeitet. Man könnte von einer grundsätzlichen *Perspektivität* jeder wissenschaftlichen Erkenntnis sprechen. Sprache spielt dabei eine wichtige Rolle, denn der Denkstil eines Denkkollektivs ist bei Fleck gebunden an einen spezifischen Sprachgebrauch. Und so ist jede wissenschaftliche Tatsache mehr als eine vermeintlich objektive Einsicht, sie ist das Ergebnis einer bestimmten Art zu denken, einer Verknüpfung innerhalb eines Denkkollektivs und nicht zuletzt einer bestimmten Sprache: Eine bestimmte Sprache bringt bestimmte wissenschaftliche Tatsachen hervor.

Auf den ersten Blick mag das provokativ erscheinen und bedeuten, dass es keine verlässlichen wissenschaftlichen Tatsachen gibt. Doch das ist nicht gemeint, vielmehr gibt es wissenschaftliche Tatsachen nicht jenseits ihrer sozialen Wahrnehmung und Thematisierung. Es verhält sich hier wie mit dem Beispiel des Baums: Es mag ihn geben, aber so wie er im Sprachgebrauch erfasst wird, gibt es ihn nur dort, in *dieser* Sprache, in *diesem* Sprechen.

Neben dieser grundlegenden wissenschaftstheoretischen Dimension der Diskursfunktion der Wirklichkeitskonstruktion ist die Rolle von Gesellschaften für die Konstruktion von Wirklichkeit zu beachten. Wir weiten also hier den Blick und schauen über wissenschaftliche Gemeinschaften hinaus. Ein zentrales Buch in diesem Zusammenhang ist *The Social Construction of Reality* von Peter L. Berger und Thomas Luckmann aus dem Jahr 1966. Einen hervorragenden inhaltlichen Abriss und eine Einordnung des Werkes finden sich bei Heinz Abels (2007), auf den ich mich hier beziehe; zur wissenssoziologischen Diskursforschung verweise ich außerdem auf Reiner Keller (2013).

Wenn von »sozialer Konstruktion« der Wirklichkeit die Rede ist, dann ist diese als gesellschaftliche Deutung zu verstehen:

> »Die Dinge sind nicht so, wie sie sind, sondern wie sie die Gesellschaft für ihre Mitglieder gedeutet hat und wie sie sie weiter deutet. Nachdem wir erst einmal in diese Deutungen im Prozess der Sozialisation eingeführt worden sind, sind wir an diesem kollektiven Deutungsprozess natürlich ebenfalls beteiligt, doch die Chancen und überhaupt das Bedürfnis, die Dinge selbst zu definieren und sie vielleicht ganz anders zu sehen, sind höchst begrenzt« (Abels 2007, S. 89).

Für Fragen nach der Abgrenzung von Krankheit und Gesundheit und nach einem als normal oder als normabweichend angesehenen Verhalten sind solche Wirklichkeitsannahmen bedeutsam, zumal wenn es um Alltagswissen geht, um Wissen, »das jedermann hat« (ebd., S. 91). Eine auf Sprache verweisende Tatsache ist hier, dass Wissen *sozial* angeeignet wird und insofern immer Dimensionen des bereits Vorgefundenen in sich trägt. Was man glaubt zu wissen über das Verhältnis von Normalität und Anormalem, weiß man, weil es andere auch schon so oder anders gewusst bzw. zu wissen geglaubt haben. In der Vermittlung von Wissensbeständen ist Sprache die Brücke von individuellen Wissensannahmen zu sozial vorgeprägten Wissensbeständen: Eine angenommene Ordnung »ist schon als selbstverständlich vermittelt worden« (ebd., S. 94). Abel hält hier mit Verweis auf Berger und Luckmann fest: »Das wichtigste Vehikel dieser Vermittlung ist die Sprache.« Eine der zentralen Einsichten lautet: »Die Wirklichkeit, in der wir leben, ist die Wirklichkeit dieser konkreten Gesellschaft, in der wir leben. Sie ist also schon eine geordnete Wirklichkeit« (ebd., S. 97). Damit ist eine entscheidende soziologische Wirklichkeitsdefinition geprägt, die für das Verständnis der Diskursfunktion der Wirklichkeitskonstruktion wesentlich ist:

> »Im soziologischen Sinne ist Wirklichkeit nichts, was für sich [...] bestünde, sondern kann nur gedacht werden als Wirklichkeiten für konkrete Individuen, die in einer bestimmten Gesellschaft leben. Diese Wirklichkeiten werden von dem, was sich in dieser Gesellschaft an Institutionen und Wissen ergeben hat, beeinflusst« (ebd., S. 106).

Und selbstverständlich kommt an dieser Stelle Macht ins Spiel. Die spezifische Ordnung von Wirklichkeit ist nie interesselos. Sie ist gebunden an Belange der Macht, so wie jedes Sprechen in Räumen der machtvollen Ordnung des Sagbaren erfolgt. Michel Foucault hat sich mit den entsprechenden Mechanismen der *Ordnung des Diskurses* befasst, so auch der Titel seiner Antrittsvorlesung am Collège de France im Jahr 1970. Foucault geht es um die Beschränkung dessen, was zu einer Zeit sagbar ist. Was zu einer bestimmten Zeit gesagt wird, steht immer in einem Verhältnis zu dem, was nicht gesagt wird oder im Diskurs nicht erkennbar wird, gegebenenfalls nur an seinen Rändern, was als marginal, gefährlich oder verachtenswert gilt. Zensur ist dabei noch die einfachste Form der Regulierung des Diskurses.

Berücksichtigt man diese Machtgebundenheit des Diskurses, dann ist die Diskursfunktion der Wirklichkeitskonstruktion keine harmlose Angelegenheit. Es geht um nicht weniger als darum, was gesagt, was Wirklichkeit wird. Der Sprachgebrauch ist bei dieser mächtigen Wirklichkeitsherstellung eminent wichtig, er entscheidet über das Verhältnis des Gesagten und Ungehörten, des Wirklichen und Unwirklichen. Wenn jemand als »Psychotiker« bezeichnet wird, was *ist* er dann, was wird ihm zugeschrieben, und vor allem: Was wird ihm abgesprochen?

Mit einem immer auch diskursgebundenen Sprachgebrauch gehen Praktiken der Normalisierung von Wirklichkeitsannahmen Hand in Hand. Judith Butler hat sich in ihrem Text *Imitation and Gender Insubordination* aus dem Jahr 1991 mit genau solchen Fragen der Normalitätskonstruktion am Beispiel von Gender befasst. Gegenstand sind Genderkonzeption und sogenannte Homosexualität, doch der Text behandelt auch die viel allgemeinere Frage nach der Normalisierung von Wirklichkeitsannahmen. Wenn Wirklichkeit in sprachgebundenen Praktiken sozial konstruiert ist, warum erscheint sie uns dann so selbstverständlich?

Butler betrachtet den Aufwand, den die vermeintlich normale Rolle erfordert, die Energie, die aufgebracht wird, um Normalität und das sogenannte Wirkliche als normal zu untermauern. Sie spricht mit Blick auf Heterosexualität von Pflichtheterosexualität (»compulsory heterosexuality«) im Sinne einer verinnerlichten Selbstverpflichtung auf das, was als normal gilt (siehe Butler 1991, S. 20). Es ist also nicht so, als sei das als normal Betrachtete selbstverständliche Wirklichkeit, im Gegenteil, es muss in den sich wiederholenden Praktiken stets aufs Neue *normalisiert* werden. Normalisierung wird erkennbar als eine fortdauernde Aufführung (Performanz) von Normalität. Im Fall von Gender imitiere Heterosexualität dabei immer ihre Idealisierung und nähere sich ihr an, nicht allerdings, ohne daran zugleich zu scheitern (siehe ebd., S. 21). Normalitätsentwürfe verfangen sich in aufwendigen Prozeduren der Wiederholung von Behauptungen.

Schon wissenschaftliche Tatsachen sind an kollektive Bedingungen geknüpft. Erst recht funktioniert Alltagswissen nicht jenseits sprachlich und das heißt sozial vermittelter Annahmen. Was zu einer Zeit gewusst und damit auch gesagt wird, ist machtvoll geordnet. Was als normal gilt, ist das Ergebnis aufwendiger und sich wiederholender Idealisierungen. Sprache ist dabei ein Dreh- und Angelpunkt.

Eine ergänzende Perspektive auf Wirklichkeitskonstruktionen ergibt sich mit dem kognitionslinguistischen Interesse an sogenannten *Frames,* also Wissensrahmen. Lexikalische Einheiten, vereinfacht gesagt: Wörter, aber auch komplexere sprachliche Konstruktionen werden von Menschen und Maschinen nicht isoliert verarbeitet, sondern in Netzwerken. Man kann sich eine Einheit, etwa ein Wort, dabei als einen Knoten vorstellen, der mit anderen Knoten verknüpft ist. Das Muster dieser Verknüpfung ist durch sozial geteiltes Wissen strukturiert. Was zu einer Zeit gewusst und damit auch gesagt wird, ordnet machtvoll netzwerkartige kognitive Strukturen. Die Verknüpfung sprachlicher Einheiten mit vernetzten Wisseneinheiten ist insofern Ausdruck diskursiver Ordnungen.

Klaus-Peter Konerding (1993) hat gezeigt, wie Frames das lexikalische Bedeutungswissen strukturieren, also die Bedeutung sprachlicher Ausdrücke. Unser zeitgebundenes Wissen ist mit der Art und Weise, wie sprachliche Bedeutung netzwerkartig organisiert ist, unmittelbar verkoppelt. Wissensrahmen figurieren unser Wissen. Alexander Ziem (2008, S. 441) versteht Frames entsprechend »als konzeptuelle Wissensstrukturen, die den Gebrauch sprachlicher Ausdrücke motivieren sowie das Verstehen sprachlicher Bedeutungen ermöglichen«. Es sind nicht einzelne Ausdrücke und Relationen wie »gesund« versus »krank«, die unsere Weltwahrnehmung und -ordnung kartieren, sondern komplexe kognitive Netze, in denen sprachliches Wissen und Weltwissen verschränkt sind. Was als normal gilt, ist das Ergebnis aufwendiger Idealisierungen in vernetzten kognitiven und sozial geteilten Strukturen.

Woran denken wir, wenn wir das Wort »Psychiatrie« hören? Wenn wir Antworten auf eine solche Frage suchen, werden Frames aktiviert, die gesellschaftlich geprägt unsere Assoziationen und Annahmen figurieren. Der Frame ist so »eine grundlegende Ordnungsstruktur von semantischem Wissen« (Ziem 2014, S. 154). Frames ordnen, wie wir etwas wissen, und sind damit nicht zuletzt Teil machtvoller Ordnungen unseres Verhaltens, derer wir uns bedienen und die unsere Wirklichkeitsannahmen zugleich prägen.

Damit wäre die Komplexität des Gegenstands Sprache auf die Diskursfunktion der Wirklichkeitskonstruktion bezogen. Teilt man die damit verbundene wissenschaftliche Position, heißt das, vereinfachende Vorstellungen einer Welt zurückzuweisen, die als wahr gewusst werden können, und diese zugunsten einer Betrachtung sozial konstruierter Wirklichkeiten aufzugeben, Sprache als gewichtiges Werkzeug der Welterschließung und -konstruktion zu verstehen.

Sprache als Schnittstelle und Grenzziehung

Dass Sprachen Werkzeuge der Konstruktion von Wirklichkeit sind, sagt auch etwas über sie als Schnittstelle zwischen Individuen und Gesellschaften. Einerseits agieren wir mit Sprache so, als sei sie ein unmittelbares Mittel persönlicher Ausdrucksweise, andererseits können wir von Verstehen ja nur ausgehen, wenn wir annehmen, dass unser Gegenüber eben diese Sprache auch besitzt. Sprache ist also sowohl individuell ursprünglich als auch sozial tradiert. Wenn wir sprechen, begegnen wir all dem, was bereits gesagt wurde. Originäre Sprache kann es nicht geben, denn dann wäre sie keine Sprache.

Das bedeutet, dass wir uns vermittels Sprache tagtäglich sozialisieren, in Ordnungen bewegen, und dies nicht nur statisch oder im primären Spracherwerb, sondern in dynamischen Gestaltungen der Schnittstelle zwischen uns und anderen, fortdauernd. Durch sprachliche Imitation und Abweichung, Zustimmung und Ablehnung etc. realisiert sich Gesellschaft in jeder einzelnen sprechenden oder schreibenden

Person, so wie personales Verhalten in den gesellschaftlichen Usus einer Sprache einfließt. Jedes Sprechen ist Sozialisierung und damit eine Bearbeitung der Kontaktzone zwischen Individuen und Gesellschaften. Sprache selbst ist eine solche Kontaktzone.

Mit dem Ausdruck »Kontaktzone« verweise ich auf die kulturtheoretische Arbeit *Arts of the Contact Zone* von Mary Louise Pratt aus dem Jahr 1991. Sie (S. 34) versteht darunter soziale Räume der kulturellen Begegnung und Konfrontation, etwa Texte, die oft von höchst »asymmetrischen Machtverhältnissen« geprägt sind, wie es bei ihr heißt. Sobald wir Ideen von Sprachgemeinschaften als homogene Gruppen verlassen und stattdessen Kontaktzonen denken, wird Sprache als Feld der fortgesetzten Gestaltung von Beziehungen zwischen Individuen und Gruppen erkennbar, die Verstehen ebenso wie Missverstehen einschließen. Eine solche Kontaktzone (etwa eine psychiatrische Institution) sollten wir uns also nicht nur als Schnittstelle von Verständigungsabsichten vorstellen, sondern auch als einen Ort von Grenzziehungen durch die Art und Weise, wie wir sprechen.

Für Pratt ist das Machtgefälle der Kontaktzone wichtig. Und das heißt einmal mehr, dass Sprache nicht nur an der Konstruktion sozialer Wirklichkeit beteiligt ist, sondern selbst eine dynamische soziale Schnittstelle und einen mächtigen Ort der Grenzziehungen darstellt. Der Arzt-Patient-Dialog ist ein Beispiel dafür. Auf den ersten Blick scheint Sprache die Funktion der Verständigung zu haben. Bei genauerem Hinsehen wird deutlich, dass mit Sprache komplexe Beziehungen gestaltet werden, und zwar im Rahmen von Befugnissen, Kompetenzen und Abhängigkeiten: Es gibt keine neutrale Sprache.

Mary Louise Pratt (ebd., S. 38) weist zu Recht darauf hin, dass eine verbreitete Vorstellung von Sprache von einer einheitlichen und homogenen sozialen Welt ausgeht. Doch genau diese Annahme ist, wie wir bereits gesehen haben, eine Idealisierung. Sie entspricht einem Wunschdenken, das Gemeinschaften und Normen definiert, damit aber immer auch ausschließt.

Auf drei Aspekte bleibt an dieser Stelle noch hinzuweisen, auf (1) die Zeichenhaftigkeit der Art und Weise, wie wir sprechen, (2) die Kodierung von Fachwissen durch Sprache sowie (3) die Tatsache, dass Sprache gewaltvoll sein kann. All diese Punkte haben mit Sprache als Kontaktzone zu tun.

Im Sprachkontakt verorten wir miteinander unsere Zugehörigkeiten und Nicht-Zugehörigkeiten auch durch die Art und Weise, wie wir sprechen. Wir kennzeichnen uns durch Wortwahl, Stil, Dialekt etc. In neueren linguistischen Arbeiten spricht man von Indexikalität (siehe Spitzmüller 2013). Die Gestaltung von Kontaktzonen erfolgt also nicht nur inhaltlich durch das, worüber wir sprechen, sondern auch durch die Art, wie wir das tun, ob absichtslos oder intendiert. Hinzu kommt, dass es eine Rolle spielt, als wer wir sprechen. Das zeigt das Beispiel von Fachsprachen, die gruppeninterner Kommunikation vorbehalten sind und diese Kommunikation zielgerecht ermöglichen, etwa die Fachsprache der Psychiatrie.

Für die Arbeit in der Praxis ist es schließlich wichtig, Sprache nicht als harmlose Angelegenheit misszuverstehen. Auch wenn wir dem Ideal der homogenen Sprache im Alltag vertrauen möchten – durch Sprache geschieht weit mehr als Verständigung. So versammelt Silvia Bonacchi (2017) in einem von ihr herausgegebenen Band mit dem Titel *Verbale Aggression* die vielfältigen Aspekte der verletzenden Macht der Sprache. Die Vielfalt der Sprachen, in denen Individuen und Gesellschaften interagieren, sind kein Hort der Behaglichkeit, sondern ein komplexes Feld diverser Möglichkeiten und Notwendigkeiten, die Trennlinien ebenso umfassen wie Verbindungen: Einschlüsse und Ausschlüsse.

Sprache als andauernde Möglichkeit, anders zu agieren

Dass Sprache in der Psychiatrie und für diese von größter Bedeutung ist, wird seit Langem diskutiert. So ist die grundsätzliche Relevanz der Art und Weise, wie über psychiatrische Sachverhalte gesprochen wird, bereits bei Christian Scharfetter (1978) ein präzise umrissener Gegenstand. In einem kurzen Vorwort zu dieser Arbeit weist der Linguist Harald Burger darauf hin, dass ein Schlüsselproblem der Psychiatrie seit je die Frage der Norm gewesen sei, auch im sprachlichen Bereich. Bei Scharfetter (1978, S. 183) heißt es: »Die bedeutung der sprache für die psychiatrie ist ganz grundlegend. Psychiatrie lebt aus dem gespräch, aus dem, was sich in und zwischen worten kundgibt, […] und aus dem, was mit der sprache bewirkt wird […].«

Doch im Fazit des Textes und ausgehend von unseren bisherigen Überlegungen bleibt hier etwas ungenannt. Es wird zwar das Ziel formuliert, Sprache könne ein Therapeutikum werden, wenn man auf die Sprache von Patientinnen und Patienten höre: »Auf die sprache unserer patienten hinzuhorchen, sie verstehen zu lernen, die rechte antwort zu finden, damit unsere sprache zum therapeutikum werde, das ist eine unabschließbare aufgabe« (ebd., S. 191). Doch es bleibt ja auch hier zu beachten, dass es gar keine individuell ursprüngliche Sprache gibt, sondern dass jede Sprache immer schon Spuren geteilter Wirklichkeitsannahmen in sich trägt und wir in Patientinnen und Patienten ebenso wie in Ärztinnen und Ärzten, Therapeutinnen und Therapeuten sowie in Angehörigen und Freunden auch der Art und Weise begegnen, wie Gesellschaft spricht – nicht zuletzt die psychiatrische Fachsprache zeigt das.

Eine wesentliche Arbeit genau dazu ist Hans Feers umfangreiches Buch *Die Sprache der Psychiatrie* von 1987. Im Fokus steht die psychiatrische Sprache als Fachsprache. Der Ausgangspunkt ist scharfsinnig und scharfzüngig. Der Psychiatrie wird dabei kein gutes Zeugnis ausgestellt: »Daß die Sprache der Psychiatrie mangelhaft und fragwürdig ist, kann nicht bezweifelt werden« (Feer 1987, S. 1). Es geht dem Autor um eine Unschärfe: »Oft sind aber psychiatrische Begriffe auch unscharf definiert, oder die psychologische Situation eines Patienten wird unterschiedlich bewertet. Diese Unterschiede sind sprachlich« (ebd.). Zur Diskussion steht so die Verlässlichkeit der psychiatrischen Aussage, deren Geltung aus der fälschlichen Annahme einer Realitätsabbildung durch Sprache folgt. Das ist grundlegend wichtig für jegliches Nachdenken über Sprache in der Psychiatrie: »Die implizite und linguistisch unrichtige Voraussetzung […] des gesamten Weges der psychiatrischen Diagnostik ist die Annahme, es bestehe eine Wirklichkeit unabhängig von unserer Sprache und unserem Vorwissen« (ebd., S. 7).

Aber das Gegenteil ist richtig: Sprache mischt sich als Sprache in die psychiatrische Domäne ein und ist eine machtgebundene Handlungskraft. Sie ermöglicht Austausch nur auf spezifische Weise, sie steuert und limitiert diesen. Die psychiatrische Wirklichkeit ist somit eine, die mit Sprache unbedingt zu rechnen hat. Abstrakt gesprochen geht es um eine »Zurückweisung des sprachlichen Realismus« (ebd.). Feers Forderung (ebd., S. 11), dass die Sprache der Psychiatrie in selbstreflexiver Weise »vom naiven sprachlichen Realismus einer Alltagssprache wegkommen« müsse, leuchtet auch aus heutiger sprachtheoretischer Position ein. Ich gehe außerdem davon aus, dass die Zurückweisung des sprachlichen Realismus eine anhaltende Arbeit ist, denn im linguistischen Realismus verwurzelte Alltagsannahmen tauchen immer wieder auf.

Neben dem antirealistischen Einwand ist zu bedenken, dass psychiatrische Sprache wie jede Sprache historisch relativ ist. Wenn wir das wissenssoziologisch bzw. diskurslinguistisch zuspitzen, lässt sich sagen, dass jede Sprache gebunden ist an jeweilige Wissensentwürfe mit ihren je spezifischen Wissensrahmen. Britt-Marie Schuster hat das auf Grundlage einer großen Materialbasis unter Einschluss historischer Krankenakten für den Zeitraum von 1800 bis 1939 untersucht. Diese umfangreiche und bedeutende linguistische Arbeit zur psychiatrischen Schreibpraxis, die die Veränderungen des psychiatrischen Schreibens als Professionalisierungsgeschichte darstellt, steht theoretisch mit den auch von mir vertretenen Positionen zu grundlegenden Funktionen von Sprachen im Einklang – nicht zuletzt dadurch, dass Schuster die Zusammenhänge psychiatrischen Schreibens mit anderen Disziplinen berücksichtigt (siehe Schuster 2010, S. 10) und damit komplexe Überlagerungen historischer Wissensannahmen als Kontext der Psychiatriegeschichte erkennbar macht. Weder ist Sprache ein Werkzeug, das Realität verlässlich abbildet, noch ist die Sprache der Psychiatrie eine eindeutig abgrenzbare Fachsprache.

Aus linguistischer und sprachtheoretischer Sicht entsteht so ein diffuses Bild, blickt man auf Sprache in der Psychiatrie im Allgemeinen. Jede Hoffnung auf verlässliche Definitionen und Operationalisierung von Kompetenzen weicht dabei zugunsten einer Skepsis gegenüber Annahmen sprachlicher Zuverlässigkeit – und sei es, weil man die geschichtliche Relativität des psychiatrischen Sprechens bedenkt. So wichtig Sprache für die psychiatrische Arbeit bleibt und so bedeutend sie als Brücke zu Patientinnen und Patienten ist (siehe Weinreich 2015, S. 398; siehe auch Mack u. a. 2016): Sprache in ihrer Diversität ist mehr als ein Werkzeug, sie ist selbst ein sozialer Akteur und mischt sich ein.

Dieses Verständnis von Sprache als sozialer Akteur, der gewichtige Bedingungen für die Verständigung stellt, Miss- und Unverständnis mitbringt und mit dessen Macht zu rechnen ist, schließt an die eingangs ausgeführten Feststellungen an, dass Sprache in Diversität, also Sprach*en,* manifest ist, Sprachen mit diversen, machtvoll geordneten Wirklichkeitsentwürfen einhergehen und spannungsreiche Kontaktzonen darstellen.

Allerdings geht es nicht nur um Unzuverlässigkeiten von Sprache, sondern auch um die grundsätzlich immer gegebene Möglichkeit, Sprache anders zu gebrauchen, sich einer anderen Sprache zu bedienen, erkennbare Pfade von Sprache zu verlassen. Genau das ist auch Leitgedanke im Konzept *Open Dialogue,* das die Auswirkungen von Sprache in der Psychiatrie nicht nur ernst nimmt, sondern dessen Heuristiken sich auch auf Sprache beziehen. Sprache ist hier nicht nur relevant, weil das allgemeine Ziel von Open Dialogue (OD) darin bestehe, einen Dialog mit der Familie zu führen (siehe Seikkula u. a. 2006, S. 214, aber auch den Beitrag dazu in diesem Buch), sondern weil die Bedeutung von Sprache für eine postmoderne und soziokonstruktivistische Orientierung der Psychiatrie (siehe Seikkula & Olsen 2003, S. 404) erkannt wird. Die angewendeten Gesprächsprinzipien der Toleranz der Ungewissheit, des Dialogismus und der Vielstimmigkeit (ebd.) sind nicht nur offen und vermeiden präfigurierte Rede bei allem Wissen um die gesellschaftlichen Verknüpfungen jeder Rede, sondern zielen tatsächlich auf eine andere Sprache, darauf, dass immer die Möglichkeit eines anderen Sprechens gegeben ist.

Zusammengefasst wird das im Konstrukt einer neuen Sprache, einer »new language«, wie es bei Jaakko Seikkula und Kollegen (2006, S. 216) heißt: »The aim in OD is […] to create a joint space for new language, where things can begin to have different meanings.« Man könnte dies eine subversive Methode nennen, subversiv gegenüber der Macht von Normalisierungen und den allgemein geteilten Annahmen, gegenüber dem, was als »wirklich« erscheint oder gelten soll. In diesem Sinne verstehe ich die sprachtheoretische Grundlegung von OD. Selbstverständlich ist das Vorhaben begrenzt dadurch, dass in Sprache das zuvor Gesprochene immer mitspricht (siehe Razzaque & Stockmann 2016, S. 351) und es ganz neue Sprache nie geben kann. In einer Formulierung wie der folgenden liegt damit immer auch eine utopische Hoffnung, die um die Uneinlösbarkeit ihres Ideals wohl weiß: »In OD, the therapist focuses on the words that are said in order to build up new words and a new language« (Seikkula u. a. 2006, S. 216).

Anders zu sprechen bzw. sprachlich zu agieren, ist eine initiative Geste der Psychiatrie und bricht mit eingeübten Diskursen. Man könnte dies auch einen reflektierten Sprachgebrauch (siehe Andersen 1996, S. 120) nennen.

Dass sich Seikkula und Kollegen (2006, S. 216) explizit auf Berger und Luckmann (1966) beziehen, braucht kaum eigens erwähnt zu werden, und dass es schließlich auch im Trialogkonzept um sprachliche Alternativen geht (siehe den Beitrag von Thomas Bock in diesem Band), ist wohl nur ein weiterer Hinweis auf eine Entwicklung, die Sprache in der Psychiatrie eher als eine sorgsam reflektierte Möglichkeit zu verstehen denn als vordefiniertes, vertrauenswürdiges Werkzeug. Schlussendlich ist Sprache aber so vielfältig, dass es *die* Sprache in der Psychiatrie in einem allgemeinen Sinne ohnehin nicht geben kann. Sprache ist massiv »divers«. Hermann Paul (1880/1995, S. 37) hat das in seinen Prinzipien der Sprachgeschichte so ausgedrückt: »Wir müssen eigentlich so viele Sprachen unterscheiden als es Individuen gibt.«

Ingo Warnke, Jahrgang 1963, ist Professor für Deutsche Sprachwissenschaft an der Universität Bremen. Seine Forschungsinteressen sind sprachliche Ereignisse und serielle Ordnung im Diskurs, kommunikative Räume des Widerspruchs, deutsche Sprache im Kolonialen Archiv und Linguistik des Zuhörens. Kontakt: iwarnke@uni-bremen.de.

Literatur

Abels, H. (2007): Interaktion, Identität, Präsentation. Kleine Einführung in interpretative Theorien der Soziologie. Wiesbaden: Springer VS.

Andersen, T. (1996): Language is not innocent. In: Kaslow, F. W. (Hg.): Handbook of relational diagnosis and dysfunctional family patterns. New York: Wiley & Sons, S. 119–125.

Berger, P. L. & Luckmann, T. (1966): The social construction of reality. A treatise in the sociology of knowledge. Garden City, NY: Doubleday.

Bonacchi, S. (Hg.) (2017): Verbale Aggression. Multidisziplinäre Zugänge zur verletzenden Macht der Sprache. Berlin, Boston: De Gruyter.

Bühler, K. (1934/1999): Sprachtheorie. Die Darstellungsfunktion der Sprache. Stuttgart: Lucius & Lucius.

Butler, J. (1991): Imitation and Gender Insubordination. In: Fuss, D. (Hg.): Inside/Out: Lesbian Theories, Gay Theories. New York: Routledge, S. 307 – 320.

Calvet, L.-J. (1974/1978): Die Sprachenfresser: Ein Versuch über Linguistik und Kolonialismus. Berlin: Das Arsenal.

Feer, H. (1987): Die Sprache der Psychiatrie. Eine linguistische Untersuchung. Berlin, Heidelberg: Springer.

Fischer, M.; Jäger, A.; Patzelt, C. & Warnke, I. H. (2024): Fluid registers and fixed language concepts in postcolonial spaces. In: Levkovych, N. (Hg.): Diversity in contact. Berlin, Boston: De Gruyter, S. 439 – 476. DOI: 10.1515/9783111323756-010.

Fleck, L. (1935/1980): Entstehung und Entwicklung einer wissenschaftlichen Tatsache. Einführung in die Lehre vom Denkstil und Denkkollektiv. Frankfurt a. M.: Suhrkamp.

Foroutan, N. (2021): Die postmigrantische Gesellschaft. Ein Versprechen der pluralen Demokratie. Bielefeld: transcript.

Foucault, M. (1971): Die Ordnung der Dinge. Eine Archäologie der Humanwissenschaften. Frankfurt a. M.: Suhrkamp.

Keller, R. (2013): Wissenssoziologische Diskursforschung. In: Felder, E. (Hg.): Faktizitätsherstellung in Diskursen – Die Macht des Deklarativen. Berlin, Boston: De Gruyter, S. 197 – 224.

Konerding, K.-P. (1993): Frames und lexikalisches Bedeutungswissen: Untersuchungen zur linguistischen Grundlegung einer Frametheorie und zu ihrer Anwendung in der Lexikographie. Tübingen: Niemeyer.

Kunert, G. (2023): Zivilcourage. Drei autobiographische Berichte. In: *Sinn und Form,* 75, 5, S. 581 – 593.

Linell, P. (2005): The written language bias in linguistics. Its nature, origins, and transformations. London: Routledge.

Mack, C.; Nikendei, C.; Ehrenthal, J. C. & Spranz-Fogasy, T. (2016): »[...] hab ich glaub ich die richtigen fragen gestellt«. Therapeutische Fragehandlungen in psychodiagnostischen Gesprächen. Mannheim: OPAL.

Müller, B. (1985): Geschichte der Satzdefinition. Ein kritischer Abriß. In: *Zeitschrift für Germanistische Linguistik,* 13, 1, S. 18 – 42.

Paul, H. (1880/1995): Prinzipien der Sprachgeschichte. Tübingen: Niemeyer.

Pratt, M. L. (1991): Arts of the contact zone. In: *Profession,* S. 33 – 40.

Razzaque, R. & Stockmann, T. (2016): An introduction to peer-supported open dialogue in mental healthcare. In: *British Journal of Psychiatry Advances,* 22, 348 – 356.

SCHARFETTER, C. (1978): Die Sprache in der Psychiatrie. In: *Wirkendes Wort,* 3, 1978, S. 183 – 191.

SCHUSTER, B.-M. (2010): Auf dem Weg zur Fachsprache: Sprachliche Professionalisierung in der psychiatrischen Schreibpraxis (1800 – 1939). Berlin, New York: De Gruyter.

SEIKKULA, J. & OLSON, M. E. (2003): The open dialogue approach to acute psychosis: Its poetics and micropolitics. In: *Family process,* 42, 3, S. 403 – 418. DOI: 10.1111/j.1545-5300.2003.00403.x.

SEIKKULA, J.; AALTONEN, J.; ALAKARE, B.; HAARAKANGAS, K.; KERÄNEN, J. & LEHTINEN, K. (2006): Five-year experience of first-episode nonaffective psychosis in open-dialogue approach: Treatment principles, follow-up outcomes, and two case studies. In: *Psychotherapy Research,* 16, 2, S. 214 – 228. DOI: 10.1080/10503300500268490.

SPITZMÜLLER, J. (2013): Metapragmatik, Indexikalität, soziale Registrierung. In: *Zeitschrift für Diskursforschung / Journal for Discourse Studies,* 3, S. 263 – 287.

WEINREICH, C. (2015): Fachinterne und fachexterne Textsorten in der Medizin. In: Busch, A. & Spranz-Fogasy, T. (Hg.): Handbuch Sprache in der Medizin. Berlin, München: De Gruyter, S. 389 – 404.

ZIEM, A. (2008): Frames und sprachliches Wissen. Berlin, New York: De Gruyter.

ZIEM, A. (2014): Frame (Kognitionstheorie). In: Wrana, D.; Ziem, A.; Reisigl, M.; Nonhoff, M. & Angermuller, J. (Hg.): DiskursNetz. Wörterbuch der interdisziplinären Diskursforschung. Berlin: Suhrkamp, S. 154 – 155.

Sprache und die *Erkenntnis*-gegenstände der Psychiatrie

Peter Schneider

How to Do Things with Words lautet der Titel von John Langshaw Austins (1962) wegweisendem Buch zur Theorie der Sprechakte (siehe auch Searle 1969): Es handelt davon, wie wir mit Worten nicht nur etwas feststellen oder etwas behaupten (was wahr oder falsch sein kann), sondern mit Worten etwas bewirken und erschaffen – folgenreiche Handlungen wie Heiraten, Versprechen, Schwören, Drohen, Taufen, Diagnostizieren …

Umbenennungen verändern die Phänomene

Als Eugen Bleuler am 24. April 1908 auf der Jahresversammlung des Deutschen Vereins für Psychiatrie vorschlug, die Kraepelin'sche Diagnose der »Dementia praecox« durch die diagnostische Kategorie der »Schizophrenie« zu ersetzen (siehe Lilienstein 1908), hat er ebenfalls etwas *mit Worten getan,* freilich nicht nur einen Begriff durch einen anderen (weniger stigmatisierenden) ersetzt, sondern er hat auch den diagnostischen Gegenstand, den Kraepelin beschreibt, in entscheidender Weise umgeformt. Im Vorwort zu seinem Klassiker der Psychiatrie *Dementia praecox oder Gruppe der Schizophrenien*, den er drei Jahre später veröffentlichte, charakterisiert Bleuler (1911, S. VII) die Voraussetzungen seines Unternehmens, das innerhalb kürzester Zeit nicht nur die alte Diagnose ersetzen, sondern die Psychiatrie entscheidend verändern sollte, gleichwohl eher bescheiden als umstürzlerisch:

> »Die Kenntnis der Krankheitsgruppe, die Kraepelin unter dem Namen der Dementia praecox zusammengefaßt hat, ist zu jung, als daß man jetzt schon eine abgeschlossene Beschreibung derselben geben könnte. Alles ist noch flüssig, unfertig, vorläufig.«

Dies hänge nicht zuletzt mit der verwendeten Nomenklatur zusammen:

> »Wir haben keine neuen Ausdrücke für die neuen psychologischen Begriffe; alle Worte, die wir brauchen, können auch in einem anderen Sinne angewandt werden. Wer sich nicht die Mühe macht, sich ganz in die Ideen des Schreibenden hineinzudenken, wird die Ausdrücke anders verstehen, als sie gemeint sind,

> und deswegen einen unrichtigen Gedankengang herauslesen. Wenn ich trotz dieser Schwierigkeit versuche, die psychologischen Zusammenhänge ein wenig zu beleuchten, so tue ich es bloß deshalb, weil jedes neue Erkennen an sich Wert hat, sondern namentlich auch, weil man meines Erachtens beim jetzigen Stande unserer Wissenschaft auf diesem Wege am ehesten neue Einblicke in der [sic!] Natur der Psychosen erwarten darf.«

Mit anderen Worten: Die neue Kategorisierung der diagnostischen Entität verändert diese selbst auch schon, indem sie eine veränderte Sichtweise von deren Struktur erlaubt. So war auch Freuds Entdeckung und Konstruktion der »infantilen Sexualität« nur möglich durch den Verzicht auf die allzu selbstverständliche Definition der Sexualität, welche die an die Fortpflanzung gebundene Funktion (und damit die Genitalität) betonte. Nicht die genitale Heterosexualität, sondern die (polymorphe) Perversion wird zum paradigmatischen Rahmen der Sexualität überhaupt. Die sich zunehmend verhärtende Ödipus-Theorie als eine Theorie der psychischen Entwicklung und Struktur macht diese Entdeckung bzw. Konstruktion einer vielgestaltigen Geschlechtlichkeit allerdings wieder zunichte (siehe Schneider 2012 a, 2016). Eine analoge Diskursverschiebung von einem als ebenso selbstverständlich genommenen Zentrum hin zu einem vermeintlichen Rand nimmt Judith Butler vor (siehe dazu auch Warnke in diesem Band), indem sie Geschlecht nicht als biologisches Schicksal voraussetzt, sondern als performativen Effekt deutet und die Dragqueen als Modell ihrer Gendertheorie wählt.

»Hand in Hand mit der *Schöpfung* [eigene Hervorhebung] der Dementia praecox«, schreibt Bleuler (1911, S. 4), »*ging die Ausbildung der übrigen Krankheitsbegriffe* [eigene Hervorhebung]. [...] Dadurch erst bekam die Dementia praecox scharfe Gegensätze, und ihre Grenzen wurden nicht mehr einseitig von innen heraus, sondern auch von aussen festgelegt.« »Von aussen« deshalb, weil der Krankheitsbegriff den Anspruch erhebt, nicht nur in sich eine einigermaßen stabile Entität zu beschreiben, sondern sich zudem im System der Diagnosen als eigenständig und schlüssig zu beweisen.

Die neue Namensgebung begründete Bleuler (ebd.) zunächst damit, dass die Verwendung des Begriffs der Schizophrenie sprachlich einfacher zu handhaben sei als der der Dementia praecox. Dieser sei nämlich »zu unhandlich«, man könne damit »nur die Krankheit benennen, nicht aber die Kranken« und auch kein »Adjektivum bilden, das die der Krankheit zukommenden Eigenschaften bezeichnen könnte«. Bleulers linguistische Begründung ist nicht ganz so harmlos, wie man zunächst annehmen könnte. Denn dass die Schizophrenie im Gegensatz zur Dementia praecox sich nicht nur zur Bezeichnung der Krankheit, sondern auch des Kranken, des Schizophrenen, eignet, *erleichtert* zumindest ein ätiologisches Denken, das

die Symptomatik als eine psychische Hervorbringung subjektiviert. Obwohl die Symptome vielgestaltig sind, können sie einheitlich als »schizophren« gekennzeichnet werden, ohne dass man dem Irrtum aufsitzt, sie alle müssten im Gesamtbild einer frühen Demenz konvergieren.
Es bleibe ihm also »nichts anderes übrig«, als der Krankheit einen Namen zu geben, der »weniger mißverständlich« sei:

> »Ich kenne die Schwächen des vorgeschlagenen Ausdrucks, aber ich weiß keinen besseren, und einen ganz guten zu finden, scheint mir für einen Begriff, der noch in der Wandlung begriffen ist, überhaupt nicht möglich. Ich nenne die Dementia praecox Schizophrenie, weil [...] die Spaltung der verschiedenen psychischen Funktionen eine ihrer wichtigsten Eigenschaften ist« (ebd., S. 5).

Der neue Begriff geht also einher mit einem neuen, psychoanalytisch inspirierten, ätiologischen Konzept. Bleuler will den Mechanismus bzw. die Mechanismen kennenlernen und will beschreiben, welche die schizophrenen Symptome als eine psychische *Leistung* (und nicht als Produkte eines mentalen *Verfalls*) hervorbringen. Die Namensänderung impliziert eine neue Betrachtungsweise.
Die Umbenennung erlaubt mithin zweierlei: einerseits die Abwendung von der missverständlichen Fokussierung auf die »vorzeitige Verblödung« (ein Vorwurf, von dem Bleuler Kraepelin ausdrücklich ausnimmt); andererseits, den Blick auf die Vielfalt der Symptome zu lenken, die ihrerseits doch alle als »schizophren« gelten können, weil sie auf denselben psychischen Mechanismen beruhen.

Diagnostizierendes Sprechen

Sprache ist nicht das mediale Instrument, mit dem wir von unserem Geist (innen) auf etwas in der Welt (außen) referieren und uns dadurch mit anderen verständigen. Referenz ist auch kein isolierter Akt, sondern Teil einer Kette. Man referiert nicht auf einen isolierten Gegenstand, sondern auf ein Ding an einem Ort in einem Netz von anderen Dingen, die sich durch die Referenz womöglich erst bilden oder verfestigen. Bruno Latour spricht in diesem Sinne von »zirkulierender Referenz«: »*Die Referenz ist eine Eigenschaft der Kette in ihrer Gesamtheit* und nicht der adaequatio *rei et intellectus*. Die Wahrheit *zirkuliert* in ihr wie die Elektrizität entlang eines Drahtes, und zwar so lange, wie er nicht zerschnitten wird« (Latour 2000, S. 85; siehe auch Schneider 2012 b, S. 10 f.).
Unsere derzeitigen Diagnosemanuale ICD-11 und DSM-5 verzichten zugunsten der Vereinheitlichung der Diagnostik und der Unabhängigkeit von schulenspezifisch

angenommenen Ätiologien und verwendeten Kategorisierungen darauf, psychische Krankheiten bzw. Störungen anders als durch rein symptomatische Kriterien zu beschreiben und durch Ausschlussdiagnosen einzugrenzen. Die psychiatrischen Diagnosen sind rein klinische Diagnosen. Sie folgen der Logik einer in Bezug auf das eigene Referenzsystem immer auch selbstreferenziellen Repräsentanz. Das heißt, eine Diagnose behauptet nicht nur das Vorhandensein eines bestimmten Symptomkomplexes, sondern stabilisiert auch das *System* der diagnostischen Kriterien insgesamt.
Der Wechsel von der römischen Nummerierung des DSM (I–IV) zur arabischen (5) zeugt noch von dem Plan, die Diagnostik auf eine neue, objektivierbare Grundlage – eine »reale« statt »nur« codifizierte Übersetzung von Patientenerzählungen – zu stellen, wie sie das funktionale MRT zu versprechen schien, mit dem man angeblich »dem Hirn beim Arbeiten« zuschauen können sollte. Der »iconic turn« in der Psychiatrie blieb jedoch aus: Weder ließ sich den bisherigen Störungen ein charakteristisches Hirnmuster zuordnen noch ergaben sich typische Muster, die ein neues Kategorienraster erfordert hätten.
Änderungen in den Manualen entstehen also weiterhin aus Diskussionen unter Expert*innen. Der Begriff des Krankheits*bildes* ist eine Metapher geblieben. Patient*innen schildern ihr Leiden, Psychiater*innen und Psychotherapeut*innen ordnen diese Schilderungen in Symptomkategorien oder fügen Beobachtungen und Erklärungen hinzu und diskutieren die sich daraus naheliegend ergebenden Umgruppierungen und Änderungen in den Diagnosen bzw. der Kriterien für deren Vorliegen. Ihrerseits benutzen die Patientinnen und Patienten selbst das diagnostische Vokabular oder verlangen danach, dass neue Diagnosen endlich offiziell werden, damit ihr Leiden anerkannt und ihnen besser geholfen werde.
Auch der Nutzen psychopharmakologischer Behandlungen misst sich letztlich an sprachlich verfassten Selbstauskünften der Patient*innen. Die physische Intervention »verpufft« gleichsam in der Sprache bzw. (je nach eingenommenem Standpunkt) schlägt sich ausschließlich sprachlich nieder: Was die einen enttäuscht, weil die Psychiatrie dadurch vom Fortschritt in der Medizin abgeschnitten scheint, nehmen die anderen als Beweis dafür, dass keine andere medizinische Disziplin aus *inneren* Gründen so sehr linguistisch basiert ist wie die Psychiatrie.
Diese Sonderstellung zeigt sich auch am Problem der Komorbidität innerhalb der psychiatrischen Diagnostik. In der somatischen Medizin stellt Komorbidität kein größeres theoretisches, sondern lediglich ein klinisches Problem dar. Komorbidität zu erkennen, ist wichtig für die Therapie. Es gilt, möglichst alle Symptome ernst zu nehmen und keine Symptomatik zu vernachlässigen, nur um das klinische Bild einer einzelnen vorliegenden Krankheit zu schärfen. Dabei sind Laboruntersuchungen mindestens hilfreich, wenn nicht unerlässlich, denn sie objektivieren die klinischen Befunde und erhöhen deren Trennschärfe. Die Therapie gleichzeitig vorhandener

Krankheiten muss für jede einzelne Krankheit spezifisch sein und zudem mögliche Wechselwirkungen der Behandlung berücksichtigen. Das ist zuweilen eine hohe Kunst, jedoch auch kein prinzipielles Problem der Medizin. Die Abgrenzung der einzelnen Krankheiten voneinander und die Isolierung der Krankheit vom Kranken sind ein bewährtes Erfolgsmodell.

Innerhalb der Psychiatrie stellt sich diese Frage ganz anders. Hier scheint Komorbidität eher die Regel als die Ausnahme. Die »Ganzheitlichkeit«, die von der Komplementärmedizin als Ideal der medizinischen Betrachtung und Behandlung gelobt wird, erweist sich in der Psychiatrie nicht als Pluspunkt gegenüber der somatischen Medizin, sondern als problematisch. Denn hier geht es nicht um Krankheiten, die zusammen auftreten und miteinander interagieren; sondern um eine phänomenale Vielfalt, die in einer diagnostischen Nomenklatur nicht zu bändigen ist. Eine depressive Psychotikerin leidet nicht an zwei Krankheiten, wie ein Asthmatiker mit Leukämie an zwei verschiedenen Krankheiten leidet. Komorbidität ist die Regel bei den psychiatrischen Diagnosen. »Komorbide psychische Störungen finden sich häufig«, schreibt Ian Hacking (2013, eigene Übersetzung) in seiner Besprechung des DSM-5, »wobei Angststörungen (z. B. Panikstörungen, soziale Phobien, spezifische Phobien) die am weitesten verbreiteten Störungen sind und bei schätzungsweise drei Vierteln der Menschen mit einer Bipolar-I-Störung auftreten, während ADHS, disruptive Impuls-Kontroll-Störungen oder Störungen des Sozialverhaltens (z. B. pathologischer Jähzorn, oppositionelles Trotzverhalten) und Abhängigkeitserkrankungen (z. B. Alkoholismus) bei mehr als der Hälfte aller Menschen mit einer Bipolar-I-Störung zu finden sind.« Die fehlende Trennschärfe der diagnostischen Kategorie hängt damit zusammen, worauf sie sich bezieht: auf das Gesamt einer Erzählung von Patient*innen.

Was Hacking an den Störungskategorien des DSM-5 bemängelt, ist, dass sie nach dem Modell der Klassifikation von Pflanzen aufgebaut sind. Die Vorstellung, das in seinem Bereich immer noch geniale Linné'sche System auf andere Ordnungen übertragen zu können, hat sich nicht als erfolgreich erweisen. Sie ist, so Hacking (ebd., eigene Übersetzung), »ebenso fehlgeleitet wie das Vorhaben, chemische Elemente nach dem Modell der Botanik zu klassifizieren. Es gibt eine erstaunlich tiefgreifende Ordnung der Elemente – die Periodentafel –, aber sie unterscheidet sich sehr von der der Pflanzen, die letzten Endes aus der Artverwandtschaft erwächst. Linné'sche Tabellen der Elemente (es gab einige) haben die Natur nicht wiedergegeben. […] Das DSM ist keine Repräsentation von Natur oder Wirklichkeit der vielfältigen psychischen Erkrankungen […]. Und all die Revisionen setzen Mal für Mal die alte Idee fort, dass sich die Vielfalt psychischer Erkrankungen nach dem jeweils gegenwärtigen Wissensstand restlos selbst in Schubladen einordnet, ganz so, wie es Pflanzen und Tiere tun.«

Ein psychotischer Depressiver ist auf seine eigene Weise depressiv-psychotisch, er leidet nicht an zwei Krankheiten, die man voneinander subtrahieren kann oder die man zueinander addieren muss. Man hat nicht eine Depression wie einen Virus und einen Nierenstein. Wenn ich mir den ganzen Tag über zwanghaft die Hände waschen muss, dann benötige ich wahrscheinlich eine Therapie. Aber ich brauche keine Psychiaterin, die mir mit sorgenvollem Blick erklärt, es könne sich um eine Zwangsstörung handeln, man müsse das aber noch genauer untersuchen. Die Diagnostik selbst fördert nichts prinzipiell Unbekanntes zutage. Man sucht nicht nach verborgenen Erregern oder (noch) winzigen Tumoren. Psychische Krankheiten »als Krankheiten wie alle anderen auch« zu bezeichnen, ist entstigmatisierend gemeint, fördert aber gerade die Entfremdung des leidenden Subjekts von seinem Zustand, der nicht eine »ganz normale Krankheit« ist, sondern ein besonderes Verhältnis dieses Subjekts zu sich und seiner Welt. Und dieses Verhältnis ist meistens Teil eines Spektrums, auf dem wir uns alle befinden. Eine psychische Störung ist nicht ein vollständig anderer Zustand, in den man plötzlich katapultiert wird.

Psychiatrische Krankheitskategorien entsprechen, wenn man denn schon einen Vergleich bemühen will, eher den Klassifikationen des Strafgesetzbuches. Die Tatbestände des Strafgesetzbuches beziehen sich nicht auf nichts; aber das, was sie beschreiben, schaffen sie zugleich mit. Straftatbestände sind sowohl sozial konstruiert als auch real. Der Zusammenhang zwischen psychiatrischen Kategorien und den Tatbeständen des Strafrechts ist übrigens zuweilen nicht metaphorisch, sondern ganz konkret – wie das Beispiel der Homosexualität zeigt. Erst in der zehnten Auflage der ICD von 1992 war Homosexualität keine Krankheitskategorie mehr; dem vorausgegangen war ihre schrittweise Entkriminalisierung – in Deutschland im Zuge der Strafrechtsreform seit den späten 1960er-Jahren. Ausgehend vom Matthäusevangelium ließe sich formulieren: »Sprich nur ein Wort (oder vielleicht auch ein paar mehr) und Deine Seele wird gesund.« Es ist natürlich komplizierter, denn die Psychiatrisierung der Homosexualität hat gleichzeitig in der Geschichte die Homosexuellen vor dem Gefängnis bewahrt, jedenfalls nach dem Nationalsozialismus.

Der Sprechakt des Diagnostizierens in der somatischen Medizin kommt dem populären, an Dr. House geschulten Ideal eines auf einen (zuvor unbekannten oder unklaren) Gegenstand referierenden, denotierenden Sprechakts am nächsten. Dies gilt jedenfalls im Standardbetrieb der Medizin, in dem der Aspekt der »sozialen Konstruktion« der epistemischen Gegenstände, wie sie etwa Ludwik Fleck am Beispiel der Syphilis (Fleck 1935) und Bruno Latour (1988) am Beispiel von Pasteurs Entdeckung von anaeroben Mikroben als Verursacher der Gärung gezeigt haben, leicht ausgeblendet werden kann.

Psychiatrische Sprache und Wirklichkeit

Die hartnäckige Sprachbefangenheit der Psychiatrie hingegen macht es leicht, den Begriff der »sozialen Konstruktion« im Sinne eines nominalistischen Erfindens misszuverstehen und abzuwerten, indem man behauptet, manche Störungen entstünden erst dadurch, dass sie als solche benannt, das heißt erfunden werden: In »Wirklichkeit« gibt es kein ADHS, sondern nur den natürlichen Bewegungsdrang von Kindern, der unzulässigerweise pathologisiert, das heißt diagnostiziert würde.
Aber man muss psychische Erkrankungen eben doch ernster nehmen. So leicht nämlich verpuffen psychische Krankheiten doch nicht in der Sprache und lassen sich als »bloße« Artefakte ihrer Kategorisierung abtun. Psychiatrische Kategorisierungen und Diagnosen sind eine besondere Form von Sprechakten. Sie sind einerseits tatsächlich denotativ (indem sie sich auf geschilderte Symptome, auf Erzählungen bestimmter Leiden und Beobachtungen Dritter beziehen), allerdings nur zu einem Teil. Sie sind andererseits in hohem Maße performativ in dem Sinne, dass sie das als nosologische Einheit konstruieren, was sie benennen, und von anderen Kategorien, mit denen sie ein Klassifikationssystem bilden, differenzialdiagnostisch unterschieden werden.
Diese Art der (nichtbeliebigen) Konstruktion, wie sie charakteristisch ist für die psychiatrische Diagnostik, hat Ian Hacking (2006 b) »dynamischen Nominalismus« genannt, bei dem durch einen »looping effect« Gegenstand und Kategorie sich wechselseitig Gestalt verleihen und festigen. So entstehen »human kinds«, Menschenarten (Hacking 2012), die – im Gegensatz zu »natural kinds« (wie Berge oder Nierensteine) – ihrerseits wiederum auf ihre Kategorisierung reagieren können und somit zu den »moving targets« (wie Schizophrene, Autist*innen oder Depressive) werden, welche die psychiatrische Diagnostik hervorbringt, auf die sie abzielt, die sie aber wegen deren Beweglichkeit im Verlaufe der Zeit auch wieder zu verfehlen droht (siehe Hacking 1999, 2006 a, 2006 b, 2007 und 2012). Und nicht nur die Expert*innen können neue Diagnosen (und Behandlungen) untereinander diskutieren, sondern auch die Patient*innen mit den Psychiater*innen und untereinander zum Beispiel in Selbsthilfegruppen und Internetforen.
Der Schluss von der Beweglichkeit psychischer Störungen auf deren lediglich modischen Charakter wäre aber ein Fehlschluss. Der Begriff des »dynamischen Nominalismus« beschreibt gut Hackings Position als Vertreter einer »historischen Ontologie« (Hacking 2006 a). Vereinfacht formuliert, ist es das Erkenntnisziel einer historischen Ontologie, zu erforschen und zu beschreiben, wie »Dinge, Klassifikationen, Ideen, Arten von Personen, Personen und Institutionen« (Hacking 2006 a, S. 12) in die Welt kommen und wie sie sich entwickeln, etwa auch die Vorstellungen

von einer *natürlichen Ordnung* (Daston & Vidal 2003; Daston 2018). »Dynamischer Nominalismus« bedeutet in diesem Zusammenhang, dass Phänomene und Begriffe sich gleichzeitig und miteinander entwickeln und verändern: Ein zunächst wenig bestimmtes Etwas und eine neue zunächst wenig präzise Kategorie entstehen gleichzeitig und stützen sich wechselseitig, bis aus einem Phänomenenkomplex mit unscharfen Rändern eine eigenständige Störung und aus der diffusen Kategorie eine Diagnose geworden ist.

»Wir fassen«, so Hacking (Hacking 2006 b, eigene Übersetzung), »viele Menschen als Objekte der wissenschaftlichen Untersuchung auf. Manchmal tun wir das, um sie zu kontrollieren, wie im Fall von Prostituierten, und manchmal, um ihnen zu helfen, zum Beispiel um potenzielle Suizide zu verhindern. Manchmal ist es das Ziel, zu ordnen und zu helfen und dabei die Gesellschaft zu bewahren, wie wenn reiche Menschen oder der Staat den Armen oder Obdachlosen helfen [...]. Wir nehmen diese Menschen als gegeben hin, als eindeutige Klassen, definiert durch eindeutige Eigenschaften. Indem wir mehr über diese Eigenschaften erfahren, können wir ihnen besser helfen, sie kontrollieren, verändern oder nachahmen. Aber das stimmt nicht ganz. Es handelt sich um bewegliche Ziele, weil unsere Untersuchungen mit ihnen interagieren und sie verändern. Und sobald sie verändert wurden, sind sie nicht mehr ganz dieselben Menschen wie noch zuvor. Das Ziel hat sich verschoben. Das ist der Looping-Effekt. Manchmal erschaffen unsere Wissenschaften Menschenarten, die es in gewisser Weise vorher nicht gegeben hat. Das ist die Erfindung von Menschen.«

Psychiatrische Diagnosen sind in diesem Sinne Teil einer historischen Ontologie, sie bilden kein auf ewig stabiles natürliches Kategoriensystem, doch heißt das keineswegs, dass es nicht »etwas« gibt, was diese Kategorien zugleich repräsentiert und erzeugt. Es werden keine fiktiven Personen erfunden, sondern Angehörige einer Kategorie. An der Wechselbeziehung zwischen Begriff und Begriffenem, Tatsachen und Kategorien, die Hackings dynamischer Nominalismus beschreibt, ist nichts Mysteriöses. Wissenschaftliche Begriffe, Konzepte und Ideen haben in ihren Anfängen oftmals etwas Vages und wenig Zwingendes an sich und stabilisieren sich erst mit der Zeit. Die Vagheit kann sogar ein großer Vorteil gegenüber starren und statischen Definitionen sein.

Betrachten wir als Beispiel den Burn-out: Menschen fühlen eine Art von Erschöpfung und Lähmung, deren Ursache sie in ihrer Arbeitswelt lokalisieren und die sie nicht mit einer Depression verwechselt wissen wollen. Aus einem anderen Zusammenhang, der spezifischen Erschöpfung von Menschen in helfenden Berufen (Freudenberger 1977), taucht der Begriff des Burn-outs auf und wird auf diesen »neuartigen« Zustand übertragen, der sich durch Schlafstörungen, Antriebslosigkeit und andere depressive Symptome auszeichnet und sich dennoch nicht wie eine Depression anfühlt.

Der neue, erheblich erweiterte Begriff gibt Menschen, die einen ähnlichen Zustand bei sich erleben, die Möglichkeit, ihr Befinden besser zu benennen, als es der Begriff der Depression erlaubt. Wechselseitig verdichten sich nun Begriff und Zustand je zu immer kompakteren Gebilden – der Burn-out als Diagnose ist geboren. Je schärfer der Begriff geworden ist, desto eher ist es nun auch möglich, ihn von der Depression abzugrenzen, oder auch einen Zustand, der zunächst als Burn-out erschien, als Anpassungsstörung zu diagnostizieren. Aber es wird schwieriger, zu sagen, Burn-out gäbe es nicht. Allenfalls kann man behaupten, die bessere Diagnose für einen sogenannten Burn-out sei die einer Depression mit einer gleichzeitig vorliegenden Anpassungsstörung. Irgendwann jedoch ist das nur noch Wortgeklingel, und die neue Diagnose hat sich etabliert.

Vielleicht kann man in einem gewissen Sinne trotzdem noch behaupten, ein Burn-out sei eine Modediagnose geworden, denn nur die Hälfte aller diagnostizierten Burn-outs seien tatsächlich welche. Aber man wird kaum mehr behaupten können, »Burn-out« sei einfach eine Erfindung aus dem Nichts. Burn-out zeigt durchaus etwas Neues, was mit den alten diagnostischen Kategorien nicht mehr richtig erfasst werden konnte. Burn-out ist nicht die erste solcher Diagnosen, und sie wird gewiss nicht die letzte sein, denn: Was für das Entstehen solcher Kategorien gilt, gilt auch für deren Verschwinden.

Peter Schneider, Jahrgang 1975, ist Psychoanalytiker und arbeitet als psychologischer Psychotherapeut in eigener Praxis. Er ist als Dozent, Supervisor und Lehranalytiker an der Universität Zürich tätig. Er hat mehrere Bücher zu einer Vielzahl von Themen in Psychiatrie und Psychotherapie veröffentlicht. Kontakt: ps@peterschneider.info.

Literatur

Austin, J. L. (1962): How to do things with words. Oxford: Carendon Press.

Bleuler, E. (1911): Dementia praecox oder Gruppe der Schizophrenien. Leipzig, Wien: Franz Deuticke.

Daston, L. (2018): Gegen die Natur. Berlin: Matthes & Seitz.

Daston, L. & Vidal, F. (2003): The moral authority of nature. Chicago: University of Cambridge Press.

Fleck, L. (1935): *Entstehung und Entwicklung einer wissenschaftlichen Tatsache.* Einführung in die Lehre vom Denkstil und Denkkollektiv. Basel: Schwabe.

Freudenberger, H. J. (1977): Burn-out. Occupational hazard of the child care worker. In: *Child Care Quarterly,* 6, 2, S. 90 – 99.

HACKING, I. (1999): The social construction of what? Cambridge (Mass.), London: Harvard University Press.
HACKING, I. (2006 a): Historische Ontologie. Beiträge zur Philosophie und Geschichte des Wissens. Zürich: Chronos.
HACKING, I. (2006 b): Making up people. In: *Review of Books,* 28, 16, S. 23 – 26. *www.lrb.co.uk/the-paper/v28/n16/ian-hacking/making-up-people* (6.1.2024).
HACKING, I. (2007): Kinds of people: Moving targets. In: *Proceedings of the British Academy,* 151, S. 285 – 318.
HACKING, I. (2012): Menschenarten. The looping effects of human kinds. Zürich: Sphèressays.
HACKING, I. (2013): Lost in the forest. In: *Review of Books,* 35, 15, S. 7 f.
LATOUR, B. (1988): The pasteurization of France. Cambridge (Mass.): Harvard University Press.
LATOUR, B. (2000): Die Hoffnun der Pandora. Untersuchungen zur Wirklichkeit der Wissenschaft. Frankfurt a. M.: Suhrkamp.
LILIENSTEIN, S. (1908): Gruppierung und Prognose der Dementia praecox. In: *Berliner Klinische Wochenzeitschrift,* 22, S. 1078 f.
SCHNEIDER, P. (2012 a): Hermeneutik, Vergleich und Ödipus-Theologie. In: Storck, T. (Hg.): Zur Negation der psychoanalytischen Hermeneutik. Gießen: Psychosozial-Verlag, S. 143 – 153.
SCHNEIDER, P. (2012 b): Das Gehirn und seine Psyche. Zürich: Sphèressays.
SCHNEIDER, P. (2016): Psychoanalyse et al. Ein epistemologischer Essay über Wege und Irrwege des wissenschaftlichen Austausches, Ödipus und das Problem der Enthistorisierung des psychoanalytischen Wissens. In: Hierdeis, H. (Hg.): Austauschprozesse. Psychoanalyse und andere Humanwissenschaften. Göttingen: Vandenhoeck & Ruprecht, S. 355 – 365.
SCHNEIDER, P. (2020): Normal, verrückt, gestört. Über die Besonderheiten psychiatrischer Diagnosen. Stuttgart: Schattauer.
SEARLE, J. (1969): Speech acts: An essay in the philosophy of language. New York: Cambridge University Press.

Stigmatisierung durch Sprache

Moritz E. Wigand

Menschen mit psychischen Erkrankungen sind häufig nicht nur durch die Symptome belastet, sondern auch durch das damit einhergehende Stigma. Der Soziologe Erving Goffman (1967/2016) verweist auf die lange Begriffsgeschichte beginnend im antiken Griechenland, als Stigmata Schnitt- oder Brandmale bezeichneten, die dazu genutzt wurden, Menschen als Verbrecher, Sklaven oder Verräter zu kennzeichnen. Laut seiner Definition ist ein Stigma »die Situation des Individuums, das von vollständiger sozialer Akzeptierung ausgeschlossen ist« (ebd., S. 7), und der Betreffende wird »von einer ganzen und gewöhnlichen Person zu einer befleckten, beeinträchtigten herabgemindert« (ebd., S. 10 f.).

Das Stigma psychischer Erkrankungen wird eingeteilt in Stereotype, Vorurteile und Diskriminierung. »Vorurteile« bedeuten, dass man einem Stereotyp zustimmt und es mit einer negativen Emotion verknüpft, »Diskriminierung« bezeichnet das daraus resultierende Verhalten, zum Beispiel das Vorenthalten von Arbeit oder Wohnraum. Der Stigmafokus unterscheidet das öffentliche Stigma durch die Gesellschaft und durch Institutionen vom Selbst-Stigma, bei dem betroffene Menschen Stereotype, Vorurteile und Diskriminierung auf sich selbst anwenden (Rüsch 2020). Inwieweit kann die Sprache das Stigma psychischer Erkrankungen verstärken oder eben auch abmildern?

Debatten um Sprache

In vielen Debatten um Vorurteile und Diskriminierungen spielt Sprache eine prominente Rolle. So machte sich die US-amerikanische Bürgerrechtsbewegung den Slogan »Black is beautiful« zu eigen; in der Zwischenzeit wurde der Begriff »African Americans« favorisiert und inzwischen spricht man eher von »People of Color«. Ruth W. Grant und Marion Orr (2016) merken an, dass solche Namensänderungen zwar zu ihrem jeweiligen Zeitpunkt wichtig und nachvollziehbar sind, selbst jedoch nicht ausreichen, um Rassismus zu begegnen. Auch in der Psychiatriegeschichte kommen Umbenennungen vor. So wurden in der deutschsprachigen Psychiatrielandschaft Begriffe wie »Narrenhaus« oder »Irrenanstalt« zunächst durch Bezeichnungen wie »Heilanstalt« ersetzt; später dann, im Zuge der zunehmenden

Anbindung der wissenschaftlichen Psychiatrie an die übrigen medizinischen Fachrichtungen, wurden Begriffe wie »Klinik« und »Fachkrankenhaus« üblicher. Laut Dirk Carius und Kollegen (2003) ging es bei diesen Umbenennungen auch darum, Stigmata zu reduzieren.

Eine beachtliche Umbenennung erlebte die Schizophrenie in Japan. Seit Emil Kraepelins vorgeschlagener Dichotomie der endogenen Psychosen in die »Dementia praecox« (dem Vorläufer der Schizophrenie) mit einer von ihm postulierten schlechten Prognose und dem »manisch-depressiven Irresein« (ungefähr entsprechend der heutigen bipolaren affektiven Störung) mit einer besseren Prognose (Kraepelin 1899), haftet der Schizophrenie die Assoziation einer unheilbaren Krankheit und eines generellen fortschreitenden Verfalls an. Seit Eugen Bleulers Prägung des Begriffs der Gruppe der Schizophrenien führt die altgriechische Ableitung des Wortes »Schizophrenie« als »gespaltener Geist« dazu, dass der Begriff in die Alltagssprache übergegangen ist und häufig negativ konnotiert in den Medien aufgegriffen wird (Tebartz van Elst 2017; Finzen 1996). Häufig findet man mediale Bezeichnungen wie »schizophrene Politik«, wenn eigentlich gemeint ist, dass gewisse politische Maßnahmen dem Berichtenden unverständlich oder widersprüchlich vorkommen.

Die Idee mag also naheliegen, den negativ konnotierten und somit potenziell stigmatisierenden Begriff der Schizophrenie einfach abzuschaffen. So wurde das japanische Wort »Seishin Bunretsu Byo«, oft mit »mind-split-disease« ins Englische übersetzt, also das Pendant zur Schizophrenie, im Jahr 2002 durch »Togo Shitcho Sho« oder »integration disorder« ersetzt. Allerdings legt eine Studie zwölf Jahre nach der Umbenennung nahe, dass das Stigma allenfalls marginal gesunken, immer noch deutlich höher ist als zum Beispiel in Bezug auf Depression und Diabetes mellitus und die Umbenennung zu einer erheblichen Verwirrung der Bevölkerung geführt hat, die zum Teil nicht erkennt, dass die beiden verschiedenen Begriffe synonym sind (Koike u. a. 2015). Die Umbenennung einer Erkrankung allein entspricht somit eher einer Feigenblattmethode, die das eigentliche Problem der Stigmatisierung verschleiert und fälschlicherweise suggeriert, dass Veränderung leicht umzusetzen sei (Rüsch 2020).

Die Komplexität psychiatrischer Diagnosen – verschiedene Modelle

Am Beispiel der Schizophrenie wird deutlich, dass sich die Konzepte psychiatrischer Diagnosen je nach Zeit und gesellschaftlichem Kontext wandeln können. Georg L.

Engel (1977) postulierte das biopsychosoziale Krankheitskonzept und warb dafür, Krankheiten in ihrer biologischen, psychologischen und sozialen Komplexität zu diagnostizieren und zu behandeln. Allerdings gelingt in der Psychiatrie die Integration aller drei Bestandteile nicht immer. Häufig überwiegt je nach Behandlungskontext entweder ein biologisches Verständnis von Krankheit und Behandlung, ein eher sozialpsychiatrisches oder ein psychotherapeutisches. Dies färbt die Sprache und auch das Denken über psychische Krankheiten und kann zu verschiedenen Vorurteilen oder Denkfehlern führen.

Paul Hoff und Kollegen (2020) beschreiben, wie übrigens in ähnlicher Form bereits Karl Jaspers, dass verschiedene Sichtweisen auf psychische Erkrankungen auch unterschiedliche Vorurteile begünstigen. Die Konzeptualisierung als neurobiologisch erklärbare Krankheit des Gehirns führt zum *naturalistischen Vorurteil,* bei dem psychische Krankheit verdinglicht wird. Sieht man psychische Krankheit als psychologisch verstehbaren Zustand, droht das *hermeneutische Vorurteil,* nämlich, dass alle Aspekte der Erkrankung interpretiert und biografisch hergeleitet werden können. Verlässt man sich hingegen rein auf Diagnosemanuale wie die International Classification of Diseases (ICD) oder das Diagnostic and Statistical Manual of Mental Disorders (DSM), verfällt man dem *formalistischen Vorurteil,* das besagt, dass psychische Krankheiten nur als solche wahrgenommen werden, weil sie in diagnostischen Checklisten definiert werden. Das formalistische Vorurteil wird auch von Nancy C. Andreasen (2007) in ihrem Artikel *DSM and the Death of Phenomenology in America: An Example of Unintended Consequences* kritisiert. Andreasen war selbst beteiligt an der Entstehung des Diagnosemanuals DSM-III, in dem erstmals in der Geschichte des DSM standardisierte Diagnosekriterien verwendet wurden. Ihrer Ansicht nach führten aber die standardisierten Diagnosekriterien im Verlauf der Zeit dazu, dass eine gute psychopathologische Befunderhebung und eine individuelle Betrachtung der Patientinnen und Patienten einem Abhaken von Checklisten gewichen sind und dass sich die durch diese Checklisten gestellten Diagnosen als wenig valide entpuppt haben.

Wie wirken sich also die verschiedenen biologischen, sozialpsychiatrischen oder auch nominaldefinitorischen Krankheitskonzepte auf die Stigmata psychischer Erkrankungen aus? Es hat sich zum Beispiel gezeigt, dass die grundsätzlich nachvollziehbare Idee, die Aufklärung der Bevölkerung über den neurobiologischen Hintergrund psychischer Erkrankungen trage zur Entstigmatisierung bei, eher den gegenteiligen Effekt hat (Angermeyer u.a. 2011). Während das neurobiologische Wissen in der Bevölkerung steigt, kann im gleichen Zeitraum keine Abnahme bzw. in Bezug auf die Schizophrenie sogar eine leichte Zunahme der Stigmatisierung beobachtet werden (ebd.).

In einer weiteren Studie zeigte sich, dass Menschen mit einer psychischen Belastung, die ein vorwiegend neurobiologisch oder genetisch geprägtes Krankheitsverständnis haben, eher zur Geheimhaltung ihrer psychischen Erkrankung neigen (Wigand u. a. 2019). Dies könnte erklärbar sein durch den sogenannten genetischen Essenzialismus, der besagt, dass Gene die unveränderliche Grundlage der Identität einer Person seien; genetische Modelle sind assoziiert mit stärkeren Gefühlen von Schuld aufseiten der Betroffenen und einem größeren Wunsch nach sozialer Distanz in der Bevölkerung (Rüsch u. a. 2010).

Anekdotisch ist zu berichten, dass manche Menschen mit einer schizophrenen Psychose, die sehr viel (neurobiologische) Psychoedukation mitgemacht haben, in die Klinik kommen und nicht über ihren Zustand oder ihre Symptome klagen (»Mir geht es schlecht, ich höre vermehrt Stimmen«), sondern beispielsweise berichten: »Ich habe wieder einen Überschuss an Dopamin im Gehirn.« Hier scheint es zumindest sprachlich so zu sein, als hätten Patientinnen und Patienten das oben geschilderte naturalistische Vorurteil übernommen.

Es ist aber zu betonen, dass die sprachliche und konzeptuelle Zuordnung eines Symptomkomplexes zu einer Diagnose zwar einerseits als stigmatisierender Akt der Etikettierung (»labelling«) angesehen werden kann (Scheff 1984), dass dieser Akt der diagnostischen Zuordnung aber häufig überhaupt erst Behandlung möglich macht und er von einigen Betroffenen durchaus als Befreiung empfunden wird. In einem systematischen Review mit qualitativer Auswertung kommen Amorette Perkins und Kolleg*innen (2018) zu dem Schluss, dass die Vermittlung einer Diagnose in der Behandlung oft ein entscheidender Moment ist, der zu Entlastung, einem besseren Verständnis des eigenen Zustands und auch einer höheren Selbstwirksamkeit (»empowerment«) führen kann. Ebenso wird aber auch beschrieben, dass die Diagnosestellung Stigmatisierung und Diskriminierung nach sich ziehen kann und dass Patientinnen nicht mehr als Person, sondern nur noch als Diagnose angesehen und dadurch gefürchtet und gemieden wurden. Diese Ambivalenz von Diagnosen sollten Menschen, die im psychiatrischen und psychotherapeutischen Hilfesystem arbeiten, bedenken und in ihre Gespräche einbeziehen, vor allem im Eröffnungsgespräch, wenn die Diagnose erstmals mitgeteilt wird.

Eine hilfreiche Sichtweise könnte sein, psychiatrische Diagnosen eher dimensional und nicht kategorial zu denken. Wenn wir davon ausgehen, dass es keine klaren Grenzen zwischen psychisch gesunden und psychisch kranken Menschen gibt und auch keine klar voneinander abgrenzbaren psychischen Erkrankungen, entfällt automatisch eine stereotype Zuordnung in ein »Wir« und »die anderen«. So plädieren zum Beispiel Jim van Os und Uli Reininghaus (2016) dafür, psychotische Phänomene dimensional und transdiagnostisch zu konzeptualisieren. So findet man vorübergehende psychotische Phänomene ohne klinische Relevanz auch in der Allgemeinbevölkerung sowie transdiagnostisch auch bei Menschen, die nicht die Diagnose einer Schizophrenie, sondern einer affektiven Störung oder Angststörung haben. Statt einer klaren kategorialen Schizophreniediagnose schlagen Jim van Os und Uli Reininghaus (ebd.) ein mehrdimensionales Psychosespektrum vor, das die Dimensionen »Positivsymptome«, »Negativsymptome«, »Desorganisation«, »Depression« und »Manie« enthält. Solche Konzepte wurden zum Teil in neueren Diagnosemanualen wie DSM-5 und ICD-11 integriert, ohne dass man die Diagnose Schizophrenie gänzlich abgeschafft hätte.

»Person-first-language«

Während das reine Umbenennen psychischer Erkrankungen nicht dazu beiträgt, das damit verknüpfte Stigma zu reduzieren, gibt es eine wichtige sprachliche Möglichkeit, wertschätzend mit Patientinnen und Patienten umzugehen und die komplette Identifikation einer Person mit einer Erkrankung zu reduzieren. Die »person-first-language« beinhaltet, dass besser von einem »Menschen mit einer Schizophrenie« als von »dem Schizophrenen« gesprochen werden sollte. Im ersten Fall ist die Schizophrenie ein Merkmal unter vielen; so hat der Mensch noch viele andere Eigenschaften, vielleicht eine Familie, ein Hobby, einen Hund und eben eine psychische Erkrankung. Im zweiten Fall hingegen wird die ganze Person auf eine Diagnose reduziert, was stigmatisierend wirkt und viele andere Sichtweisen auf die Person bereits sprachlich ausschließt. Im Übrigen gilt dies nicht nur für das Fachgebiet der Psychiatrie. Pflegende und Ärzt*innen in der Inneren Medizin sprechen im Klinikjargon auch manchmal von der »Niere aus Zimmer 4«, wenn sie eigentlich einen Menschen mit einem Nierenleiden meinen. Der Unterschied ist, dass die Diagnose der Schizophrenie in der Regel stigmatisierender als die Diagnose einer Niereninsuffizienz ist, da psychische Erkrankungen das Gehirn betreffen und dieses wiederum ganz besonders für unsere (ganze) Persönlichkeit steht.

Zwar gibt es Studien mit Fallvignetten (siehe etwa Martinelli u. a. 2020) oder Fragebogen zum Wunsch nach sozialer Distanz mit verschiedenen sprachlichen Benennungen für Personen mit psychischen Erkrankungen (Mallinson u. a. 2022), die nahelegen, dass die sprachlichen Unterschiede zwischen Person-first-language und einer Sprache, die Person und Diagnose gleichsetzt, keinen Einfluss auf Stigmatisierungsprozesse haben. Demgegenüber stehen aber Aussagen von Betroffenen, die sich klar wünschen, nicht mit einer Diagnose identifiziert zu werden. Eine Betroffene benennt dies in einer qualitativen Studie sehr pointiert als »Diagnose auf zwei Beinen«.

Das Stigma psychischer Erkrankungen in der deutschsprachigen Belletristik

Im Rahmen ihrer Promotion wertete Fabienne Hengge (2024) das Stigma psychischer Erkrankungen in Romanen aus, die auf der Longlist des Deutschen Buchpreises 2005 bis 2019 standen. Es handelt sich somit um Werke, die eine gewisse Reichweite im deutschen Sprachraum haben. Untersucht wurden 16 der 300 nominierten Romane, in denen die Darstellung psychischer Krankheit, der Institution Psychiatrie oder der Beruf des Psychiaters eine relevante Rolle spielen. Es fanden sich zahlreiche Beispiele für Beschreibungen von Stereotypen, Vorurteilen und Diskriminierungen. Wiederkehrende Topoi waren zum Beispiel die Tabuisierung, Perspektivlosigkeit, Marginalisierung sowie der Alltag in der Psychiatrie, der in mehreren Romanen als trostlos, unheimlich, fremdbestimmt und traumatisierend dargestellt wurde. Sprachlich fielen Begriffe wie »Verrückter«, »geisteskrank«, »Idiot«, »Psycho«, »Freak«, »Klapse« und ähnliche auf. Selbstverständlich werden diese Begriffe in den 16 untersuchten, sehr verschiedenen Romanen ausgesprochen unterschiedlich kontextualisiert, und die Darstellung von Figuren mit einer psychischen Krankheit variiert erheblich. Allerdings zeigt diese Auswertung, dass stigmatisierende Sprache durchaus ein relevantes gesellschaftliches Thema ist. Gerade in Bezug auf Phänomene psychischer Krankheit gibt es Situationen, in denen Sprache versagt. So können nicht alle Phänomene beschrieben oder benannt werden, und zwar weder in der Alltagssprache noch in der psychiatrischen Fachsprache. Der Schriftsteller Samuel Beckett und andere Autor*innen vermeintlich absurder Literatur zeigen uns, wie es gelingen kann, das Unsagbare dennoch zu kommunizieren. Gerade in Becketts Fall gelingt dies mit einem hohen Maß an Humor und Empathie in Bezug auf Charaktere, die verschiedene Symptome psychischer Erkrankungen zeigen, ohne je eine formale Diagnose zugeschrieben zu bekommen (Wigand u. a. 2021). Am Ende steht das Wissen, dass die sprachliche und damit auch diagnostische Zuordnung menschlichen Leids manchmal an ihre Grenzen stößt und andere Aspekte unseres Handelns vorrangig sind: »In psychiatry, first comes treatment, then comes diagnosis« (Shem 1998). Und: »Avoid diagnosis (except for insurance companies)« (Yalom 2011).

Moritz E. Wigand, Jahrgang 1982, ist Chefarzt an der Klinik für Psychiatrie und Psychosomatik in Rendsburg. Er hat sich an der Universität Ulm zum Thema »Stigma psychischer Erkrankungen« habilitiert und forscht zu diesem Thema. Kontakt: moritz.wigand@imland.de.

Literatur

ANDREASEN, N. C. (2007): DSM and the death of phenomenology in America: An example of unintended consequences. In: *Schizophrenia Bulletin,* 33, 1, S. 108 – 112. DOI: 10.1093/schbul/sbl054.

ANGERMEYER, M. C.; HOLZINGER, A.; CARTA, M. G. & SCHOMERUS, G. (2011): Biogenetic explanations and public acceptance of mental illness. Systematic review of population studies. In: *British Journal of Psychiatry,* 199, 5, S. 367 – 372. DOI: 10.1192/bjp.bp.110.085563.

CARIUS, D.; ANGERMEYER, M. C. & STEINBERG, H. (2003): Narrenhaus, Irrenanstalt, Heil- und Pflegeanstalt, Fachkrankenhaus. Zur Entwicklung der Bezeichnungen für psychiatrische Kliniken in Deutschland bis zum Anfang des 20. Jahrhunderts. In: *Psychiatrische Praxis,* 30, 8, S. 438 – 443. DOI: 10.1055/s-2003-45208.

ENGEL, G. L. (1977): The need for a new medical model. A challenge for biomedicine. In: *Science,* 196, (4286), S. 129 – 136.

FINZEN, A. (1996): »Der Verwaltungsrat ist schizophren«. Die Krankheit und das Stigma. Bonn: Psychiatrie-Verlag.

GOFFMAN, E. (1967/2016): Stigma. Über Techniken der Bewältigung beschädigter Identität. Unter Mitarbeit von Frigga Haug. Frankfurt a. M.: Suhrkamp.

GRANT, R. W. & ORR, M. (2016): Language, race, and politics. From »black« to »african-american«. In: *Politics & Society,* 24, 2, S. 137 – 152. DOI: 10.1177/0032329296024002004.

HENGGE, F. (2024): Das Stigma psychischer Erkrankungen – eine systematische Auswertung der Longlist des Deutschen Buchpreises 2005 bis 2019. Dissertatin an der Universität Ulm.

HOFF, P.; MAATZ, A. & VETTER, J. S. (2020): Diagnosis as dialogue. Historical and current perspectives. In: *Dialogues in Clinical Neuroscience,* 22, 1, S. 27 – 35.

KOIKE, S.; YAMAGUCHI, S.; OJIO, Y.; SHIMADA, T.; WATANABE, K. & ANDO, S. (2015): Long-term effect of a name change for schizophrenia on reducing stigma. In: *Social Psychiatry and Psychiatric Epidemiology,* 50, 10, S. 1519 – 1526. DOI: 10.1007/s00127-015-1064-8.

KRAEPELIN, E. (1899): Psychiatrie. Ein Lehrbuch für Studirende und Aerzte. 2. Band. Leipzig: Barth.

MALLINSON, M. G.; GIANNAKOPOULOU, A. & CLEMENTS, A. J. (2022): The impact of linguistic form of labels on desire for social distance in mental health. In: *International Journal of Mental Health and Addiction,* S. 1 – 17. DOI: 10.1007/s11469-022-00967-y.

Martinelli, T. F.; Meerkerk, G.-J.; Nagelhout, G. E.; Brouwers, E. P. M.; van Weeghel, J.; Rabbers, G. & van de Mheen, D. (2020): Language and stigmatization of individuals with mental health problems or substance addiction in the Netherlands: An experimental vignette study. In: *Health and Social Care in the Community,* 28, 5, S. 1504 – 1513. DOI: 10.1111/hsc.12973.

Perkins, A.; Ridler, J.; Browes, D.; Peryer, G.; Notley, C. & Hackmann, C. (2018): Experiencing mental health diagnosis. A systematic review of service user, clinician, and carer perspectives across clinical settings. In: *The Lancet Psychiatry* 5, 9, S. 747 – 764. DOI: 10.1016/S2215-0366(18)30095-6.

Rüsch, N. (2020): Das Stigma psychischer Erkrankung. Strategien gegen Ausgrenzung und Diskriminierung. München: Urban & Fischer.

Rüsch, N.; Todd, A. R.; Bodenhausen, G. V. & Corrigan, P. W. (2010): Biogenetic models of psychopathology, implicit guilt, and mental illness stigma. In: *Psychiatry Research,* 179, 3, S. 328 – 332. DOI: 10.1016/j.psychres.2009.09.010.

Scheff, T. J. (1984): Being mentally ill. A sociological theory. New York: Aldine Pub. Co.

Shem, S. (1998): Mount Misery. New York: A Ballantine book.

Tebartz van Elst, L. (2017): Vom Anfang und Ende der Schizophrenie. Eine neuropsychiatrische Perspektive auf das Schizophrenie-Konzept. Stuttgart: Kohlhammer Verlag.

Van Os, J. & Reininghaus, U. (2016): Psychosis as a transdiagnostic and extended phenotype in the general population. In: *World Psychiatry: Official Journal of the World Psychiatric Association,* 15, 2, S. 118 – 124. DOI: 10.1002/wps.20310.

Wigand, M. E.; Hoff, P.; Steger, F. & Becker, T. (2021): Accepting the incomprehensible: What Samuel Beckett can tell psychiatrists today. In: *The Journal of Nervous and Mental Disease,* 209, 10, S. 697 – 701. DOI: 10.1097/NMD.0000000000001374.

Wigand, M. E.; Oexle, N.; Staiger, T.; Waldmann, T. & Rüsch, N. (2019): Causal attributions and secrecy in unemployed people with mental health problems. In: *Psychiatry Research,* 272, S. 447 – 449. DOI: 10.1016/j.psychres.2018.12.160.

Yalom, I. D. (2011): The gift of therapy. London: Piatkus.

Die Analyse von Sprache in rekonstruktiver Sozialforschung
Anstöße für die psychotherapeutische Praxis

Helen Ewertowski, Cornelia Weiß, Scott Stock Gissendanner & Uwe Krähnke

Sprache ist ein entscheidendes Medium sowohl für die psychotherapeutische Behandlung von Menschen mit psychischen Erkrankungen als auch für sozialwissenschaftlich-rekonstruktive Analysen sozialer Kontexte, Handlungen, Strukturen und Prozesse. In diesem Beitrag geben wir einen Einblick in ausgewählte Methoden der »qualitativ-fallrekonstruktiven« Sozialforschung und zeigen Verbindungslinien zur psychotherapeutischen Praxis auf. Qualitative Fallrekonstruktionen können Einblicke in die Psyche von Menschen ermöglichen, zum Beispiel in Vorstellungen, Denkmuster, Erfahrungsverläufe und dazugehörige Eigentheorien. Dies kann durch den klaren Sprachbezug und eine entsprechende aufwendige Analyse dessen, *was* Menschen sagen und *wie* sie es sagen, gelingen. Die Sozialwissenschaft spricht hier von einer wissenschaftlich fundierten »Rekonstruktion« subjektiver Deutungen, Sinngehalte und Erfahrungshorizonte.

Was hat rekonstruktive Sozialforschung mit Psychotherapie zu tun?

Sprachanalytisch ausgerichtete qualitative Methoden der Datenerhebung und -auswertung sind in der Psychologie zwar bekannt, werden in Forschung und Praxis aber eher selten angewendet (Mey & Mruck 2020). Zwar unterscheiden sich die empirische Sozialwissenschaft und die psychotherapeutische Praxis voneinander – Sozialwissenschaftler*innen stellen keine Krankheitsdiagnosen und arbeiten nicht mit einem therapeutischen Auftrag. Dennoch gibt es Überlappungen zwischen beiden Berufsfeldern in Bezug auf die Art und Weise, wie Sprache genutzt wird. Die Vertreter*innen beider Disziplinen achten auf sprachliche Äußerungen von

Personen, um deren Handlungen, Denkweisen, Motivationen und Gefühlslagen in ihren Entstehungskontexten und Auswirkungen zu verstehen.

Der therapeutische Auftrag in der Psychotherapie ist, Patient*innen zu helfen, irritierende oder krank machende Gefühle, Gedanken, Haltungen und Handlungen zu korrigieren bzw. zu normieren. Mit diesem Auftrag ist eine »edukative« Nutzung von Sprache in therapeutischen Kontexten verbunden. Es scheint uns – hier ist die Zurückhaltung Fachfremder geboten – in der psychotherapeutischen Praxis oft darum zu gehen, dass Patient*innen die Sprache der Psychotherapie lernen und anwenden, um sich mit ihren Therapeut*innen über ihr Krankheitserleben und ihre gesundheitsbezogenen Bedürfnisse zu verständigen, zum Beispiel in therapeutischen Gesprächssettings oder bei der Anwendung von Assessmentbögen. Diese Formate des kommunikativ-interaktiven Austausches folgen dem asymmetrischen Prinzip, dass die Therapeut*innen die professionell wissenden Expert*innen sind und die Patient*innen unwissende Laien bzw. Lernende, deren Krankheits- bzw. Gesundheitszustand den thematischen Kern der dyadischen Arbeitsbeziehung bildet.

Trotz der strukturellen Zwänge des therapeutischen Settings bedienen sich Psychotherapeut*innen auch nichthierarchischer Modi der mündlichen Kommunikation, etwa wenn es in der Therapie darum geht, Patient*innen zu Explorationen von Erinnerungen, Beschreibungen von Handlungen und Emotionen zu aktivieren, zum Beispiel in Anamnesegesprächen oder bei der Erstellung und Umsetzung des therapeutischen Ziel- und Handlungsplanes.

Insbesondere in solchen Face-to-Face-Interaktionen »auf Augenhöhe« könnten Therapeut*innen von der Expertise der Sozialwissenschaftler*innen in Bezug auf sprachliche Selbstauskünfte von Patient*innen profitieren. Die Berücksichtigung der Sprache in ihrer interaktiven Hervorbringung und ihren formalen und strukturellen Eigenschaften, wie es in der Anwendung qualitativ-fallrekonstruktiver Methoden vorgesehen ist, hat unseres Erachtens eine bisher nicht hinreichend erforschte psychotherapeutische Relevanz. Doch mehr als spezifische Methoden rekonstruktiver Forschung scheinen allgemeine Haltungen der Forschenden ähnlich bedeutend und zugleich einfacher in der Umsetzung in psychotherapeutischen Settings zu sein. Haltungen wie Perspektivübernahme, Fremdverstehen und Offenheit sind gängige Leitplanken für die Arbeit im Feld rekonstruktiver Forschung (Helfferich 2011; Lamnek 2010; Steinke 2013): Sie sind keine Methoden an sich, sondern vielmehr *Merkmale professioneller Forschung.*

Mit diesen beispielhaft genannten Haltungen ist gemeint, dass qualitativ-rekonstruktive Forschung zum Ziel hat, die Welt mit den Augen der Befragten zu sehen, ihnen quasi über die Schulter zu schauen. Damit das gelingen kann, sind Forschende beim »Über-die-Schulter-Schauen« angehalten, Distanz zu den eigenen

Vorstellungen und Erfahrungen zu gewinnen und im Kontext des jeweils anderen, Fremden, zu verstehen. »Offenheit bedeutet in der Präzisierung, nicht vorweg das untersuchte Feld mit fixen Hypothesen zu überziehen, es bedeutet, offen für das möglicherweise Neue zu sein und zu bleiben« (Reichertz 2009, Absatz 27). Die Beachtung dieser Haltungen könnte Psychotherapeut*innen helfen, ihren Zugang zur inneren Welt anderer im therapeutischen Setting anzubahnen, so unsere These.
Offene, alltagssprachliche Fragen zu stellen und mit Abstand zu eigenen Perspektiven die der Patient*innen aufzunehmen kann gerade beim Einstieg in die Interaktion ein wirksames Gegengewicht zu Haltungen der Normierung, Normalisierung und Normalität bilden und damit Zugang zu den Sichtweisen und Handlungsmustern der Patient*innen überhaupt erst ermöglichen. Wir sehen hier Parallelen zu anderen humanwissenschaftlichen Praxisfeldern, die sich der systematischen Anwendung einer offenen Haltung in der Anamnesesituation gewidmet haben (Gülich u. a. 2020; Iakushevich u. a. 2021).
In den folgenden Abschnitten wird zunächst die Bedeutung von Sprache in der interpretativ-rekonstruktiven Forschung skizziert. Danach illustrieren wir anhand von Fallbeispielen zentrale Arbeitsweisen und Gedankengänge einer dieser sprachlich orientierten Methoden und leiten daraus deren Bedeutung für Anamnese und Behandlung in Psychiatrie und Psychotherapie ab. So soll mit diesem Kapitel, seinem Fokus auf Ideen rekonstruktiver Verfahrensweisen und dem Bewusstmachen der Bedeutsamkeit von Sprache und Sprachlichkeit ein Beitrag zur Anamnesekultur und -haltung in der psychotherapeutischen Praxis entstehen.

Das autobiografisch-narrative Interview

Unter dem Label »interpretativ-rekonstruktive Sozialforschung« firmieren verschiedene Verfahren der qualitativen Forschung, im deutschen Sprachraum insbesondere die Narrationsanalyse, die Konversationsanalyse, die Dokumentarische Methode und die Objektive Hermeneutik. Die Vertreter*innen dieser Verfahren teilen die grundlagentheoretischen Annahmen, dass sprachliche Äußerungen in sozialen Situationen regelgeleitet sind und die Beteiligten interaktiv und situativ »ihre« Wirklichkeit herstellen.
Sprachliche Hervorbringungen der an der Gesprächssituation Beteiligten, samt ihren inhärenten Erfahrungsbeständen, werden als *ihre* Konstruktionen der sozialen Wirklichkeit verstanden. Diese Konstruktionen werden durch Forschende wiederum analytisch rekonstruiert. Zur methodisch kontrollierten Rekonstruktion von Sprachhandlungen gehört, den Interaktionsverlauf in seiner konstituierenden

Beschaffenheit detailliert in den Blick zu nehmen, wobei der Fokus der Analyse auf inhaltlichen, strukturellen, interaktiven oder performativen Hervorbringungen liegen kann (Lucius-Hoene 2020).

Allen rekonstruktiven Methoden sind die Idee und Haltung der Annäherung an eine gemeinsame (Alltags-)Sprache in der Interaktion, eine Orientierung am Gesagten sowie Offenheit in der Erfassung der (Re-)Konstruktionen gemeinsam. Eine von mehreren qualitativ-fallrekonstruktiven Methoden, die ihren Erhebungs- und Analysefokus auf die Sprache richten, ist die des »autobiografisch-narrativen Interviews«. Diese kommt der Anamnese- bzw. Gesprächssituation im psychotherapeutischen Zusammenhang am nächsten. Interviewte werden als Expert*innen ihrer selbst angesehen und um Erzählungen selbst erlebter Tatbestände und Prozesse gebeten. Mit derart erhobenem Datenmaterial können typische Muster von eventuell krankheitsbedingenden oder -verstärkenden Orientierungen und Handlungen rekonstruiert werden.

Im deutschsprachigen Raum kann man die durch Fritz Schütze etablierte Erhebungs- und Auswertungsmethode zum narrativen Interview (Lucius-Hoene 2020; Schütze 1983) als eine Fortentwicklung der ethnomethodologischen Konversationsanalyse in Kombination mit der Erzähltheorie verstehen (Kallmeyer & Schütze 1976, 1977; Schütze u. a. 1976). Das narrative Interview versucht Strukturbedingungen sozialer Wirklichkeit und individuelle Antworten auf diese Strukturvorgaben unter Beachtung der subjektiven Orientierungsstrukturen und biografischen Prozesse des Handelns und Erleidens zu bestimmen. Die Spannung zwischen Handeln einerseits und dem Erleiden vom Getriebensein durch äußere Zwänge andererseits formt für jeden Menschen die erlebten Anforderungen an die psychische Gesundheit. Verketten sich die erlebten Zwänge zunehmend negativ, dann steigt die Schwierigkeit ihrer erfolgreichen Verarbeitung. »Vieles, manchmal alles, hängt davon ab, wie der Biographieträger die negative Ereignisverkettung erfährt und wie er sie theoretisch verarbeitet« (Schütze 1983, S. 284).

Bedeutsames Merkmal der Erhebung ist, dass mit Erzählaufforderungen (»Bitte erzählen Sie mir …«) oder offenen Fragen (»Wie kam es dazu, dass …?« und/oder »… und wie ging es dann weiter?«) Stegreiferzählungen hervorgerufen werden sollen – also jene Geschichten von Menschen, die möglichst ohne viel Zutun des*der Forschenden unvorbereitet und ad hoc prozessual-kommunikativ hervorgebracht werden. Die Idee beinhaltet, dass Freiheit und Selbstläufigkeit der Erzählung zu einer höheren vermutbaren Authentizität führen. Ein höhere Authentizitätsvermutung wiederum bedeutet eine höhere Wahrscheinlichkeit, dass erzählte Geschichten über Prozesse des Handelns und Erleidens nah an der erfahrenen Wirklichkeit des*der Erzählenden sind.

Gemäß Erzähltheorie greifen bei einer selbstläufigen Erzählung drei Zugzwänge des Erzählens – vorausgesetzt, es gibt genügend Vertrauen zwischen den interagierenden Personen im Gespräch. *Erstens,* der Relevanzfestlegungs- und Kondensierungszwang fordert Erzählende dazu auf, eine Geschichte zu verdichten, zu kürzen und zusammenzufassen sowie dabei Relevanzabstufungen und Gewichtungen von Erzählsträngen vorzunehmen, damit sie erzähl- und verstehbar wird. *Zweitens,* der Gestaltschließungszwang drängt dazu, eine begonnene Geschichte zu beenden, eben zu schließen. Er führt zu einer Darstellung, die in sich geschlossen und begründet ist. *Drittens,* der Detaillierungszwang führt dazu, dass Details in der Chronologie der Geschichte oder auch außerhalb der Chronologie – gerade bei Themen, über die Menschen vielleicht nicht so gerne sprechen – eingefügt werden müssen, damit die Geschichte für Zuhörende nachvollziehbar bleibt. Dieser Zwang führt dazu, dass Ereignisse zu einer plausiblen Erfahrungsdarstellung verknüpft werden.
Diese drei Zugzwänge ermöglichen es, mit der Erfassung von Erzählungen die Prozessgestalt in ihrer Erfahrungsaufschichtung zu erheben, und zwar inklusive ihrer Ideen und Vorstellungen davon, wie aus Sicht des*der Erzählenden eins zum anderen kam (Gülich u. a. 2020; Kallmeyer & Schütze 1977; Schütze 1987, S. 255). In der Auswertung wird entsprechend dem Grundgedanken, dass Erfahrungen prozessual emergieren, sich also im Zeitverlauf aufschichten, analysiert: Es werden eine sequenzanalytische Betrachtungsweise eingenommen und eine strukturell-beschreibende Analyse vorgenommen.
Wir haben in der empirischen Praxis die Erfahrung gemacht, dass die Zugzwänge des Erzählens schon mit der Bereitschaft greifen, die Eingangsfrage zu beantworten: Im Sinne des Relevanzsetzungs- und Kondensierungszwangs tauchen oft (mehr oder weniger verklausuliert) schon mit den ersten Sätzen nach einer offenen Frage alle bedeutsamen Themen und Persönlichkeitsmerkmale auf, entweder direkt benannt oder anhand struktureller Eigenheiten der Hervorbringung. Dieses Phänomen kann für die Anamneseerhebung und vertiefende therapeutische Arbeit nutz- und fruchtbar gemacht werden.
Im folgenden Abschnitt illustrieren Auszüge aus zwei verschiedenen Interviewanfängen diese Erfahrung. Die Interviews stammen aus einem Forschungsprojekt mit Personen, die aufgrund einer psychosomatischen Symptomatik oder psychischen Erkrankung eine Phase der Arbeitsunfähigkeit erlebten. Die in den Anfangssequenzen angerissenen Themen entpuppten sich auch jeweils in den weiteren Interviewverläufen als zentrale Bezugsgrößen für Handlungen und Orientierungen der Informant*innen. Obwohl es für Zuhörende in dem Moment des Sprechens nicht erkennbar ist, kommen die Betroffenen sofort »auf den Punkt« und geben schon in den allerersten Sätzen entscheidende Hinweise für die Dekodierung ihrer psychischen Verfassung.

ABBILDUNG 1: Gesprächsbeginn 1 (Mann)

Wissenschaftler: eigentlich (,) (h) geht es heute darum dass sie mir erzählen
bisschen so (h) die erste frage (,) ist (h) welche rolle spielt gesundheit in ihrem leben
[fragend]

Informant: mittlerweile eine viel größere als früher **ich hab** durch die erkrankung
gelernt gelernt dass die gesundheit an oberster stelle stehen **soll** und nicht weit unten (.)
also das is/ hat sich geändert

W: (h) wann fing das an sich zu ändern [fragend] (,) was ist die die geschichte
[fragend]

I: ᴸ bin jetzt seit
ein/ ein ein viertel jahren aus dem geschäfts/ oder aus dem
berufsleben heraußen (,) und krankgeschrieben (,) ich war auf (,)
einen klinikaufenthalt (,) und im laufe dieser zeitspanne
von diesem einen da hat sich das eigentlich (,) sehr schnell (,)
herauskristallisiert dass (,) ich in der vergangenheit (,) die gesundheit vernachlässigt
habe (,) und das is=jetz nach wie vor=**n prozess** (,) **den ich lernen muss**
dass die gesundheit einfach im vordergrund steht

Anmerkung zum Transkript: Die Sequenzen sind zum Schutz der Anonymität leicht redigiert, die Kleinschreibung auch in den nachfolgenden Erläuterungen konsequent fortgesetzt, weil Großbuchstaben der Anzeige von Betonungen dienen. Die fett gedruckten Passagen haben keine Bedeutung in der Art und Weise der Erzählung und dienen ausschließlich der Illustration und Fokussierung der näher betrachteten sprachlichen Phänomene in diesem und im folgenden Beispiel.

Der Studienteilnehmer im Beispiel entblößt direkt in den ersten Sekunden seiner Ausführungen das Muster, nach dem er handelt. In Zeile 6 sagt er, dass er »gelernt« habe, »dass die gesundheit an oberster stelle stehen soll«. Der Befragte versteht sich als ein Lernender, der von außen geleitet Veränderungen in seinem Umgang mit sich und seiner Gesundheit herbeizuführen sucht. Er weiß, was für ihn wichtig sein »soll«, erkennt diese von außen an ihn herangetragene Prioritätenverschiebung als rational begründbar an, hat diese aber (noch) nicht als eigenes Ziel verinnerlicht. Aus seiner bisherigen psychotherapeutischen Behandlung hat er dieses Lernziel aufgenommen und verstanden, betont aber selbst in Zeile 16, dass die Orientierung hin zu einem gesundheitsförderlichen Leben für ihn »nach wie vor ein prozess ist, den [er] lernen muss«. Hierin drückt sich auch sein Erleiden von Getriebensein und das Druckerleben aus, das er mit Lernen verbindet (Zeile 16, »muss«), aber auch die Selbstverständlichkeit, dass es für ihn lernbar ist. Gleichzeitig gibt er in der Art und Weise, wie er sein Erleben in Zeile 16 schildert, auch an, dass er den *Prozess* lernen müsse, nicht aber unbedingt, dass er lernen müsse, die Priorisierung von Gesundheit als eigenes Ziel zu übernehmen.

Was in dieser kurzen Eingangspassage zunächst nur andeutungsweise erscheint und als Arbeitshypothese formuliert werden konnte, wird durch die Analyse des weiteren Interviewverlaufs empirisch belegt. So sagt der Befragte kurz nach Beginn in Zeile 41–45: »und desto deutlicher is=es mir dann auch in der klinik (,) vor augen geführt worden dass es ein (h) falscher ansatz war (,) oder (,) man hat gesagt ich hab keinen fehler gemacht sondern ich kannte es nicht anders (,) insofern hab ich jetzt neu dazugelernt dass es andere (,) prioritäten geben sollte und ja es ist=n langwieriger prozess«. Er schildert zudem abermals, dass er »dazugelernt« habe, dass er seine Haltung zu seinen Bedeutsamkeiten im Leben ändern »sollte«. Weitere ähnliche Äußerungen kommen im Gespräch vor.

Aus der Analyse aller Sequenzen geht hervor, dass der Erzählende internalisiert hat, dass fremdinitialisierte, nicht hinterfragte Ziele erfüllt werden müssen, was in ihm Erwartungsdruck und Ängste bei schwer zu erlernenden Handlungsmustern auslöst. Dieses Orientierungsmuster des Lernenden, mit genug Anstrengung und Disziplin die Erwartungen anderer zu erfüllen, überträgt er auch auf seine berufliche Situation, an der er krankt, auch deshalb, weil in seinem jetzigen Beruf Kreativität im Denken und Handeln gefragt ist, was er bisher nicht erlernt hat und für ihn schwer erlernbar bleibt. Dennoch verharrt er in seiner Orientierung als Lernender, was sich auch in seiner Antwort auf die Frage ausdrückt, was er von der Wiedereingliederung und der Rückkehr an den Arbeitsplatz in einer Firma, in der er seit seiner Ausbildung geblieben ist, erwartet (Zeile 324–335): »ich erwarte dass man mich (.) an der hand nimmt (…), dass man mich vielleicht auch mal auf=nen lehrgang schickt«.

Die Analyse des Gesamtgesprächs zeigt: Der zentrale Aspekt seiner aktuellen psychischen Krise – dass er gelernt hat, zu lernen, diese tradierte Bewältigungsstrategie aber nicht mehr funktional in seinem Leben greift – ist in der Eingangssequenz schon erkennbar (siehe Abbildung 2).

In der Gesprächssituation mit der Informantin könnte man annehmen, dass die körperliche Gesundheit der Befragten im Vordergrund steht, weil sie als Erstes »ernährungstechnisch« (Zeile 10) und ihre Magen-Darm-Probleme erwähnt, erst als Zweites die Psyche – ein Muster, das sie in der Eingangserzählung wiederholt. Dennoch fällt bei näherer Betrachtung auf, dass im Sinne der Relevanzsetzung ihre psychischen Belastungen von Beginn an im Vordergrund ihrer Selbstpräsentation stehen, sie ihre körperliche Gesundheit ausschließlich in Verbindung mit ihren psychischen Belastungen darstellt und diese argumentativ verkettet (»weil immer psychisch stark belastet«, Zeile 17–18).

In der Eingangssequenz fällt auf, dass die Erzählerin viele Markierer für ihre zu leistende Deutungs- und Formulierungsarbeit (»eigentlich«, »immer«, »tatsächlich«, Zeile 9) benutzt, sogenannte Vagheitsmarkierer. Zu Beginn der Erzählung

ABBILDUNG 2: Gesprächsbeginn 2 (Frau)

Wissenschaftlerin: also meine erste frage (,) ist die nach ihrer gesundheit welche rolle spielt denn gesundheit aktuell in ihrem leben (.)

Informantin: oh (h) **eigentlich immer viel tatsächlich immer viel** find=s **wichtig** also ernährungstechnisch auch die psyche das ist **ganz wichtig** (.) spielt **eigentlich tatsächlich IMMER**=ne rolle in meinem leben (,) **ich war schon viel** (h) auf ja (h) (,) wahrscheinlich aufgrund meiner frühkindlichen (h) erziehung (h) sehr viel/ also bin ich mit seelischen belastungen (,) werd ich eigentlich **mein leben lang** schon konfrontiert muss das so=n bisschen/ (,) ja ich weiß/ ([XX]) weiß ich jetzt nich (h) wie ich das genau sagen soll aber ich hatte oder habe ein morbus crohn das aus frühster kindheit schon (,) wahrscheinlich sich gesetzt hat immer magen darm probleme weil psychisch **immer stark belastet** durch das elternhaus besonders durch meine mutter und so hab ich **halt also mein leben lang eigentlich** mit (,) (h) vegetativem nervensystem und solchen dingen zu tun (,) also nich=so würd ich behaupten (,) **bin sehr stark hab UNglaubliche ausdauer** aber bin emotional und psychisch **schon schnell** (h) am limit (,) was ich mir **stark dann erarbeiten muss** über andere (,) werkzeuge oder wie man das nennt ja (4)

zeigt sie mit Nutzung dieser Markierer, wie wichtig ihr das Thema Gesundheit erscheint – über ihr gesamtes (»immer«) Leben hinweg, ohne dass sie Handlungsräume gesehen hätte, ihrer Gesundheit weniger Bedeutsamkeit und Beachtung zu schenken. Dabei bleibt sie (mit »eigentlich« und »tatsächlich«) ambivalent in der Zuschreibung von Qualität und Dauer der Bedeutsamkeit. Sie benennt inhaltlich sofort »ernährungstechnisch und auch die psyche das ist ganz wichtig« (Zeile 10) als wesentliche Eckpunkte ihrer Gesundheit, aufgeladen mit der Überhöhung »ganz (wichtig)«, um deren jeweils eigene Bedeutsamkeit zu markieren. Sie betont, dass sie die Auseinandersetzung mit dem Thema der eigenen Gesundheit gewohnt ist, »eigentlich tatsächlich IMMER« (Zeile 11), ihr Leben lang (Zeile 14 und 19). Nicht nur mit der Einschätzung zur Rolle von Gesundheit, sondern auch mit den daran anknüpfenden Gedanken präsentiert sie ihre Reflexionsfähigkeit als Teil ihrer selbst, indem sie Eigentheorien zu ihrem Belastungserleben argumentativ einbringt (»wahrscheinlich aufgrund«, Zeile 12).

Neben der Präsentation als »immer stark belastet« (Zeile 18) zeigt sich die Informantin kurz danach (in Zeile 21) als ebenso überaus starke Person, auch durch die Betonung der kaum zu glaubenden (»UNglaublich«) Ausdauer, die mit Disziplin (zum »erarbeiten (…) andere[r] werkzeuge«, Zeile 23) und Durchhaltevermögen assoziiert scheint.

Diese Betonungen von Stärke und Durchhaltevermögen tauchen auch zu späteren Zeitpunkten immer wieder auf. So sagt die Interviewpartnerin in Zeile 43: »ich bin (körperlich extrem) gesund (,) war ich nie krank«, womit sie aufzeigt, dass sie körperliche

Gesundheit in Verbindung mit Krankentagen bringt. Diese Aussage widerspricht der zu Beginn benannten chronischen Erkrankung und zeigt damit gleichzeitig die Perspektive der Biografieträgerin auf sich selbst – sie erfährt sich als ausschließlich belastet durch psychische Probleme, mit denen sie sich auseinandersetzt.
Auch die in der Eingangssequenz auffällig häufig genutzten Vagheitsmarkierer tauchen im gesamten Gespräch auf. Im Gesamtkontext der Analyse kann man diese Markierer als einen möglichen Hinweis für eine hohe Emotionalität sehen. In der Tat spricht die Interviewte später über vergangene Probleme im Beruf aufgrund ihres Temperaments, zum Beispiel in den Zeilen 122–124: »früher war das so oder bis vor noch gar nicht so langer zeit (,) dass ich dann (h) ganz schön hochgefahren bin«, oder Zeile 151–154: »aber ich werd halt schon laut (...) dadurch is=natürlich auch streit entstanden«.
Die Betonung psychischer Probleme, das Selbstbild einer starken und resilienten Person sowie wiederkehrende soziale Schwierigkeiten aufgrund ihrer extrovertierten, emotionalen Reaktionen erwiesen sich in der Gesamtanalyse als wesentliche Schlüssel zum Verständnis der Persönlichkeit und der Erfahrungen der Erzählerin, an denen psychotherapeutisch gearbeitet werden konnte und kann. Diese Elemente sind ebenfalls schon in der Eingangspassage erkennbar.
Zusammenfassend für beide Fälle lässt sich festhalten: Werden Befragte zum Erzählen aufgefordert, müssen sie zwangsläufig ihre Relevanzen selbst setzen sowie Details für das Verständnis der Erzählung einbringen und begonnene Erzählstränge abschließen. Beide Beispiele illustrieren, dass in aller Regel nach einer offenen Frage innerhalb weniger Minuten viele, wenn nicht gar alle relevanten Themenfelder für analytische oder therapeutische Ansatzpunkte hervorgebracht werden, auch wenn diese auf den ersten Blick nicht immer erkennbar sein mögen.

Der Wert offen erhobener Tatbestände für die psychotherapeutische Praxis

Für die Praxis der Anamneseerhebung in der psychiatrischen Arbeit scheint es bedeutsam, im Gespräch den Fokus auf die Details der Eingangserzählung zu lenken, die von dem*der Therapeut*in durch offen formulierte Fragen initiiert wurde. Wenn es gelingt, die Ideen, Konzepte und Haltungen rekonstruktiver Verfahren anzuwenden, so liegt die Deutungshoheit über Tatbestände unwiderruflich bei den Informant*innen. Die Patient*innen entscheiden über den Verlauf der weiteren Interaktion im Anamnesegespräch, über Bedeutsamkeiten ihrer Erkrankungen und ihres Erlebens sowie eben auch über die Sprache inklusive Pausen, Intonation und weitere Relevanzmarker, die sie dafür verwenden. Für Versorgende in der psychiatrischen Praxis entsteht damit die *Herausforderung und Gelegenheit,* sich selbst in der Gesprächssituation zu hinterfragen und zu befremden, um die *Interaktion* als solche zu rekonstruieren, ihren *Verlauf* zu beobachten und sich der *Sprache ihres Gegenübers* anzunähern.

Mit dieser Subjektorientierung (an der Patient*innensprache) können im Gespräch bedeutsame Themen identifiziert, erste Auswertungsschritte gemeinsam unternommen und dabei weitere erzählgenerierende Fragen gestellt, Reflexionen (etwa zu benannten Themen, Rollen, Handlungsmöglichkeiten, Erleben des Erleidens) eingefordert und Details erbeten werden, die helfen, eine Differenzialdiagnostik sowie patient*innenorientierte Therapieplanung voranzutreiben. Gleichwohl kann es mit rekonstruktiven Auswertungsansätzen gelingen, typische Muster in Dispositionen und Verhaltensweisen zu identifizieren, denen im weiteren therapeutischen Prozess nachgegangen werden kann.

Hürden und Grenzen dieser Arbeitsweise

Eine Hürde im Gelingen eines solchen Vorgehens kann in der Behandlung von Menschen liegen, die sich gegen ihren Willen in Therapie befinden und Gespräche bzw. Ehrlichkeit in den Auskünften verweigern. Dennoch könnte gerade diese offene Herangehensweise Zugänge schaffen, die mit anderen, weniger subjektorientierten und stärker standardisierten Verfahrensweisen kaum möglich sind. So kann die Haltung der Offenheit, das Interesse an persönlichen Ideen und am Erleben des Gegenübers auf emotionaler Ebene Beziehungsentwicklung fördern. Mit Offenheit geht für Patient*innen die absolute Freiheit über ihre Aussagen einher – sowohl in der Länge der Antworten als auch in den Inhalten. Wenn Patient*innen durch Therapeut*innen als Expert*innen ihrer selbst anerkannt und wertgeschätzt werden sowie von beiden Seiten ein gemeinsamer, durch Patient*innen initiierter Sprachraum benutzt wird, können sich Türen für weitere Kommunikation mit Befragten öffnen.

Wenn Patient*innen bereit sind, einer offenen Erzählaufforderung nachzugehen, unterliegen sie in der Regel unbewusst den Zwängen der menschlichen Kommunikation inklusive des Relevanzfestlegungs- und Kondensierungs- sowie des Gestaltschließungs- und Detaillierungszwangs. Die daraus resultierenden Erzählstrukturen können in der Analyse genutzt werden, um Aspekte der sozialen Wirklichkeit der Patient*innen zu rekonstruieren, die sie bei einer direkten Frage auslassen würden.

Für die rekonstruktive Forschung werden in aller Regel von Auskünften der Befragten Audiodateien aufgenommen, die in Transkripte überführt werden. Damit wird

es möglich, sozusagen in Slow Motion, Selbstauskünfte der Befragten zu erfassen, immer wieder einzelne Passagen der Erzählung in ihren Details zu betrachten, sich selbst dabei zu befremden und so sprachliche Hervorbringungen der Rekonstruktion des Wirklichkeitsverständnisses der Informant*innen zugänglich zu machen. Gerade bei komplexen, schwierigen Falldarstellungen scheinen eine Slow-Motion-Betrachtung mittels Transkript und eine ausführliche interpretativ-rekonstruktive Analyse des Was- und Wie-Gesagten unumgänglich. So scheint eine Kooperation mit sozialwissenschaftlich-rekonstruktiv arbeitenden Expert*innen eine Möglichkeit zu sein, um sich psychiatrischen wie sprachlichen Fragestellungen weiter anzunähern.
Aber auch für rekonstruktive Verfahrensweisen in sozialwissenschaftlicher Forschung gibt es beachtenswerte Grenzen: So ist eine gewisse Schnittmenge in gesellschaftlich-kulturellen Rahmungen notwendig, um eben auch die strukturellen Gegebenheiten und Bedingungen, unter denen Informant*innen ihre Erfahrungen gemacht und eingeordnet haben, berücksichtigen zu können. Ist die Schnittmenge allerdings zu groß, kann Befremdung zur Perspektivübernahme nur schwer gelingen. Beide Pole – zu wenig oder zu viel Nähe zu Strukturbedingungen der Biografieträger*innen – können demnach schwierig sein.
Hinzu kommen praktische sprachliche Barrieren, wie andere Muttersprachen oder Dialekte, die in der Rekonstruktion sprachlicher Erfahrungsaufschichtungen hinderlich sein können. Genauso können mentale, neurologische und andere gesundheitliche Begrenzungen Hürden darstellen, zum Beispiel demenzielle Erkrankungen oder dissoziative Störungen.
Das in diesem Beitrag aufgezeigte Verfahren ist prinzipiell auch in Gruppensettings denkbar. Ein Vorteil könnte etwa darin liegen, dass sich die mit der Erhebungsmethode vermittelte Haltung der Offenheit positiv auf Einstellungen der Gruppenmitglieder zueinander auswirkt und interaktive Prozesse angeregt werden. Da Gruppentherapien allerdings in engen zeitlich-strukturellen Rahmungen erfolgen müssen, könnte die offene Herangehensweise, die einzelnen Personen Raum und Freiheit in Inhalt und Länge der Einbringungen geben soll, kontraproduktiv für den Einbezug aller Gruppenmitglieder sein. Zudem müsste für eine rekonstruktive Analyse einzelner Inhalte voraussichtlich die gesamte Therapiesitzung als Audiodatei aufgenommen, einzelne Abschnitte ausgewählt und die Interaktion berücksichtigend ausgewertet werden, weshalb das Verfahren aus unserer Sicht in diesen Kontexten aus praktischen Erwägungen weniger sinnvoll erscheint.
Zudem sind für eine gelungene interpretativ-rekonstruktive Forschung die Perspektivenverschränkung, Intersubjektivität und diskursive Validierung notwendig. Demnach sollte die Fallrekonstruktion an gemeinsame Fallbesprechungen, an Intervision und Supervision gekoppelt werden, was sowohl in der wissenschaftlichen als auch in der psychiatrischen Praxis eine ressourcenbedingte Hürde sein kann.

Dennoch kann aus unserer Sicht, der Empfehlung nach (disziplinübergreifender) Kooperation folgend, die Einbringung personeller und fachlicher Ressourcen zu einer kurzen Eingangssequenz einer befragten Person Erkenntnisse zu Diagnostik und Therapieoptionen hervorbringen, die womöglich wirtschaftlicher als mit der Verwendung von Assessmentinstrumenten und weiteren Anamnesegesprächen sein sowie fallübergreifend Bedeutsamkeit für die psychiatrische und psychotherapeutische Praxis haben kann.

Anregungen für die psychotherapeutische Praxis

Es geht nicht darum, dass psychotherapeutisch arbeitende Fachleute die Methoden der rekonstruktiven Forschung lernen und anwenden. Wir regen vielmehr an, dass man Wege der Kooperation beider Disziplinen wie in einer Inter-/Supervision bzw. in einer interdisziplinären Fallbesprechung in der psychotherapeutischen Praxis sucht. Neue Technologien der automatischen Transkription von Audiodateien reduzieren Kosten und beschleunigen den Prozess. Anhand einzelner transkribierter Ausschnitte aus dem therapeutischen Kontext, etwa aus Gesprächen mit von Therapeut*innen als »schwierig« erlebten Patient*innen, könnten exemplarisch Grundtechniken interpretativ-rekonstruktiver Analysen vermittelt werden.
Eine Auswertung einer dreißigminütigen Erzählung kann mit viel Übung in unter einer Woche durch zwei Personen (eine Voraussetzung der intersubjektiven Interpretation des Datenmaterials) geschrieben werden. Und wie in diesem Beitrag skizziert, kann es in vielen Fällen für die psychiatrische Praxis nützlich sein, sich den ersten zwei bis fünf Minuten einer Eingangserzählung besonders intensiv und im Behandlungsprozess wiederholt zu widmen.

Helen Ewertowski ist Magistra der Soziologie und Wirtschaftswissenschaft und als wissenschaftliche Mitarbeiterin am Institut für Rehabilitationsmedizin an der Martin-Luther-Universität Halle-Wittenberg tätig. Ihre Forschungsschwerpunkte liegen in der Versorgungs- und Suchtforschung sowie in den qualitativen Methodologien und Methoden. Kontakt: helen.ewertowski-selle@uk-halle.de.

Cornelia Weiß, Jahrgang 1972, ist promovierte Soziologin, wissenschaftliche Mitarbeiterin am Institut für Rehabilitationsmedizin der Martin-Luther-Universität Halle-Wittenberg. In ihrer wissenschaftlichen Tätigkeit beschäftigt sie sich mit psychischer Belastung in der Arbeitswelt, medizinischer Versorgung von Personen mit psychischen Erkrankungen, medizinischer

Versorgung von Menschen mit geistiger und mehrfacher Behinderung sowie mit qualitativen Methoden in der Sozial- und Versorgungsforschung. Kontakt: cornelia.weiss@uk-halle.de.

Scott Gissendanner, Jahrgang 1967, ist promovierter Sozialwissenschaftler, außerplanmäßiger Professor am Institut für Methoden und methodologische Grundlagen der Sozialwissenschaften der Universität Göttingen und Mitarbeiter der Berolina-Klinik in Löhne. Er beschäftigt sich mit der Versorgung und Rehabilitation psychosomatischer Erkrankungen, mit Forschungsmethoden und psychischen Belastungen in der Arbeitswelt. Kontakt: scott.gissendanner@sowi.uni-goettingen.de.

Uwe Krähnke, Jahrgang 1967, Studium der Sozialwissenschaften, Promotion und Habilitation im Fach Soziologe; seit 2018 Professor für qualitative Forschungsmethoden an der Medical School Berlin. Aktuelle Forschungsinteressen: Greedy Institutions, autobiografische Selbstauskünfte, Methoden und Methodologie der qualitativen Forschung. Kontakt: uwe.kraehnke@medicalschool-berlin.de.

Literatur

Gülich, E.; Pfänder, S.; Scheidt, C. E. & Schumann, E. (Hg.) (2020): Mündliches Erzählen. Berlin: De Gruyter. DOI: 10.1515/9783110685664.

Helfferich, C. (2011): Die Qualität qualitativer Daten: Manual für die Durchführung qualitativer Interviews. (4. Aufl.) Wiesbaden: VS Verlag für Sozialwissenschaften.

Iakushevich, M.; Ilg, Y. & Schnedermann, T. (Hg.) (2021): Linguistik und Medizin. Berlin: De Gruyter. DOI: 10.1515/9783110688696.

Jost, G. & Haas, M. (Hg.) (2019): Handbuch zur soziologischen Biographieforschung: Grundlagen für die methodische Praxis. Leverkusen: Budrich.

Kallmeyer, W. & Schütze, F. (1976): Konversationsanalyse. In: *Studium Linguistik*, 1, S. 1–28.

Kallmeyer, W. & Schütze, F. (1977): Zur Konstitution von Kommunikationsschemata in der Sachverhaltsdarstellung. In: Wegner, D. (Hg.): Gesprächsanalysen. Hamburg: Buske, S. 159–274.

Kleemann, F.; Krähnke, U. & Matuschek, I. (2013): Interpretative Sozialforschung: Eine Einführung in die Praxis des Interpretierens (2. Aufl.). Wiesbaden, Berlin: Springer Fachmedien. DOI: 10.1007/978-3-531-93448-8.

Lamnek, S. (2010): Qualitative Sozialforschung. Grundlagen Psychologie (5., überarb. Aufl.). Weinheim: Beltz.

Lucius-Hoene, G. (2020): Narrative Analysen. In: Mey, G. & Mruck, K. (Hg.): Handbuch Qualitative Forschung in der Psychologie, Band 2: Designs und Verfahren. Wiesbaden: Springer Reference Psychologie. DOI: 10.1007/978-3-658-18387-5_49-2.

Lutz, H.; Schiebel, M. & Tuider, E. (2018): Handbuch Biographieforschung. Wiesbaden: Springer Fachmedien. DOI: 10.1007/978-3-658-21831-7.

Mey, G. & Mruck, K. (2020): Qualitative Forschung in der Psychologie: Eine Kartierung. In: Mey, G. & Mruck, K. (Hg.): Handbuch Qualitative Forschung in der Psychologie, Band 2: Designs und Verfahren. Wiesbaden: Springer Reference Psychologie. DOI: 10.1007/978-3-658-18387-5_1-1.

Przyborski, A. & Wohlrab-Sahr, M. (2014): Qualitative Sozialforschung: ein Arbeitsbuch (4. Aufl.). München: Oldenbourg.

Reichertz, J. (2009): Die Konjunktur der qualitativen Sozialforschung und Konjunkturen innerhalb der qualitativen Sozialforschung. In: *Forum Qualitative Sozialforschung / Forum: Qualitative Social Research,* 10, 3, Artikel 29.

Schulze, H. (2020): Biografische Fallrekonstruktion. In: Mey, G. & Mruck, K. (Hg.): Handbuch Qualitative Forschung in der Psychologie, Band 2: Designs und Verfahren. Wiesbaden: Springer Reference Psychologie. DOI: 10.1007/978-3-658-18387-5_48-2.

Schütze, F. (1983): Biographieforschung und narratives Interview. In: *Neue Praxis,* 13, 3, S. 283 – 293.

Schütze, F. (1987): Das narrative Interview in Interaktionsfeldstudien: Erzähltheoretische Grundlagen. Teil I: Merkmale von Alltagserzählungen und was wir mit ihrer Hilfe erkennen können. Studienbrief der Fernuniversität Hagen.

Schütze, F.; Bohnsack, R.; Meinefeld, W. & Weymann, A. (1976): Theoretische und methodische Grundzüge kommunikativer Sozialforschung. In: Arbeitsgruppe Bielefelder Soziologen (Hg.): Kommunikative Sozialforschung: Alltagswissen und Alltagshandeln, Gemeindemachtforschung, Polizei, politische Erwachsenenbildung. München: Fink, S. 10 – 87.

Steinke, I. (2013): Gütekriterien qualitativer Forschung. In: Flick, U.; von Kardorff, E. & Steinke, I. (Hg.): Qualitative Forschung. Ein Handbuch (10. Aufl.). Reinbek: Rowohlt, S. 319 – 331.

Völter, B.; Dausien, B.; Lutz, H. & Rosenthal, G. (Hg.) (2005): Biographieforschung im Diskurs. Wiesbaden: Springer Fachmedien. DOI: 10.1007/978-3-663-09432-6.

Sprache als Grenze des psychiatrischen Verstehens

Martin Heinze

»Grenzt hier ein Wort an mich, so laß ich's grenzen.«
Ingeborg Bachmann, 1993 a, S. 167 f.

Die Psychiatrie ist ein »sprechendes« Fach. Ein Verlust der Fähigkeit, über etwas zu sprechen, bedeutet eine Barriere oder Grenze in der therapeutischen Arbeit oder gar ihr Scheitern. Es wird unmöglich, Gefühle, Erfahrungen oder Symptome in Worte zu fassen und zu teilen. Unfähigkeiten, zu sprechen, kommen bezüglich aller Aspekte der psychischen Gesundheit vor, die schwer zu kommunizieren sind, sei es aufgrund von Scham, Angst, Sprachlosigkeit oder anderen Gründen. Sprachlosigkeit verweist auf innere Konflikte, unerklärliche Symptome oder komplexe Emotionen, für die es keine passenden Worte gibt, und auf Tabus oder Stigmatisierung.

Einleitung – Unaussprechliches und klinische Praxis

Um die therapeutische Arbeit wieder ins Gelingen zu bringen, ist es erforderlich, immer wieder neue sprachliche Räume zu eröffnen, in denen Unaussprechliches sicher erkundet werden kann und in denen man damit umzugehen lernt, dass bestimmte Dinge nicht aussprechbar sind. Nicht Aussprechbares bezieht sich dabei auf das Erleben von Patientinnen, aber sicher auch von Therapeuten. Manchmal kann allein das gemeinsame Einverständnis darüber, dass etwas unaussprechlich ist, bereits eine Erleichterung sein. Im Allgemeinen wird man sich aber der Herausforderung stellen müssen, Arbeit an der Sprache zu leisten.
In der kritischen Reflexion der klinischen Arbeit wird deutlich, was auch allgemein gilt, nämlich, dass das Sprechen und die Sprache Grenzen haben. Die Grenzen der Sprache – Unaussprechliches und Unsagbares – sind ein klassischer Topos der psychopathologischen Reflexion. Mit dieser Problematik hat sich die psychiatrische

Wissenschaft von Anbeginn beschäftigt. Wo sie sich kritisch zu sich selbst verhalten will, benötigt sie eine Auseinandersetzung mit den begrifflichen Möglichkeiten, die ihr überhaupt zur Verfügung stehen. Diese Reflexion ist neben den gesellschaftspolitischen Debatten zur psychiatrischen Praxis und neben Erkenntnissen aus empirischer Forschung *der* Motor für die Weiterentwicklung psychiatrischer Konzepte, als permanente (Selbst-)Kritik sowohl im wissenschaftstheoretischen Sinne als auch hinsichtlich der zugrunde liegenden Konzeptionen, was Menschsein bedeutet und welche ethischen Normen aus diesen Konzeptionen ableitbar sind.

Sprache im eigentlichen Sinn ist die begriffliche Erschließung der Lebenswelt. Begrifflichkeiten in der psychiatrischen Praxis transportieren Grundannahmen über psychische Erkrankungen und sind für das Wissen der Beteiligten konstitutiv. Selten ist man sich in der Praxis der Annahmen bewusst, die mit der Verwendung bestimmter Begriffe verbunden sind. Jeder Begriff, der für die Psychiatrie einschlägig gemacht wird, transportiert Vorstellungen vom Menschensein, zum Beispiel die Individualität, die Personalität, die Sozialität und die Endlichkeit betreffend. Daneben transportieren Begriffe auch Normen darüber, wie wir miteinander in Kontakt treten können. Diese sind historisch entstanden und müssen kulturell immer wieder neu akzeptiert werden. Das Nachdenken der Psychiatrie über die eigene Begrifflichkeit wird nicht zur Erschöpfung kommen, da jede Veränderung des Selbstverständnisses dessen, was in der Psychiatrie »passiert«, zu anderem Sprechen und anderer Sprache führt.

Nicht nur finden sich beim Versuch, eigenes Erleben in Worte zu fassen, Grenzen des sprachlichen Ausdrucks, sondern das Erleben eines Menschen selbst ist bereits mediiert durch die Sprache seines Selbst- und Weltverständnisses. Menschliche Verhaltensweisen haben immer auch einen kommunikativen Aspekt und sprechen zu anderen, sodass es kein praktisches Handeln geben kann außerhalb dessen, was wir im weitesten Sinn sprachlich ausdrücken können. Somit findet nicht nur ein professionelles Verstehen seine Grenzen in sprachlichen Möglichkeiten, sondern das Sich-selbst-Verstehen von Menschen generell, und zwar auf beiden Seiten des therapeutischen Prozesses.

Heute reflektieren wir mehr über das Sprechen (und das Unaussprechbare) als über die Sprache an sich (und das Unsagbare), insbesondere über den Akt des Zur-Sprache-Kommens, die Position und Legitimität des Sprechers. Wir sprechen über gelingende oder misslingende Kommunikation und darüber, welche, auch institutionellen, Rahmenbedingungen und Barrieren hier bestehen.

Definitorisches Sprechen und hermeneutische Sinngebung

»Freilich, was Sprache ist, gehört zum Allerdunkelsten, was es für das menschliche Nachdenken gibt« (Gadamer 1960/1972, S. 359). Wissen ist sprachlich verfasst und vermittelt. Es kann nur insoweit eine gelingende psychiatrische Praxis formieren, als es dazu auf adäquate Begriffe zurückgreift, die sich aus »geronnenen« Erfahrungen ergeben haben, die jedoch historisch kontingent und jeweils Ausdruck ihrer Zeit sind. Ein Beispiel praxisbezogener geronnener Erfahrungen sind unsere diagnostischen Begriffe. Sie sind ursprünglich als rein deskriptive und vor allem jeweils vorläufige Konzepte gedacht (siehe dazu den Beitrag von Peter Schneider in diesem Buch). Für ihre Zeit sind sie jeweils der Spiegel dessen, was in aller Vorläufigkeit psychiatrisches Verstehen begrifflich hervorbringen konnte. Beladen sind sie mit historischen und gesellschaftlichen Kontexten. Mit diesen transportieren sie Urteile wie Vorurteile als Abbild der gesellschaftlichen Realität ihrer jeweiligen Entstehungszeit.

Problematisch ist, dass die reale Praxis der Psychiatrie – also nicht das Wissen, sondern das aus einem vermeintlich sicheren Wissen abgeleitete Handeln gegenüber anderen – mit ihrer Sprache eine Definitionsmacht ausübt, was bei einem Patienten der Fall sei oder nicht. Begrifflichkeiten pathologisieren möglicherweise unnötig und vor allem transportieren sie das medizinische Paradigma auf Lebensbereiche, die gegebenenfalls nicht sinnvoll durch dieses beschrieben sind. Sprachliche Übertragungen in andere Praktiken erfolgen dabei nicht in einem herrschaftsfreien Raum. Medizinische Sprache gewinnt auf beiden Seiten der therapeutischen Beziehung Einfluss auf das Selbsterleben und die Selbstbeschreibung von Menschen.

Zunächst lediglich »Sprachspiele« im Hinblick auf das Verstehenwollen, werden definitorische Begriffe zu gefährlichen Spielen dann, wenn sie auch das Selbstverständnis der Akteurinnen und Akteure im Sinne des jeweils eigenen Selbstverständnisses einengen. Definieren kann freiheitliches oder spielerisches Denken reduzieren. Dagegen bedarf es subjektiver Freiräume der individuellen Sprachfindung und der (Selbst-)Definition. Subjektive Krankheitskonzepte sind zwar ebenso Ausdruck von Weltanschauung, Lebensstil oder Wertesystemen, sie bewerten jedoch nicht unmittelbar und bringen andere Meinungen nicht zum Schweigen. Somit lassen sie Spielräume offen und halten die gelebte Sprache in Fluss.

Dadurch, dass die klassifikatorische und vermeintlich objektive Sprache der psychiatrischen Wissenschaft gerade die psychiatrische Praxis so stark prägt, transportiert sie auch strukturelle Formen der Benachteiligung und Ungleichheit in Institutionen, die Setzung von Machtverhältnissen in der Wissensproduktion selbst sowie die Aufstellung von Wissenshierarchien. Somit stellt sich im Hinblick auf Sprache auch ein Gerechtigkeitsproblem. Zu Recht hat in den letzten Jahren vor allem der Begriff der Wissensungerechtigkeit (»epistemic injustice«, Fricker 2009; Carel & Kidd 2014; Faissner u. a. 2021) einen wesentlichen Beitrag zur Kritik psychiatrischen Praxiswissens geleistet. Er geht der Frage nach, welche Wissensbestände einbezogen und zur Sprache gebracht werden und welche nicht.

Wenn es um das Sprechen und die Position des Sprechers als mehr oder weniger glaubwürdig geht, spricht man von testimonialer (Un-)Gerechtigkeit. Auf diese kann hier nicht ausführlich Bezug genommen werden, ich habe dies aber an anderer Stelle getan (Heinze 2023). Im Kontext des Nachdenkens über die Sprache ist einschlägig die hermeneutische (Un-)Gerechtigkeit, also die Situation, in der keine kollektiv geteilten Möglichkeiten des Zur-Sprache-Bringens verfügbar sind und es Betroffenen nicht möglich ist, mit *ihrer* Sprache zum Wissensvorrat beizutragen. In diesem Sinne marginalisiert Sprachlosigkeit. Sie wird dadurch nachteilig, dass die Möglichkeit zur gemeinschaftlichen Versprachlichung nicht gegeben ist. Sie bedingt sozialen Ausschluss insbesondere dann, wenn die gesamte Gruppe, die zum Verstehen beitragen möchte, durch Stigmatisierung der Gesellschaft marginalisiert ist und unhörbar wird. Eine geeignete Sprache für die Psychiatrie kann daher nicht (nur) »objektiv« sein. Eher ist sie das Medium dazu, Erfahrungen, die zunächst rein subjektiv sind, auf den Begriff zu bringen. Nur im Kollektiv mit anderen, die ähnliche Erfahrungen gemacht haben, besteht die Möglichkeit, eine entsprechende Sprache zu finden und einer hermeneutischen Marginalisierung zu entgehen.

Dies gilt im Allgemeinen für alle individuellen Erfahrungen, die Menschen machen können, nicht nur für die psychiatrisch relevanten. Eine Hermeneutik von Sinngebung zu betreiben ist zentral für das Selbstverständnis von Menschen. Es geht darum, gemeinsam mit anderen Deutungen für Situationen zu finden, in denen man sich befindet, und damit sprachlichen Ausdruck auch als Möglichkeit einer persönlichen Transformation und persönlichen Sinngebung zu nutzen. Ein hermeneutischer Verstehensansatz (in Abgrenzung zu einem definitorischen) ist daher für die psychiatrische Praxis ebenso nötig wie allgemein in gesellschaftlich vermittelten Verstehensprozessen von Menschen.

Psychiatrische Anthropologie hat als eines ihrer zentralen Themen eine sinnhafte Sprachfindung für die jeweils besondere Struktur eines individuellen menschlichen Selbstverhältnisses. Dies ist wesentlich ein Verhältnis des sprachlichen Sich-Verstehens, aber auch des Verstehens anderer. Sprachliche Hermeneutik zu betreiben ist eine kollektive Herausforderung für die psychiatrische Praxis. Insofern sich Psychiatrie als in diesem Sinne hermeneutisches Feld versteht, ist sie auf Transdisziplinarität angewiesen und darauf, dass veränderte epistemologische Grundlagen auch zu einer sich verändernden psychiatrischen Praxis führen, die konzeptionell in der Lage ist, ihre eigene lange Geschichte der Ausschließung, Gewaltausübung und Stigmatisierung in die eigene Wissensproduktion und entsprechende Perspektiven auch unter Relativierung der eigenen Machtausübung zu integrieren. Solchen negativen Erfahrungen können dann in einer gelingenden psychiatrischen Praxis kollektiv gemachte Erfahrungen gegenüberstehen, die individuelle Sinngebung befördern und transformativ wirken. Die theoretischen Grundlagen eines Modells, das Erfahrungen und sprachliche soziale Praxis verbindet, können hier nicht ausführlich dargestellt werden. Verweisen möchte ich auf die Arbeit *Ohnmachtserfahrung und Meaning-Making – Transformationspotentiale von Erfahrung* (Croci u. a. 2022). Diese Debatte steht heute gleichberechtigt neben der ursprünglich aus der Antipsychiatrie stammenden Institutionenkritik, die die Psychiatrie nicht nur als therapeutische Institution, sondern auch als ordnungspolitische begriffen hat und begreift.

Sprachliche Sinngebung und Grenzen des Verstehens

»So ist das Verstehen wiederum unabschließbar entsprechend der Unvollendung alles Verstehbaren in der Zeit« (Jaspers 1913/1965, S. 298). Selbst wenn es in der weiteren Entwicklung der psychiatrischen Praxis gelingen würde, (so weit wie möglich) herrschaftsfreie Diskurse zu führen und dem Thema der Gerechtigkeit gerecht zu werden, werden die prinzipiellen Grenzen menschlichen Selbst- und Weltverstehens innerhalb der Sprache nicht behoben sein.

Nur Sprache ermöglicht es uns, Gedanken, Ideen und Erfahrungen zu kommunizieren und miteinander zu teilen. Durch die Verwendung von Sprache können wir abstrakte Konzepte entwickeln, komplexe Argumente formulieren und Wissen von Generation zu Generation weitergeben. Das Medium der Sprache ermöglicht es uns, unser Denken zu strukturieren und zu reflektieren, neue Ideen zu generieren und unser Verständnis der Welt zu erweitern. Es ist wichtig anzumerken, dass die Sprache nicht nur eine passive Begrenzung oder Erweiterung des menschlichen Verstehens ist, sondern auch aktiv an der Konstruktion von Bedeutung beteiligt ist (siehe dazu den Beitrag von Ingo Warnke in diesem Buch). Die Art und Weise, wie wir Sprache verwenden, beeinflusst, wie wir die Welt wahrnehmen und verstehen. Wir denken heute – gegenüber unserer Thematisierung des Sprechens – eher zu wenig darüber nach, welche Erfahrungen sprachlich ausdrückbar sind oder eben die Grenzen des Sagbaren überschreiten. Wir begreifen Sprache auch zu selten als ein Geschehen zwischen Menschen, obwohl sie doch das allergrundlegendste Medium des Verstehens anderer und von sich selbst ist.

Ebenso wie das Verstehen ist auch unser Handeln sprachlich vermittelt. Keine Reflexion über die psychiatrische Praxis kommt ohne eine Reflexion der Sprache, der Begriffe und der sprachlichen Bilder, die wir verwenden, aus. Es gibt Dinge, die sich nicht in Worte fassen lassen und die außerhalb der Reichweite der Sprache liegen. Wo Menschen in kritischen Situationen Erfahrungen machen und diese für sich einordnen, ist immer ein Verweis gegeben auf eine existenzielle Situation, auf Grenzerfahrungen, die ins Leben hineinragen können, letztlich aber nicht auflösbar sind.

Damit ist nicht gesagt, dass eine prinzipielle Reflexion auf das, was sagbar und eben auch nicht sagbar ist, unmöglich oder rein historisch kontingent wäre. Vielmehr werden Grenzen immer wieder neu gezogen. Das Phänomen aber, dass Unsagbares als Grenze erfahren wird, bleibt als solches bestehen. Von solchen Grenzen ist auch das Verstehen in der Psychiatrie betroffen. Verstehen ist immer von der Sprache abhängig, in der es artikuliert wird. Erwin Straus schreibt dazu:

> »Nichts von dem, was wir erleben, wird unmittelbar erkannt. Sobald wir nur vom seelischen Leben sprechen, stehen wir schon in der Tradition der Sprache – und zwar der Sprache eines bestimmten Volkes –, stehen wir im Banne der wissenschaftlichen Begriffsbildung – und zwar der einer bestimmten Epoche. Beide Umstände sind aber der psychologischen Wissenschaft nicht günstig. Denn die Sprache dient der Verständigung und dem Verstehen. Mittel der Verständigung ist sie für alle; Mittel des Verstehens ist sie nur für wenige. Sie ist daher mehr jener Aufgabe angepaßt als dieser. Die Weisheit der Sprache, auch sie, ist eine verborgene Weisheit, die immer neu entdeckt werden muß« (Straus 1938/1960, S. 187 f.).

Die fundamentale Bedeutung der Sprache für den verstehenden Zugang zum Menschen hatte zuvor auch Karl Jaspers betont. In seiner *Allgemeinen Psychopathologie* bestimmt er die Sprache als »das allgemeinste ›Werk‹ des Menschen, das erste, das allgegenwärtige, das allbedingende. […] Der Einzelne spricht durch Teilnahme am allgemeinen Werk« (Jaspers 1913/1965, S. 242).

Jaspers weist dabei der Sprache nicht nur eine grundsätzliche Bedeutung zu, sondern bindet diese auch an diejenige ursprüngliche – Husserl spricht von »lebensweltliche« – Verstehensdimension zurück, in der sie sich überhaupt erst entfalten kann. Er sieht, dass ein Verständnis psychischer Phänomene nur dann gelingen kann, wenn der Psychiater in dieses Verständnis nicht nur die Sprache seiner Professionalität einfließen lässt, sondern diese aus dem Kontext aller anderen Verständigungsmöglichkeiten des Menschen über sich selbst zu begreifen sucht. Philosophie, die ihrer Natur nach auf das Ganze zielt und damit die umfänglichste Sprache spricht (oder zumindest beansprucht, sie zu sprechen), stellt daher Jaspers zufolge eine für die psychiatrische Arbeit unerlässliche Grundlage dar. Psychiatrische Wissenschaft sei »ohne Philosophie nicht fruchtbar, nicht wahr, sondern nur richtig« (Jaspers 1913/1965, S. 643). So sind auch die eingangs gegebenen Aussagen über die Sprache zu verstehen: Die Sprache gewinnt für den psychiatrisch Tätigen einen fundamentalen und nicht reduzierbaren Sinn als allgemeines Medium des Verständnisses des Menschen über sich selbst:

> »Es ist, als ob eine Selbständigkeit des Sprachwesens sich produktiv entfalte oder gestört sei. Es ist eine Selbständigkeit nicht des Sprachapparates, sondern der Geistigkeit, die rein als Sprache erscheint. Nicht sekundär in der Sprache, sondern primär als Sprache erscheint eine Verwandlung des Menschen und seines Erlebens im geistigen Werk. Nennen wir die Sprache ein Werkzeug, so bewirken Geist und Werkzeug sich gegenseitig, gestalten einander, sind aber im Grenzfall eins: als reine Sprachlichkeit« (Jaspers 1913/1965, S. 242).

Über die Differenz von Sprechen und Sprache hinaus kann für die Zwecke des psychiatrischen Verstehens der Bereich des Sprachlichen weit ausgedehnt werden. Bernhard Waldenfels führt in seinen Vorlesungen zur »Phänomenologie des Leibes« (Waldenfels 2000) den Begriff der Körpersprache ein. Dabei stellt Körpersprache keine Metapher dar, das heißt, dieser Begriff behauptet nicht einfach eine Kongruenz zur verbalen Sprache. »Körpersprache« ist selbst Sprache und der Begriff verweist auf eine allgemeine Ausdruckssphäre und Medialität bereits leiblichen unmittelbaren Sich-Ausdrückens, welches zwar vorbegrifflich sein kann, jedoch selbst sprachlich insofern ist, als der Körper nicht nur am Sprechen beteiligt ist, sondern selbst eine Sprache ausbildet. So kann sinnhafter Ausdruck auch dort noch statthaben, wo das Sprechen längst aufgehört hat. Auch noch das Unsagbare teilt sich durch Gesten, Mimik und physiologische Wirkung des Körpers mit. Unausdrückbares kann es dagegen nicht geben, denn auch Symptome, die die Stelle des Unsagbaren einnehmen, drücken etwas aus und haben Bedeutung. Wenn auch in einer sehr weiten Fassung des sprachlichen Geschehens Grenzen des sprachlichen Zugangs sowohl zum Erleben einzelner Menschen als auch zum zwischenmenschlichen Geschehen auftreten, wie es zum Beispiel Ludwig Binswanger (1957) zum Ausdruck bringt, wenn er über die Schizophrenie sagt, sie sei eine Qual, die alles Sagbare übersteige, so ist damit ein Aufruf verbunden, Grenzen der Sprache durch umfassende Verständigungsversuche zu überwinden.

Solche Versuche der Verständigung sind im Bereich des Erkennens, wenn man so will, durch empirische Tatsachen limitiert. Eine andere Grenze sieht Jaspers in der existenziellen Situation: »Das Verstehen hört auf […] vor der Wirklichkeit der Existenz dessen, was der Mensch eigentlich als er selbst ist« (Jaspers 1913/1965, S. 302). Dies bedeutet nicht, dass kein sprachlicher Zugang gelingen kann. Der sprachliche Zugang ringt aber mit der gegebenen Grenze und bleibt letztlich eine nicht abschließbare offene Aufgabe: »Aber wenn Existenz auch für psychologisches Erkennen nicht geradezu da ist, macht sie sich dem psychologischen Verstehen fühlbar als Grenze, an der etwas ist, das doch nur im Verstehbaren als dessen Unvollendbarkeit sich zeigt« (ebd.).

Eine Auseinandersetzung in und mit der Psychopathologie bleibt trotz aller sprachlicher Versuche, geeignete Ausdrücke zu finden, eine Arbeit an Grenzen, denn Verstehbares bleibt unvollendet bzw. unabschließbar, weil es an die Grenze des Unverständlichen, des Gegebenen, des Daseins und der Freiheit (der Existenz) stößt: »Weil das Verstehen sich gründet in der existentiellen Freiheit, Freiheit aber nicht selber, sondern nur in ihren verstehbaren Hervorbringungen begriffen wird« (Jaspers 1913/1965, S. 298).

Sprachliche Grenzen und ihre Überwindung

»Wir aber wollen über Grenzen sprechen, und gehn auch Grenzen noch durch jedes Wort: wir werden sie vor Heimweh überschreiten und dann im Einklang stehn mit jedem Ort« (Bachmann 1993 a, S. 89). Eine zweite Blickrichtung neben der, dem Psychischen eine Sprache geben zu wollen, ist die, inwieweit der Bereich des Psychischen selbst sprachlich verfasst ist. In diesem Zusammenhang ist das ebenso prominente wie mehrdeutige Diktum Jacques Lacans zu diskutieren, dass, solle die Psychoanalyse sich als Wissenschaft vom Unbewussten konstituieren, davon auszugehen sei, dass das Unbewusste wie eine Sprache strukturiert sei (Lacan 1987, S. 113). Die These der sprachanalogen Verfasstheit des Psychischen verweist auf ein weiter reichendes Feld der Kommunikation. Psychisches ist in der Weise begrenzt, wie es die Sprache seines Ausdrucks ist, und beides stößt an existenzielle Grenzen. In der etwas heroischen Sprache der Anthropologie Heideggers liest sich das so:

> »Das Denken vollbringt den Bezug des Seins zum Wesen des Menschen. Es macht und bewirkt diesen Bezug nicht. Das Denken bringt ihn nur als das, was ihm selbst vom Sein übergeben ist, dem Sein dar. Dieses Darbieten besteht darin, daß im Denken das Sein zur Sprache kommt. Die Sprache ist das Haus des Seins. In ihrer Behausung wohnt der Mensch« (Heidegger 1967, S. 145).

Jenseits des bestehenden »Hauses« kann gleichwohl neue Kommunikation und Sprache gesucht werden, damit neue Behausungen gebaut werden. Mit Maurice Merleau-Ponty wäre hier erneut, wie schon bei Waldenfels, die Sphäre des leiblichen Ausdrucks zu nennen: der Gefühle, des Gestisch-Mimischen, des Imaginären, des Atmosphärischen etc. Zu nennen ist auch der ebenso dem Psychischen angehörende

Bereich des Vor- und Nichtsprachlichen, der eine äußere Grenze der Sprache darstellt, im Gegensatz vielleicht zum Unaussprechlichen als einer Grenze, die innerhalb der Sprache selbst verläuft. Aus Erfahrungen mit schwersten psychischen Erkrankungen erwächst darüber hinaus noch die Konfrontation mit einer dritten, äußersten Grenze des Psychischen mit einem völligen Zerfall von Sinnstrukturen, dem völligen Ausfall von Sinn. Sprachlose Angst, die sich zum Beispiel in der Wahnstimmung findet, ist ein Grundphänomen psychotischer Erfahrungen. Sie kann nur überwunden werden, wenn neue Behausungen »gebaut« und damit Sinnstrukturen neu konstituiert werden.

Bereits vor den zitierten Autoren der phänomenologischen Tradition hat Ludwig Wittgenstein die Grenze der Sprache aufgezeigt als eine absolute Grenze, jenseits derer es nur Schweigen gibt. Ein Leitsatz seiner logisch-philosophischen Abhandlung ist gut bekannt: »Wovon man nicht sprechen kann, darüber muß man schweigen« (Wittgenstein 1989, S. 4). Später setzte Wittgenstein dieser Grenze der Sprache dennoch die menschliche Praxis als Spiel und Möglichkeit, sprachlichen Ausdruck zu erweitern, entgegen. In neuen Sprachspielen – als praktisches Geschehen zwischen Menschen in ihrer Sozialität – erweitern sich Denkmöglichkeiten dann, wenn freiheitliche Handlungsräume gegeben sind, die zu jeweils neuer sprachlicher Sinngebung führen, zu stets neuen Versuchen, sich an den existenziellen Grenzen im Rahmen menschlicher Praxis abzuarbeiten. Kreativität (künstlerische wie politische) reagiert auf Grenzen und hält sich offen für Neues.

Nicht zuletzt eine Dichterin folgt Wittgenstein an die Grenzen der Sprache. In ihrer Auseinandersetzung mit ihm überträgt sie die Metapher der Grenze auf das Menschsein selbst: »Diesseits der ›Grenzen‹ stehen wir, denken wir, sprechen wir. Das Gefühl der Welt als begrenztes Ganzes entsteht, weil wir selbst, als metaphysisches Subjekt, nicht mehr Teil der Welt, sondern ›Grenze‹ sind« (Bachmann 1993 b, S. 109; siehe dazu ganz besonders Jian 2011). Die Grenze unseres Menschseins ist bestimmt durch die Grenzen unseres Denkens, durch das, was sagbar ist oder eben unsagbar: »Hier erfährt die Logik ihre Grenze, und da sie die Welt erfüllt, da die Welt in die Struktur der logischen Form eintritt, ist ihre Grenze die Grenze unserer Welt« (Bachmann 1993 b, S. 20 f.)

Gleichzeitig gehen die Gedanken Bachmanns dahin, aufzufinden, was über die sprachlich begrenzte Wirklichkeit hinausweisen könnte:

> »Der Wunsch wird in uns wach, die Grenzen zu überschreiten, die uns gesetzt sind. Nicht um mich zu widerrufen, sondern um es deutlicher zu ergänzen [...]. Innerhalb der Grenzen aber haben wir den Blick gerichtet auf das Vollkommene, das Unmögliche, Unerreichbare [...]. Im Widerspiel des Unmöglichen mit dem Möglichen erweitern wir unsere Möglichkeiten« (ebd., S. 276).

So gibt sich Ingeborg Bachmann mit den Grenzen nicht zufrieden. Sie sucht nach dem, was sich jenseits sprachlicher Grenzen zeigt. Wo Wittgenstein davon spricht, dass sich Unaussprechliches als Mystisches zeige, spricht sie von unaussprechlicher Erfahrung. Die Sprache könne nur über Tatsachen sprechen und biete die Grenze unserer Welt. Die Entgrenzung der Welt geschähe, wo die Sprache und das Denken nicht hinreichten: »Sie geschieht, wo sich etwas ›zeigt‹, und was sich zeigt, ist das Mystische, die unaussprechliche Erfahrung« (ebd., S. 118).

Als Poetin will Bachmann die Grenzen der Sprache zu dem, was sich zeigt, verschieben und anderes in den Sprachraum hineinnehmen. Für unseren Zusammenhang sind hier zwei Begriffe wichtig, der der Erschließung neuer existenzieller Möglichkeiten und der der Erfahrung. Sprachliche Begrenzungen können von (kollektiv gemachten) Erfahrungen überwunden werden. Existenzielle Grenzsituationen, mit denen wir in der Psychiatrie konfrontiert sind, werden »entgrenzt« bzw. eröffnen neue Räume des Verstehens, indem »unaussprechliche« Erfahrungen zugelassen werden und kollektiv zur Sprache kommen, in einer gemeinschaftlichen Praxis des Erfahrungsaustausches und der Sinngebung. Es geht um ein Sprechen in Form des »Wir«.

Sprache als Praxis

»Stumm ist nur die Gewalt, und schon aus diesem Grunde kann die schiere Gewalt niemals Anspruch auf Größe machen« (Arendt 2002, S. 36). Auf dem Rückweg zur Frage der psychiatrischen Sprache möchte ich aus diesem Exkurs zur Dichtung festhalten, dass wir uns in der Psychiatrie mit Fragen der Grenzen unseres Selbstverständnisses zu beschäftigen haben, mit Fragen von Einschränkungen durch unsere existenzielle Gegebenheiten hin zu neuen Möglichkeiten. Dies sind, da sprachlich vermittelt mit dem Allgemeinen, Möglichkeiten nur gemeinsam mit anderen. Psychiatrische Praxis kann, bestenfalls und wenn man so will, aufgefasst werden als Erschließung neuer Freiheitsgrade in der menschlichen Existenz, und zwar im Rahmen der sozialen Lebenswirklichkeit von Menschen. Dies basiert auf der Offenheit für neue gemeinschaftliche Erfahrungen, das Bachmann'sche *Wir*. Möglicherweise könnte ja das, was Bachmann poetisch erreicht, auch in psychiatrischer Praxis, zumindest teilweise, gelingen.

Vor allem Wolfgang Blankenburg hat unter Bezugnahme auf Jaspers die Bresche dafür geschlagen, dass kategoriale Offenheit die entscheidende Voraussetzung für eine verstehende Psychiatrie ist (Blankenburg 2007, S. 149 f.). Überhaupt hat er reale Freiheitsräume als das *Woraufhin* der psychiatrischen Praxis dargestellt:

> »Es geht nicht darum, ob jemand sich so oder so verhält, nicht um Verhalten als fertiges Produkt, sondern um Freiheitsgrade im Produzierenkönnen eines wie auch immer gearteten Verhaltens. Nicht ob sich jemand abweichend verhält, ist psychologisches Problem, sondern ob er sich nicht angepasst oder auch sich nicht unangepasst verhalten kann. Auf das Können bzw. Nicht-Können kommt es an« (Blankenburg 1978, S. 141 f.).

Insofern ist gelingende psychiatrische Praxis immer eine »befreiende« Praxis. Dies ist auch in ihrer Sprache zu reflektieren. Korrigierende Erfahrungen, die in der Wissensproduktion wirkmächtig werden, müssen zunächst Sinn ergeben, für den Einzelnen wie für die Gruppe. Für die Sinngebung bedarf es einer Versprachlichung auch von Erlebensbestandteilen, die zunächst mit Sprachlosigkeit assoziiert sind. Auch dies kann nur in sozialer Gemeinschaft erfolgen, im Sinne eines »Sprachspiels«, da idiosynkratrische Begrifflichkeiten des Einzelnen für den Übergang dazu, einer individuellen leidvollen Erfahrung auch Ausdruck zu geben, nicht ausreichen. Das Mosaik von erfahrungsgeleiteten Wissensbeständen muss jedoch dann, um erneut wirkmächtig zu werden, zu einem Bild zusammengesetzt werden. Dazu bedarf es der Begriffsarbeit und neuer sprachlicher Bilder. Transferprozesse zwischen den Ebenen der Erfahrung und des fachlichen Wissens sind über Praxis vermittelt, denn ihre »Wahrheit« ergibt sich aus der Gestaltung gelingender Praxis. So müssen im Sinnbildungsprozess um psychische Phänomene nicht nur subjektive Erfahrungen integriert werden, sondern das Ganze muss in sprachlichen Räumen geschehen, deren Zugang hinsichtlich der Sprachgebungsmöglichkeiten gleichberechtigt und uneingeschränkt ist. Dies beginnt intersubjektiv mit besserem Zuhören, das jedoch zunächst eine Interaktion zwischen zwei jeweils anders Betroffenen darstellt und die institutionellen und sozialen Vorbedingungen noch nicht zur Sprache bringt bzw. auch die Verfügbarkeit kollektiver Interpretationen noch nicht vergrößert. Darüber hinaus braucht es kollektive Diskussionsprozesse zum Beispiel im wissenschaftlichen Raum, an denen auch Professionelle aus klassischen Wissensbereichen der Humanwissenschaften beteiligt sein sollten. Die eigentliche Herausforderung aktueller psychiatrischer Wissensproduktion besteht insofern darin, das Wechselspiel zwischen subjektiver Erfahrung und kollektiven Sinnpraktiken in einer zeitgemäßen Theoriebildung zu vermitteln, wobei an verstehende, phänomenologisch und kritisch geprägte Autoren durchaus angeknüpft werden kann, die den positivistischen Diskursen des psychiatrischen Mainstreams weitere Möglichkeiten des »Meaning-Makings« entgegenstellen (Parnas u. a. 2013), wobei auch der oben dargestellten epistemisch-hermeneutischen Ungerechtigkeit begegnet wird (Ritunnano 2022).

Dabei stößt man unweigerlich auf normative Probleme, denn nicht nur die sozialen Institutionen, sondern auch die sozialen Praktiken und Verhaltensmuster und die Rechtfertigungsschemata, auch für uns selbst, entsprechen gesellschaftlichen Normen. Sprachkritik muss mehr leisten als Normgebung, nämlich den normativen Hintergrund auszuweisen und dabei zu differenzieren, welche Normen auf der Grundlage eines gemeinsamen anthropologischen Verständnisses von einer sozialen Gruppe geteilt werden können. Wolfgang Blankenburg hat darauf hingewiesen, dass mit einer solchen Theoriearbeit nicht nur negative Freiheit, sondern auch positive Freiheit, also Handlungsmöglichkeiten, eröffnet werden können (Blankenburg 2007, S. 244; siehe dazu auch Heinze 2014).

Die aktuellen Diskussionen um das Sprechen bergen jedoch hinsichtlich der in ihr gegebenen Sprechmöglichkeiten, aber auch Sprechverbote insofern eine Gefahr, als ein potenziell universalistisch geltender Anspruch begrifflicher Erkenntnis abgewehrt wird im Sinne der reinen Positionalität, aus der heraus gesprochen wird. Das Gleichgewicht zwischen verändernden Erfahrungen und in der Sprache geronnener, aber zutreffender Einsicht kann in Gefahr geraten, wenn neben individualistischen Erfahrungen auf universelle Einsichten nicht mehr rekurriert werden kann. Zum Beispiel kritisiert Omri Boehm (2022), dass in durchaus kritischen gesellschaftspolitischen Diskussionen identitäre Positionen einen Überhang nehmen und hinsichtlich menschlicher Möglichkeiten weniger danach gesucht wird, wie sozialen Ungerechtigkeiten durch moralisches Nachdenken über Rechte und Pflichten im sozialen Kontext begegnet werden kann. Der Verlust universeller Bezugspunkte stellt dann auch einen Verlust sprachlichen Selbstverständnisses dar.

Theoriearbeit, also Arbeit an Begriffen, kann insofern nie de novo entstehen. Sie muss kritisch sein in der Weise, dass sie frühere Erkenntnisse nicht negiert, sondern sie mit aktuelleren synthetisiert und auf ein angemessenes neues Niveau hebt. Dies gilt auch, was die Arbeit an der Sprache selbst betrifft. Diese Arbeit erschließt neue Versprachlichungsmöglichkeiten für das bisher nicht Sagbare. Sie ringt damit, aus alten sprachlichen Fassungen das Zutreffende auch für unsere Zeit herauszufiltern. So bedeutet eine kritische Reflexion innerhalb der Psychiatrie immer einerseits die *Überwindung* alter, nicht mehr zu akzeptierender sprachlicher Ausdrücke, jedoch gleichzeitig die *Transformation* dieser im Licht neu gemachter Erfahrungen. Psychiatrische Theoriearbeit vermittelt tradierte Sprache *und* die Notwendigkeit zu sprachlichem Neuanfang, indem sie auf neue gesellschaftliche Herausforderungen reagiert. Im besten Fall verfolgt sie ein Woraufhin, hier das der Eröffnung neuer Freiheitsmöglichkeiten.

Sozial gelebte Freiheit und in der Sozialität gemachte kollektive Erfahrungen hängen zusammen. So kann eine soziale Epistemologie, basierend auf Forderungen sowohl nach der Berücksichtigung subjektiver Erfahrungen als auch nach epistemischer

Gerechtigkeit, Kritik daran leisten, dass Sinngebungsprozesse in der psychiatrischen Praxis verunmöglicht werden. Positiv gewendet, bedeutet das, dass gelingende psychiatrische Praxis die Integration biografischen psychischen Leidens erfordert, Erfahrungen kommunikativ intelligibel werden lässt und sozial geteilte Interpretationen subjektiver Erfahrung für andere in der Praxis erfahrbar und anerkennbar macht (siehe zum Zusammenhang von Erfahrung und sozialer Freiheit Croci u. a. 2022). Etwas »zur Sprache bringen« hat stets den Charakter des Handelns. Hannah Arendt warnt wie Jaspers vor Versuchen, das Wesen des Menschen oder die menschliche Natur als solche bestimmen zu wollen, oder man könnte sagen, begrifflich »festzustellen«, denn solche Versuche endeten zumeist mit »irgendwelchen Konstruktionen eines Göttlichen« (Arendt 2002, S. 21). Sie stellt hingegen sprachliches Handeln als den Kern menschlicher Interaktion und damit politischen Existierens dar. Kommunikation, also das »Finden des rechten Wortes im rechten Augenblick« (ebd., S. 36), entspricht der freiheitlichen Praxis einer gelingenden Psychiatrie.

Martin Heinze, Jahrgang 1961, ist Facharzt für Neurologie und Psychiatrie und arbeitet als Direktor, Chefarzt und Universitätsprofessor an der Hochschulklinik für Psychiatrie und Psychotherapie der Medizinischen Hochschule Brandenburg in Rüdersdorf. Er engagiert sich in Wissenschaft und Praxis in vielfältiger Weise für die Weiterentwicklung einer fachlich fundierten und personenzentrierten Psychiatrie. Kontakt: martin.heinze@immanuelalbertinen.de.

Literatur

Arendt, H. (2002): Vita activa oder Vom tätigen Leben. München: Piper.

Bachmann, I. (1993 a): Werke. Erster Band: Gedichte, Hörspiele, Libretti, Übersetzungen. München: Piper.

Bachmann, I. (1993 b): Werke. Vierter Band: Essays, Reden, vermischte Schriften. München: Piper.

Binswanger, L. (1957): Schizophrenie. Pfullingen: Neske.

Blankenburg, W. (1978): Grundlagenprobleme der Psychopathologie. In: *Der Nervenarzt,* 49, S. 140–146.

Blankenburg, W. (2007): Psychopathologie des Unscheinbaren. Berlin: Parodos.

Boehm, O. (2022): Radikaler Universalismus – Jenseits von Identität. Universalismus als rettende Alternative. Berlin: Propyläen.

Carel, H. & Kidd, I. J. (2014): Epistemic injustice in healthcare: a philosophial analysis. In: *Medicine, Health Care and Philosophy,* 17, 4, S. 529–540. DOI: 10.1007/s11019-014-9560-2.

Croci, G.; Schmidt, A.-M. & Schumann, F. (2022): Ohnmachtserfahrung und Meaning-Making – Transformationspotentiale von Erfahrung. Symposium Wissen und Erfahrung: Transformations- und Freiheitsräume partizipativer Psychiatrie. DGPPN-Kongress. https://www.researchgate.net/publication/367470965_Ohnmachtserfahrung_und_Meaning-Making_Transformationspotentiale_von_Erfahrung (23.04.2024).

Faissner, M.; Juckel G. & Gather J. (2021): Testimoniale Ungerechtigkeit gegenüber Menschen mit psychischer Erkrankung in der Gesundheitsversorgung. Eine konzeptionelle und ethische Analyse. In: *Ethik in der Medizin,* online veröffentlicht 16. November 2021. DOI: 10.1007/s00481-021-00666-7.

Foucault, M. (2009): Hermeneutik des Subjekts. Vorlesungen am Collège de France 1981/82. Frankfurt a. M.: Suhrkamp.

Fricker, M. (2009): Epistemic injustice: Power and the ethics of knowing. Oxford: Oxford University Press.

Gadamer, H.-G. (1960/1972): Wahrheit und Methode – Grundzüge einer philosophischen Hermeneutik. Tübingen: J. C. B. Mohr.

Heidegger, M. (1967): Brief über den Humanismus. In: Ders.: Wegmarken. Frankfurt a. M.: Klostermann.

Heinze, M. (2014): Die dialektische Betrachtungsweise in der Psychiatrie. In: Von Micali, S. & Fuchs, T. (Hg.): Wolfgang Blankenburg – Psychiatrie und Phänomenologie. Freiburg, München: Karl Alber, S. 33 – 54.

Heinze, M. (2023): Die Dialektik von Erfahrungs- und Fachwissen. Spannungsfelder von Wissensproduktion in der (Sozial-)Psychiatrie. In: *Kerbe – Forum für soziale Psychiatrie,* 3, S. 6 – 10.

Jaspers, K. (1913/1965): Allgemeine Psychopathologie. Berlin: Springer.

Jian, M. (2011): »Grenzt hier ein Wort an mich, so laß ich's grenzen«. Das Überschreiten der Grenze zum ersehnten Ideal in den späteren Gedichten Ingeborg Bachmanns. In: *Eurostudia – Revue transatlantique,* 7, 1/2, S. 181 – 190. DOI: 10.7202/1015020ar.

Lacan, J. (1987): Das Seminar, Buch 11: Die vier Grundbegriffe der Psychoanalyse. Berlin: Quadriga.

Parnas, J.; Sass, L. A. & Zahavi, D. (2013): Rediscovering psychopathology: The epistemology and phenomenology of the psychiatric object. In: *Schizophrenia Bulletin,* 39, 2, S. 270 – 277. DOI: 10.1093/schbul/sbs153.

Ritunnano, R. (2022): Overcoming hermeneutical injustice in mental health: A role for critical phenomenology. In: *Journal of the British Society for Phenomenology,* 53, 3, S. 243 – 260.

STRAUS, E. (1938/1960): Ein Beitrag zur Psychopathologie der Zwangserscheinungen. In: *Monatsschrift für Psychiatrie und Neurologie,* 98, S. 61–100. Wiederabgedruckt in: Ders.: Psychologie der menschlichen Welt. Berlin: Springer, S. 187–223.

WALDENFELS, B. (2000): Das leibliche Selbst – Vorlesungen zur Phänomenologie des Leibes. Frankfurt a. M.: Suhrkamp.

WITTGENSTEIN, L. (1989): Logisch-philosophische Abhandlung. Werkausgabe, Bd. 1. Frankfurt a. M.: Suhrkamp.

Der Ton macht die Musik – und verrät die Haltung

Eine Angehörigenperspektive

Susanne Heim

»Die Ärzte glauben,
ihrem Patienten sehr viel genützt zu haben,
wenn sie seiner Krankheit einen Namen geben.«
Immanuel Kant

Ja, manche Betroffene wie auch ihre nicht minder verunsicherten Angehörigen sind erleichtert, wenn das beängstigend Unerklärliche durch einen Begriff gebannt und scheinbar (be-)greifbar wird, demnach mutmaßlich auch behandelbar, heilbar. Doch wer sich an einer Diagnose festhält, zumal an einer psychiatrischen, bleibt daran hängen und letztlich auf der Strecke, weil sie den Blick verengt und dazu verführt, die Aufmerksamkeit nur noch auf Symptome zu richten, jede Lebensäußerung nach ihrem Krankheitswert zu befragen. Ein geradezu irrwitziges Beispiel aus dem realen Leben: »Da haben weder Arzt noch Pflegeteam gemerkt, dass eine Patientin schwerhörig war. Ihr Hörgerät war zur Reparatur und sie konnte es nicht abholen, weil sie ja auf der Geschlossenen war. Sie hat es immer wieder gesagt und auch die Adresse ihrer Tochter korrekt angegeben, aber offensichtlich hat jeder gedacht, die spinnt. Niemand hat sie wirklich wahr- oder gar ernst genommen. Sie ist dann als dement diagnostiziert worden, weil sie nicht richtig gehört und entsprechend zusammenhanglos reagiert hat!« (Sauter 2011, S. 286).

Was in der Psychiatrie als »saubere Diagnostik« gilt, wie sie ein Klinikarzt im Kölner Psychose-Forum einmal für unabdingbar erklärte, bezeugen allein schon so präzise Bezeichnungen wie »Störungen aus dem schizophrenen Formenkreis«, »endo-reaktive Depression« oder »Autismus-Spektrum-Störung«. Doch damit nicht genug. Was gemeinhin als Diagnose etikettiert wird, benennt genau genommen lediglich ein Syndrom, also die Zusammenfassung sichtbarer Anzeichen und Verhaltensweisen, die (auch) für eine Erkrankung typisch sind oder sein *können.* Das sagt jedoch noch nichts über deren Ursache aus und lässt auch offen, wer sich da gestört fühlt und wodurch. Diagnostik verlangt mehr, nämlich, beim griechischen

Wortsinn genommen: dia = hindurch, gnosis = Einsicht, Erkenntnis, Durchblick. Da bekommt die viel beschworene Krankheitseinsicht, die in der Psychiatrie den Patienten und Patientinnen abverlangt wird, eine ganz andere Bedeutung!

> »Wer nur Defizite wahrnimmt,
> hat eine defizitäre Wahrnehmung.«
> *Klaus Mücke (Psychotherapeut)*

Die psychiatrischen Schablonen vermitteln eine beschränkte, pathophysiologische Sichtweise, die eher verschreckt als ermutigt. Selbst dort, wo die Eindimensionalität gelockert wird, bleibt die Beschreibung negativ. Es macht schließlich einen gravierenden Unterschied aus, ob jemand bedauernswert vulnerabel ist oder eben besonders sensibel. Dass auch herausragende Fähigkeiten Leiden verursachen können – zumal solange ihre Begleiterscheinungen, also »Symptome«, (noch) nicht verstanden werden –, davon können beispielsweise viele Hochbegabte und ihre Familien ein vielstrophiges Lied singen. Doch niemand käme auf die Idee, ihre Begabung wegtherapieren zu wollen.
Das Vulnerabilitäts-Stress-Modell macht uns alle zu Opfern: Menschen mit einer psychiatrischen Diagnose zu Opfern ihrer störenden, manchmal verstörenden Verletzlichkeit; die mitleidenden Angehörigen zu Opfern der, von außen betrachtet, unverständlichen Versuche der Betroffenen, Überforderung abzuwehren. Sensibilität hingegen gilt an sich als durchaus erwünschte Gabe. Wenn jemand davon womöglich etwas zu viel abbekommen hat, können wir das eher als willkommenes Talent wertschätzen, das es zu schützen gilt. Dann können wir uns bereitwilliger darauf einlassen, um zu lernen, wie wir achtsam mit uns selbst und miteinander umgehen, um uns vor krank machenden Zumutungen zu bewahren – und das ganz ohne »Krankheitseinsicht«.
Falls für den Anfang einer »Behandlung« (auch) medikamentöse Unterstützung notwendig erscheint, lässt sich das eher akzeptieren als eine kurz angebundene Verordnung, garniert mit der Drohung, auf Jahre hinaus, wenn nicht sogar lebenslang auf Medikamente angewiesen zu sein und gegebenenfalls widrige Nebenwirkungen in Kauf nehmen zu müssen, weil nur damit ein »Rückfall« zu vermeiden sei. Auch besorgte Angehörige könnten der Situation entspannter und mit mehr Zuversicht begegnen, statt ständig in Habachtstellung auf Vorzeichen eines sich anbahnenden Rückfalls zu lauern.
Dieses Schreckgespenst sollte ohnehin schleunigst entmachtet und entstigmatisiert werden. Es ist im Übrigen ein Beispiel für die Doublebind-Botschaften, wie sie in der Psychiatrie noch vor nicht allzu langer Zeit den »schizophrenogenen« Müttern angelastet wurden.

»Rückfälle« sind keine Katastrophen, sondern legitime Stationen und Lernschritte auf dem Genesungsweg: Wenn ich meine Grenzen (be-)achten, womöglich auch Mut fassen soll, meinen Radius mit der Zeit Schritt für Schritt zu erweitern, dann muss ich meine Grenzen erst einmal kennenlernen (dürfen). Das geht aber nur, wenn ich sie zu spüren bekomme – indem ich gelegentlich daran stoße und zurückpralle oder sogar darüber hinausschieße und auf die Nase falle.

> »Ich bin nicht gescheitert –
> ich habe 10.000 Wege entdeckt, die nicht funktioniert haben.«
> *Thomas Alva Edison*

Es gilt also, allen Beteiligten und nicht zuletzt den Angehörigen zuversichtliche Gelassenheit zu vermitteln, statt mit vereinten Kräften sich selbst erfüllenden Prophezeiungen Vorschub zu leisten. Es gilt, mögliche Misserfolge nicht zu dramatisieren, sondern als Aufforderung zum Innehalten zu verstehen, um Stolpersteine zu identifizieren und gegebenenfalls das angestrebte Ziel und/oder das eingeschlagene Tempo zu modifizieren.

Unser Selbstverständnis kreiert unsere Denkbilder

»An der Sprache erkennt man das Regime«, so hat es Heinrich Mann formuliert. Solange die Psychiatrie (zu Deutsch: Seelenheilkunde) ihren eigenen Namen nicht ernst nimmt und sich vornehmlich als Reparaturwerkstatt für Hirnstoffwechselstörungen versteht, wird eine Veränderung der Ausdrucksweisen kaum zu neuen Einsichten führen oder gar zu einer besseren Behandlung. Da helfen auch so gut gemeinte, aber halbherzige Rollenspiele nicht wirklich weiter, mit denen Universitäten neuerdings ihren Studierenden ermöglichen, ärztliche Gesprächsführung zu trainieren: Solange es Berufschauspielern und Laiendarstellerinnen überlassen bleibt, anhand diverser Krankheitsbilder gebrieft in die Rollen von Patient*innen und Angehörigen zu schlüpfen, wird eine entscheidende Chance verschenkt, die eigentlich Sinn und Zweck solcher Übungen ist: nämlich Selbsterfahrung durch Rollentausch.

In unserem Falle hieße das: Die angehenden Ärzt*innen werden ermutigt, sich in das krisenhafte Erleben von Patient*innen oder das Miterleben Angehöriger einzufühlen, um so eine Idee davon zu gewinnen, welche Ansprache, welche Haltung ihnen selbst in einer solchen Situation guttun würde. Allein schon, dass bislang offenbar niemand auf die Idee gekommen ist, diese unkomplizierte

Kommunikationsübung vorzuschlagen, zeigt, wie sehr in der Psychiatrie noch immer – ängstlich? – am dichotomen Konzept von professionell Helfenden einerseits und Patient*innen andererseits festgehalten wird.

Mir blieb eine wesentlich heftigere Selbsterfahrung im echten Leben nicht erspart: Als suizidale Patientin unversehens zwölf Wochen lang einer turbulenten »Geschlossenen« ausgesetzt zu sein, das war für mich selbst und meine Gesundung in keiner Hinsicht hilfreich. Aber für den Umgang mit meinem Sohn und seinen psychischen Problemen habe ich dort unendlich viel gelernt: Ich habe meine fatalistische Erwartungshaltung über Bord werfen können und meine Unsicherheit gegenüber Menschen in psychischen Krisen verloren, weil ich erleben durfte,

- wie stark doch auch die Schwachen sind,
- wie hellsichtig die Verwirrten,
- wie sensibel realitätsbezogen sogar die Weggetretenen,
- kurzum: wie gesund die Kranken sind,
- und wie gut sie das professionelle Stationsteam kennen – besser als das gesamte Fachpersonal seine Schützlinge, um deren Gesundung sie sich doch alle verdient machen wollen.

Das gilt im Übrigen genauso für die Expert*innen des familiären Alltags, die Angehörigen der Erkrankten! Ohne deren opferbereiten »Freiwilligendienst« wäre unser ambulantes Versorgungssystem schon längst zusammengebrochen. Ihr personeller und finanzieller Einsatz wird gerne und ohne Rücksicht auf ihre eigenen Ressourcen in Anspruch genommen, aber kaum je anerkannt. Wie es ihnen damit geht, fragt sie im Bannkreis der Psychiatrie höchst selten jemand. Stattdessen werden sie auch heute noch allzu unbedacht abgewimmelt, mit dem wohlfeilen Verweis auf eine engstirnig interpretierte »Schweigepflicht«. Dabei richtet sich das Informationsbedürfnis zumeist gar nicht auf die vertraulichen Inhalte therapeutischer Gespräche. Auch Angehörige wissen Vertrauenswürdigkeit sehr wohl zu schätzen. Sie haben ihre eigenen Fragen: weil auch sie verunsichert sind, weil sie gute Genesungsbegleiter sein wollen, weil sie sich nicht durch womöglich »falsches« Verhalten neue Schuldvorwürfe einhandeln und alte, mühsam überwundene Schuldgefühle reaktivieren (lassen) wollen. Auch sie erhoffen sich vertrauenswürdige Gesprächspartner*innen, die ihren Patient*innen nicht unverzüglich unter die Nase reiben, was ihnen von den »krankheitseinsichtig« Rat suchenden Familienmitgliedern anvertraut wurde.

Angehörige erweisen sich oftmals als die einzigen verlässlichen, nicht ständig wechselnden Bezugspersonen, insbesondere wenn sie mit den Rekonvaleszent*innen zusammenleben oder in engem Kontakt »Betreutes Wohnen« in Eigenregie betreiben und finanzieren – inklusive Rufbereitschaft sieben Tage pro Woche rund um die Uhr, ohne Anspruch auf Vergütung, Freizeit und bezahlten Urlaub! Sie können auf der Gratwanderung zwischen notwendiger Unterstützung und behindernder Fürsorge keinen angemessenen Beistand zur Bewältigung des häuslichen Alltags leisten, wenn ihnen vorenthalten wird, wohin die Reise gehen soll. Angehörige müssen verstehen, welche Rolle sie beim Genesungsprozess spielen (sollen). Wie alle »Profis« im interdisziplinären Team müssen auch sie wissen, welchem Sinn und Zweck welche therapeutischen Maßnahmen dienen sollen und welche unerwünschten Begleiterscheinungen diese möglicherweise mit sich bringen. Und sie müssen gelegentlich ermutigt werden, ihre eigenen Bedürfnisse nicht zu vergessen und auf das eigene Wohlergehen zu achten, um sich vor Überforderung zu schützen. Nur so werden sie, selbst in schwierigeren Phasen noch, die Kraft aufbringen können, gelassen und zuversichtlich zu bleiben. Eine unaufgeregte Haltung, die eine positive Grundstimmung ausstrahlt, ist ja bekanntlich ein wichtiger, längst evidenzbasierter (!) Wirkfaktor für Gesundung – und die beste Rückfallprophylaxe.

Potenziale und Bedürfnisse der Angehörigen wahrnehmen

Man mag es nicht glauben und auch nicht mehr daran erinnern müssen: Bis heute wird keineswegs »schon« überall selbstverständlich beherzigt, was die Expertenkommission der Bundesregierung in ihrem Bericht zur Lage der Psychiatrie bereits 1988 unmissverständlich festgehalten hat: »Fachliche Hilfe ohne Einbeziehung der Familie geht in der Regel an der Sache vorbei.«

Angehörige kommen schließlich nicht nur mit lästigen Fragen, sie haben den beruflich Helfenden im Gegenzug auch einiges anzubieten. Sie kennen die Erkrankten in der Regel schon wesentlich länger als das Behandlungsteam, oft schon von Geburt an und aus gesunden Zeiten, jedenfalls bevor die Erkrankung die ganze Familie aus der Bahn geworfen hat. Sie haben den Prozess der Wesens- und Verhaltensänderungen mehr oder weniger hautnah miterlebt und miterlitten. Deshalb könnten Angehörige als (ge-)wichtige Ressource dienen, bringen sie doch, bei aller eigenen Hilfebedürftigkeit, bedeutsame Vorerfahrungen und Verständnishilfen mit, die den professionellen Umgang mit den Erkrankten erleichtern können. Wenn man ihre Hinweise denn wertschätzend zur Kenntnis und *wahr*nehmen würde. Zum Wohle aller Beteiligten.

Was hindert Menschen, die Heil- und Hilfeberufe wählen, daran, sich ihrem jeweiligen Gegenüber auch im psychiatrischen Kontext als (Mit-)Mensch zuzuwenden, ihm auf Augenhöhe zu begegnen? Warum gehört die Stärkung der

Empathiefähigkeit nicht als Pflichtmodul zu ihrer Ausbildung? Was soll man von einer »Wissenschaft« halten, die sich unentwegt auf Evidenzbasierung beruft, diese aber im Umgang mit ihrer Klientel geflissentlich ignoriert?

> »Man kann kein perfekter Arzt sein,
> wenn man selber nicht schon einmal Patient war.«
> *James Paget (britischer Mediziner; 1814 – 1899)*

Selbst in der expressis verbis somatischen Medizin hat sich längst herumgesprochen, wo und wie die Seele sich überall manifestiert und wie im Wortsinn *grund*-legend für den Erfolg jedweder Behandlung die Qualität der Beziehung ist, die im Wesentlichen wiederum die Haltung der Behandelnden widerspiegelt. Warum tun sich ausgerechnet psychiatrisch Tätige so schwer mit der Empathie? Manchmal hat man fast den Eindruck, sie müssten sich mit abstrakter, scheinbar wissenschaftlicher Sprache die Betroffenen und ihre Angehörigen regelrecht vom Leib halten. Ihre »Diagnosen« und Erklärungen über einen entgleisten Hirnstoffwechsel (eine Banalität ohne Erkenntnisgewinn, weil schließlich alle Seelenregungen mit Irritationen des Hirnstoffwechsels einhergehen) mögen als Kürzel für flotten Informationsaustausch zwischen Fachleuten oder als oberflächliche Orientierung geeignet sein. Zur Verständigung mit Menschen in Ausnahmesituationen taugen sie nicht. Darüber hinaus bestätigen selbst beruflich in der Psychiatrie Tätige, wenn sie Angehörige geworden sind, dass ihnen ein noch so umfassendes Fachwissen im Alltag zu Hause nichts nützt – schon gar nicht in akuten Krisen. Da sind Entängstigung gefragt und die Einordnung befremdlicher Erlebnisse. Ganz im Sinne der Kant'schen Definition: Erfahrung ist eine verstandene Wahrnehmung.

Alle Alltagssprachen, auch die unsere, sind reich an Begriffen und Metaphern für vielfältiges Erfahrungswissen, über das wir alle mehr oder weniger bewusst verfügen. Dazu gehören auch vorsprachliche Erfahrungen, die uns befähigen, zu hören, was eine Stimme untergründig nonverbal übermittelt.

Am Anfang war ja keineswegs das Wort. Vielmehr kam mit den Wörtern einst auch gleich die babylonische Sprachverwirrung in die Welt. Bevor wir Menschenkinder auf die Welt kommen und allmählich sprechen lernen, fühlen wir schon: Als Fötus nehmen wir bereits Wärme wahr, ab der 33. bis 36. Woche auch Geräusche wie den mütterlichen Herzschlag; bald erkennen wir Töne und Tonfolgen, die Stimme unserer Mutter ebenso wie ihre Stimmung, ihre Sprachmelodie. Kaum geboren, melden wir unsere Bedürfnisse durch Schreien an – und verdeutlichen deren Dringlichkeit, indem wir Lautstärke und Rhythmus entsprechend modulieren. Mit etwa zwei Monaten leiten wir dann mit der ersten »Lallphase« den verbalen Spracherwerb ein, um in der Regel mit rund acht Monaten unsere Eltern mit den ersten Wörtern zu beglücken.

Wir alle verstehen uns also bestens auf nonverbale Kommunikation. Weshalb wir uns schon als kleine Kinder weniger an das halten, was unsere Eltern und andere Respektspersonen sagen, sondern vielmehr an das, was sie tun, was sie uns vorleben – können wir doch am Ton erkennen, wie ernst und ehrlich ihre Worte gemeint sind. Je sensibler wir sind, desto empfänglicher unsere »Antennen« für die Sprachmelodie, die Musik hinter den Worten, für Zwischen- und Misstöne. Und wenn wir verstummen, weil uns die Worte fehlen oder verloren gegangen sind, können wir auch ohne sie kommunizieren – was unter anderem die heilsame Wirkung von Musik- und Kunst(-therapie) beweist und Edgar Selge 2023 in seinem Nachruf auf den Schriftsteller Martin Walser schildert: »In der letzten Zeit, als ihm Worte immer öfter fehlten, er aber umso stärker fühlte, konnte es sein, dass man einfach nur den Raum betrat und ihn dadurch zutiefst bewegte.«
Ja, uns Menschen verbindet weit mehr, als uns trennt. Es würde alles so viel einfacher sein, wenn wir uns darauf besinnen würden und uns dazu entschließen könnten, uns auf Augenhöhe achtsam und respektvoll zu begegnen. Gerne auch mit einem evidenzbasierten Lächeln! Viel wäre schon gewonnen, wenn beruflich Helfende in angespannten Situationen gelegentlich kurz innehielten und sich fragten: Wenn ich anstelle dieser Person in dieser Verfassung mit diesen Problemen konfrontiert wäre – wie würde ich mich fühlen? Was würde ich jetzt benötigen? Was würde mir guttun? Wetten, dass ihr Ton und ihr Blick sich verändern würden?! Und womöglich kämen sie auf die Idee, ihrem Gegenüber interessierte Aufmerksamkeit zu schenken, ihm anteilnehmend hilfreiche Fragen zu stellen, um gemeinsam nach einer guten, für alle Beteiligten bekömmlichen Lösung zu suchen: trialogisch, verbal, nonverbal, kommunikativ!

> »Der alte Arzt spricht Lateinisch, der junge Arzt spricht Englisch.
> Der gute Arzt spricht die Sprache des Patienten.«
> *Ursula Lehr (ehemalige Bundesministerin; 1930–2022)*

Susanne Heim, Jahrgang 1937, ist Gründungsmitglied des 1985 gegründeten Vereins »Rat und Tat« in Köln, der sich um die Bedürfnisse Angehöriger von Menschen mit psychischen Erkrankungen kümmert, sowie des Kölner Psychoseforums. Sie setzt sich seit vielen Jahren in vielfältiger Weise im Rahmen von Vorträgen und Publikationen für die Interessen der Psychiatrieerfahrenen und Angehörigen ein. Kontakt: heim@sozialpsychiatrie.de.

Literatur

HEIM, S. (1997): Exkurs: Heikle Themen. In: Deger-Erlenmaier, H.; Heim, S. & Sellner, B.: Die Angehörigengruppe. Ein Leitfaden für Moderatoren. Miteinander reden, voneinander lernen. Arbeitshilfe 12. Bonn: Psychiatrie-Verlag.

HEIM, S. (1998): Mythen, Moden, Missverständnisse. Psychotherapie und Angehörige in der Psychiatrie. In: *Soziale Psychiatrie,* 4, S. 13 f.

HEIM, S. (2000): Menschen wollen willkommen sein. Dem Pflegeteam ins Gästebuch geschrieben. In: Schädle-Deininger, H. & Wolff, W. (Hg.): Wegbeschreibungen. DENK-Schrift über psychiatrisch-pflegerisches HANDELN. Frankfurt a. M.: Mabuse, S. 125–129.

SAUTER, D. (2011): Auf ein Wort mit ... Susanne Heim. In: *Psychiatrische Pflege,* 17, S. 283–286.

SELGE, E. (2023): Bitte subjektiv. Konsens braucht Kampf: Martin Walsers Mut zur Debatte war sein größtes Geschenk an uns. In: *Die Zeit,* 33, 3. August 2023, S. 23.

Psychiatrische Narrative
Sprache und Selbsttäuschung im Fachgebiet

Stefan Weinmann

Sprachliche Bezeichnungen verleihen der Wirklichkeit um uns herum Sinn. Wie wir über die Welt um uns sprechen, offenbart unsere Bewertung, die immer subjektiv ist. Beschreibungen, auch wenn sie Gemeingut einer Gruppe von Menschen oder gar eines Fachgebiets geworden sind, tragen eine große Zahl von oft aus vergangenem Denken übernommenen Bedeutungszuschreibungen in sich, derer wir uns meist nicht bewusst sind. Sie lenken unsere Aufmerksamkeit auf bestimmte Aspekte der Umwelt und blenden andere aus. So können, wenn wir über Menschen sprechen, die zum Beispiel wenig Schlaf benötigen, viele und drängende Ideen haben, sich selbst überschätzen, Geld ausgeben oder ungeduldig oder übermäßig guter Stimmung sind, sehr unterschiedliche Bilder im Kopf entstehen, je nachdem, ob wir von »Hochstimmung«, von »Stimmungsschwankung«, von »Manie«, von »Angetriebensein«, von »zyklischer Psychose«, von »Bipolarität«, von »überschießender Kreativität« oder von »verrückten Ideen« sprechen. Die Beschreibung wird immer schon zur Bewertung und wirkt auf die bezeichnete Person zurück, auch wenn vermeintlich objektive Fachbegriffe verwendet werden.

Sprache verwendet oft Bilder und Symbole, auch wenn wir uns dessen nicht bewusst sind. Neurowissenschaftliche und psycholinguistische Untersuchungen haben in jüngster Zeit gezeigt, dass Sprachbilder solche Areale im Gehirn aktivieren, die mit der konkreten (wörtlichen) Bedeutung der im übertragenen Sinne verwendeten Begriffe verknüpft sind. Wenn Sätze mit einer übertragenen Bedeutung gehört werden, ist nicht nur der präfrontale Kortex (das Stirnhirn) aktiv, der für die komplexe Bedeutungsverarbeitung im Gehirn des Menschen zuständig ist. Vielmehr wird beispielsweise auch die motorische, also für Bewegungen zuständige Großhirnrinde aktiviert, die für die Steuerung derjenigen Körperteile verantwortlich ist, die Bestandteil der entsprechenden Gliedmaßen sind: Im Gehirn schwingt die wörtliche Bedeutung einer übertragenen Aussage mit (Pulvermüller 2003).

Dies verleiht der (manchmal gar nicht von uns als solche erkannten) metaphorischen Bezeichnung eine ungeheure Macht. Wenn wir etwa vom »Arm« des Gesetzes sprechen, wird das motorische Areal für den »Arm« aktiviert (auch wenn wir ihn nicht direkt bewegen). Dasselbe passiert, wenn wir davon sprechen, dass ein Patient »dünnhäutig« oder in psychotischem Zustand »raptusartig« in einen Erregungszustand geraten sei; bei letzter Bezeichnung denken wir das »wilde Tier« geradezu schon mit. Die Psychiatrie und die Psychotherapie sind voll solcher Metaphern (Schmitt & Heidenreich 2019). Diese, so falsch oder richtig, hilfreich oder schädlich sie auch sein können, haben durch die Emotionen, die sie hervorrufen, und den mit ihnen verbundenen Handlungsimpulsen erhebliche Auswirkungen auf die Beziehung zu den damit Bezeichneten. Wie wir in der Psychiatrie sprechen und schreiben, ist voller Vorurteile, und diese können negative Auswirkungen haben vor allem dann, wenn wir uns ihrer nicht bewusst sind.

Sprachliche Prägungen: der Kontext

Die Sprache, die wir als Kinder gelernt haben, prägt unser Denken lebenslang. Darauf weisen etwa jene Erfahrungen hin, die sich mit einem Export westlicher Psychotherapie in andere Kulturen gezeigt haben: Die Einordnung und die Verarbeitung von Erlebnissen hängen von ihrer Versprachlichung ab. Nicht nur, dass Übersetzungen problematisch und störanfällig sind und viel an Kontext mitübersetzt werden muss, damit keine Missverständnisse auftreten. Die Mitglieder einer anderen Kultur können auch ein anderes kognitives Muster im Kopf haben, sodass ein in bestimmten Kontexten stimmiges Wort oder ein stimmiger Satz in einem anderen Kontext vollkommen anderes auslöst. Schon die Struktur der Sprache selbst kann Wahrnehmungs- und Verständnisvorgänge beeinflussen.
Die chinesische Sprache etwa, in der viele gleiche Silben in unterschiedlichen Tonlagen ausgesprochen und je nach Stellung im Satz ganz Unterschiedliches bedeuten, zeigt symbolisch und sprachpraktisch, dass ein Mensch in einen sozialen Kontext eingebettet ist und ohne soziale Deutungen, Verpflichtungen und Unterstützungen nicht leben kann. Kaum jemand (im alten China) stand für sich selbst. Gesellschaft und Sprache erforderten eine erhebliche soziale Sensibilität: Sinn und Bedeutung mussten im Miteinander auch sprachlich erspürt und erschlossen werden (Simon u.a. 2011). Neben der Kontextsensibilität scheint die Ambiguitätstoleranz (Bauer 2018) in China und anderen Ländern erheblich größer zu sein (»high-context cultures«) als in Westeuropa: Vieles durfte nicht gesagt werden, weil soziale Regeln eingehalten werden mussten. Dinge, die kaum miteinander vereinbar waren, blieben nebeneinander bestehen, ohne gelöst zu werden. Diese Besonderheiten der Sprache wirken auch in die Art und Weise hinein, wie (heute) Psychotherapie durchgeführt wird.

Wenn in der westlichen Psychiatrie und Psychotherapie im Unterschied zu China etwa die Idealvorstellung von einem autonomen Individuum mit definierter Persönlichkeit und freiem Willen auch sprachlich zementiert wird und entweder von der »Biologie« oder der »Fehlanpassung« des Gehirns gesprochen wird, die mit einer psychischen Erkrankung verbunden ist, orientieren wir uns an vermeintlich stimmigen Kriterien dessen, wann ein Mensch »normal« funktioniert oder gestört ist. Wir blenden oft den Kontext aus. Wir sitzen einer Kausalitätsvorstellung auf, die immer wieder zu vermeintlich sicheren und verallgemeinerbaren wissenschaftlichen Erkenntnissen in Diagnostik und Therapie individueller psychischer Störungen führt. Entsprechend der Schlussfolgerung von Warnke in diesem Buch (»Wir müssen eigentlich so viele Sprachen unterscheiden, als es Individuen gibt«) möchte ich die folgende These anschließen: »Wir müssen eigentlich so viele psychische (besser: psychosoziale) Probleme unterscheiden, als es Individuen gibt.« Oder noch einmal anders ausgedrückt: *Ohne Kontext können wir allgemeine Muster psychosozialen Unwohlseins und damit psychische Störungen nicht begreifen.*

Konstruktionen und Kohärenzdruck im Fachgebiet Psychiatrie

Sprache in jeglicher Form ist immer auch eine soziale Handlung. Wir sprechen immer *zu jemandem* (sogar bei Selbstgesprächen). Damit stellt sich die Frage, wie wir angesichts der Erkenntnisprobleme und der unvermeidbaren Einflussnahme von Menschen auf Menschen Sachverhalte korrekt beschreiben können: Jede schriftliche oder mündliche Äußerung ist nicht nur Informationsaustausch, sondern immer auch *Beeinflussung* (siehe dazu auch den Beitrag von Peter Schneider in diesem Buch).

Sprache hilft uns in dem Unterfangen der Herstellung von Schlüssigkeit, Stimmigkeit und sozialer Konsistenz, indem sie das Denken strukturiert und in die eine oder andere Richtung lenkt, indem sie Wichtiges erwähnt und anderes verschweigt, Bewertungen abgibt und mittels bestimmter Bezeichnungen ganze Diskurse in verdichteter Weise zusammenfasst. Dies allerdings auch mit dem Ergebnis, dass manchmal die inneren Widersprüche und Unstimmigkeiten nicht mehr gesehen werden.

Dies gilt auch für die Strukturierung des psychiatrischen Fachgebiets. Wir betreiben Psychiatrie auf eine bestimmte Art und Weise, weil wir Begrifflichkeiten und sprachlich als Engramme (neuronal abgespeicherte Gedächtnisspuren) verinnerlichte Denkmuster in uns tragen, die professionelles Denken und Handeln in eine Richtung lenken, die denjenigen sinnvoll und richtig erscheint, die das Fach prägen. Betrachtet man aber einmal das Fachgebiet mit größerer Distanz, dann könnte etwa der Umgang mit Menschen, die wir als Patient*innen vor uns sehen, auch ganz anders aussehen (Weinmann 2019). Wer sagt uns denn, dass oder wann Depressivität krankhaft ist und behandelt werden muss und wann nicht? Wann Schüchternheit zur Krankheit »soziale Phobie« wird? Wer sagt uns, wann psychotisches Denken vor psychologischen Verletzungen schützt und wann es zur Gefahr wird? Vielleicht dann, wenn der Realitätsbezug zu sehr nachlässt – aber was ist »zu sehr«? Die Kategorisierungen und kognitiven Hilfsstrukturen in der Psychiatrie sind stark von der Historie des Fachgebiets beeinflusst (siehe Heinz 2014): Gerade die psychiatrische Sprache ist historisch immer relativ und gebunden an Wissensentwürfe, deren Rahmen das Fach selbst (sicher auch mit einer Intention der Selbstwertstärkung ihrer Mitglieder) *gesetzt* hat (siehe dazu den Beitrag von Ingo Warnke in diesem Buch).

Dies wird besonders deutlich dort, wo die Konstruktionen des Fachgebietes *nicht* mehr in sich stimmig sind: warum trotz »wirksamer« moderner Psychopharmaka so große Vorbehalte existieren, sie einzunehmen; warum Menschen die ihnen verordneten Medikamente nicht einnehmen (»fehlende Krankheitseinsicht«); warum wir trotz intensiver neurobiologischer und entwicklungspsychologischer Forschung immer noch nicht wissen, weshalb Menschen eine »Schizophrenie« oder »Depression« entwickeln oder warum der eine von einer spezifischen Psychotherapie profitiert und die andere nicht (»Komplexität des Gehirns«).

Es liegt nahe, sich hier auch die Verdrängung, Verleugnung oder gar die Selbsttäuschung einer sich als wirksam und modern begreifenden Psychiatrie anzusehen. Ursachen und Wirkungen sind in der Epidemiologie körperlicher Erkrankungen und ihrer Behandlung aufgrund der Vielfalt der potenziellen Einflussfaktoren an sich schon schwer nachzuvollziehen. Dies gilt umso mehr für die Psychiatrie. Hier ist die kognitive Dissonanz zwischen Anspruch und Wirklichkeit besonders groß, sodass immer wieder von einer Krise des Fachgebiets gesprochen wird (Kleinman 2012). Da wir so wenig über Menschen wissen, die zu Patient*innen geworden sind, als Therapeut*innen sie gleichzeitig aber behandeln müssen, brauchen wir Denkschablonen, Vorstellungshilfen und *nützliche, praktikable* Konstrukte, die wir für die Wahrheit halten: *Heuristiken.* Diese sind jedoch lediglich nützlich und müssen nicht die Wahrheit abbilden, sondern sind möglicherweise nur der *zweckmäßigste Irrtum* (Watzlawick 2021).

Selbsttäuschung

»Selbsttäuschung« ist schwer zu definieren. Jeder der teilweise synonym verwendeten Begriffe wie Selbstüberschätzung, Selbstbetrug, Verdrängung, kognitive Dissonanz, kognitive Verzerrung oder Fehlschluss bezeichnet jeweils einen besonderen Aspekt, bei dem Selbsttäuschung eine Rolle spielen kann. Offensichtlich ist, dass bei der Selbsttäuschung Täuschender und Getäuschter *dieselbe* Person sind. Und wenn ich dem Täuschenden eine Absicht unterstelle, so fragt man sich, warum und wie dieselbe Person, die manipuliert, an sich selbst diese Manipulation nicht erkennen kann. Gibt es da verschiedene Ebenen einer Person? Müssen wir, etwa an Freud denkend, von verschiedenen Persönlichkeitsschichten (Über-Ich, Ich, Es) oder verschiedenen, mehr oder weniger voneinander wissenden Persönlichkeits*anteilen* innerhalb des Subjekts ausgehen, die sich nur bedingt informieren? Welche Funktionen übernimmt eine Selbsttäuschung für den sich Täuschenden?

Das philosophische Paradoxon, dass man nicht gleichzeitig denselben Sachverhalt sowohl glauben als auch nicht glauben kann (siehe Hügli 2017), bleibt nur ein solches, wenn man vom Menschen als vollständig rationalem Wesen ausgeht. Das ist er aber nicht, denn das menschliche Gehirn ist ein soziales, das der Verarbeitung und Anpassung an komplexe soziale Systeme dient (Fuchs 2021). Und hier spielen Emotionen eine entscheidende Rolle: Denken und Fühlen sind keine künstlich getrennten geistigen Funktionen. Vielmehr wird der Verstand vom Gefühlsleben beeinflusst (gar »benutzt«): Beide Aspekte des Menschseins nutzen sprachliche und nonverbale Kommunikation auf taktische und kooperative Weise.

Sich selbst zu »belügen« kann daher einen Sinn haben: Evolutionsbiologen wie Robert Trivers meinen, dass die Selbsttäuschung die beste Form der manipulativen Täuschung sei: Man sei am überzeugendsten für andere, wenn man selbst an die proklamierten (falschen) Wahrheiten glaubt, denn dann betrachten andere sie eher für wahr oder gültig, als wenn man zögert oder bewusst täuscht. Dies ist ein unbewusster Prozess (Trivers 2011). Wenn man selbst an den Unsinn glaubt, den man anderen vermitteln möchte, ist man nicht mehr damit beschäftigt, die »gewusste« Wahrheit zu unterdrücken. Der »mental load« ist dann geringer und man verrät sich weniger etwa durch eine unsichere Stimme, durch Versprecher, Zittern oder Schwitzen.

»Framing« – Täuschung, Selbsttäuschung und Aufmerksamkeitslenkung

Die Geschichte der Depression und der Antidepressiva in Japan zeigt uns, wie nahe Täuschung und Selbsttäuschung beieinanderliegen: Bis in die 1990er-Jahre wurde die Melancholie in Japan als etwas Spirituelles und nicht Krankhaftes und eine niedergedrückte Stimmung als etwas angesehen, was akzeptiert werden sollte und zum Alltag gehört, keinesfalls aber eine medizinisch-psychiatrische Bedeutung hat. Die konfuzianische Tradition, die starke Bedeutung der Familie und eine eher kollektivistische, von außen, also der Bezugsgruppe, gesteuerte Sicht des Lebens führten dazu, dass Menschen in Japan bei trauriger Stimmung nicht primär daran dachten, dass etwas mit ihrem Gehirn nicht stimmt oder sie gar eine chemische Substanz benötigten (Ihara 2012). Dem entsprachen sprachliche Benennungen wie »ki ga omoi« (schwerer Geist) oder »ki ga harenai« (umwölkte oder verhangene Stimmung). Die öffentliche Haltung zu einem Begriff wie »Depression« war wegen des Stigmas und der negativen Konnotation eher ablehnend, was dazu führte, dass sich viele Menschen auch gar nicht als depressiv *erlebten* und auch nicht *bezeichneten.*

Erst als sich im Jahr 2000 die Firma GlaxoSmithKline entschied, den Absatz für Antidepressiva in Japan zu steigern (und das Medikament »Paxil« zu verkaufen), startete die Firma eine große Kampagne. Diese bestand im Wesentlichen darin, einen neuen Namen (»kokoro no kaze«: »Schnupfen der Seele«) zu vermarkten, um über die bessere Akzeptanz der *Krankheit* auch die (im Wesentlichen falsche) Serotonin-Hypothese in die Bevölkerung und das Fachgebiet zu bringen und die Nachfrage nach Antidepressiva zu erhöhen. Das Ziel wurde erreicht, und die Zahl der diagnostizierten »Depressiven« stieg von 441.000 im Jahre 1999 auf über eine Million im Jahre 2003 mit entsprechender Umsatzsteigerung von Antidepressiva (Ihara 2012). Auch viele japanische Ärzte und Patientinnen und Patienten begannen, an die immense Bedrohung durch die Epidemie der Depression, die sie vorher nie so erkannt oder bezeichnet hätten, zu glauben. Dies ist ein Beispiel, wie durch sprachliches »Framing« Prozesse kollektiver (Um-)Bewertung angestoßen wurden mit fraglichem Nutzen: Durch mehr »Aufklärungsarbeit« und die medikamentöse Behandlung hat Depressivität in Japan nicht abgenommen.

Kognitive Verzerrungen

Wenn wir hier von Täuschung und Selbsttäuschung sprechen, geht es nicht um eine Anklage, vielmehr um Sensibilisierung. Auch das Fachgebiet, das sich im therapeutischen Prozess ja oft mit der Sichtbarmachung von Selbsttäuschungen bei Patientinnen und Patienten beschäftigt, ist vor kognitiven Verzerrungen nicht gefeit.

Kognitive Verzerrungen sind Denkfehler, die eine evolutionsbiologische Wurzel haben. Da der Mensch sich schon immer an sich rasch verändernde Umwelten anpassen und Gefahren schnell erkennen musste, um zu überleben oder sich einen Vorteil zu verschaffen, arbeitet das Gehirn mit Mustern, Automatismen und Schemata. Wahrnehmungs-, Erkenntnis- und Bewertungsvorgänge, mithin ein großer Teil unserer Kognition, laufen unterbewusst und automatisiert ab und sind in sprachlichen Mustern gespeichert. Der Sozialpsychologe Daniel Kahnemann nannte dieses eher intuitiv und emotional geprägte Denken »schnelles Denken«, im Unterschied zum »langsamen Denken«, das bewusster, logischer und berechnender sei, aber eben mehr Zeit brauche (Kahnemann 2016). In der Wissenschaft spricht man von »Heuristiken« – Methoden, um mit begrenzten Informationen und wenig Zeit zu wahrscheinlichen Aussagen und pragmatischen Lösungen zu kommen. Diese Heuristiken sorgen dafür, dass wir in der täglichen Flut an Informationen nicht überlastet werden. In den meisten Fällen sind diese heuristischen Vorgehensweisen nützlich und erbringen das erwartete Ergebnis, führen daher zu einer befriedigenden Problemlösung. Sie können jedoch auch zu erheblichen Fehleinschätzungen und Verzerrungen führen.

Typische, durch Sprache vermittelte und für die Psychiatrie möglicherweise relevante Denkfehler sind:

Der Wahrheitseffekt: Wir glauben einer Aussage umso mehr, je öfter sie wiederholt wird.. Wir erkennen sie wieder, und die Aussage erscheint uns vertrauter und damit wahrer. Dies trifft beispielsweise auf Aussagen in Lehrbüchern oder Vorträgen zu, in denen Unbewiesenes wiederholt wird, was suggeriert, dass es sich um gesicherte Wahrheiten handelt: »Die Schizophrenie ist eine genetisch bedingte schwere psychische Erkrankung. Grundpfeiler der Behandlung der Schizophrenie sind Antipsychotika. Daneben existieren eine Reihe anderer Behandlungsmethoden …«. Unterschlagen wird, dass es »die Schizophrenie« nicht gibt, sie möglicherweise keine »Erkrankung« ist, dass Hinweise auf genetische (Mit-)Ursachen schwach und widersprüchlich sind, dass Antipsychotika eher unterstützend im Rahmen einer gesamten Behandlungsstrategie wirksam sein können, dass die »anderen Behandlungsmethoden« möglicherweise wirksamer sind etc.

Der Bestätigungsfehler: Menschen wählen Informationen, sogar wissenschaftliche Studien, aus und deuten sie auf eine Weise, dass dies zu der eigenen Überzeugung passt. Andere Informationen, die unseren Überzeugungen widersprechen, werden dagegen eher übersehen oder ignoriert. Bei der Vielzahl der veröffentlichten Studien (etwa zur Wirksamkeit von Antidepressiva oder bestimmten Psychotherapien) wird derjenigen Studie der Vorrang gegeben, die der eigenen Meinung entspricht und sie bestätigt. Andere werden beispielsweise in der Methodik kritisiert oder gar nicht wahrgenommen.

Kognitive Dissonanz: Dies sind gedankliche Ungereimtheiten und daraus folgende unangenehme Gefühle, die entstehen, wenn Wunschdenken und Realität nicht übereinstimmen oder zwei Wahrnehmungen nicht »auf einen Nenner« zu bringen sind. Neue Informationen geraten mit vermeintlichem Wissen in Konflikt, was für Unwohlsein sorgt. Zusätzlich zum bloßen Ignorieren existieren zwei Reaktionen auf die kognitive Dissonanz:

- die Überzeugung an die Realität anzupassen,
- die Informationen so zu deuten, dass die eigene Überzeugung wahr bleibt.

Jean Piaget nannte dies bei Kindern »Akkomodation« versus »Assimilation«. Ein Beispiel für eine Akkomodation ist die Verwendung von Benzodiazepinen zur Behandlung von Depressionen und Angsterkrankungen. In den 1960er-Jahren wurden Benzodiazepine von Psychiatern enthusiastisch begrüßt und wegen ihres angstlösenden Effekts ohne direkt sichtbare Nebenwirkungen immer mehr verschrieben. In den Siebzigerjahren waren sie die meistverschriebenen Psychopharmaka (Wick 2013). Es dauerte viele Jahre, bis das erhebliche Abhängigkeitsrisiko wahrgenommen, das heißt Studien durchgeführt und akzeptiert wurden, die das zeigten, was dann zur Verbannung dieser Substanzen in der Langzeittherapie führte. Dies war erst möglich, als sich durch das Aufkommen von Serotonin-Wiederaufnahmehemmern (SSRI) neue Möglichkeiten der biologischen Behandlung von Angsterkrankungen boten.

Die SSRI sind wiederum ein gutes Beispiel für eine Assimilation. Der Befund etwa, dass eine antidepressive Behandlung mit SSRI das Risiko von Suiziden und Suizidversuchen erhöhen kann, ist mittlerweile kaum anzweifelbar. Ein großer systematischer Review aller relevanten randomisierten Langzeitstudien von mindestens dreimonatiger Dauer ergab den Befund, dass sich in den Studienarmen, in denen die depressiven Studienteilnehmer*innen Antidepressiva bekamen, die Teilnehmenden fünfmal häufiger umbrachten als in den Studienarmen mit einem Placebomedikament (Braun u. a. 2016). Die Rate an Suizidversuchen war in den Antidepressiva-Armen neunfach höher. Aufgrund der geringen Fallzahl ist statistische Signifikanz kaum erreichbar. Die Autoren schlussfolgern allerdings, dass es keine Evidenz gäbe, dass Antidepressiva Suizide und Suizidversuche »reduzieren« – und schlossen später in ihrer Publikation auch nicht ganz aus, dass die Medikamente sogar zu einem höheren Risiko führen (ebd.). Sie versuchten aber, dem Befund die Spitze zu nehmen, indem sie schrieben, dass die Suizidrate in den Studien insgesamt derjenigen entspräche, die aufgrund epidemiologischer Studien bei depressiven Menschen »zu erwarten« wäre. Entsprechend sollten Therapeuten nicht »nur« auf Antidepressiva bauen, wenn Suizidalität zu behandeln sei, sondern zeitlich befristet Benzodiazepine »dazugeben«.

Hinter der Bevorzugung von Assimilation gegenüber Akkomodation kann die Zurückhaltung stecken, von langjährig gelebten Überzeugungen Abstand zu nehmen – aber auch ein handfester Interessenkonflikt bis hin zu finanziellen Einbußen, wenn eine neue Haltung vertreten wird und dies zu Rechtfertigungsdruck führt..

Weitere Verzerrungen sind *Ankerheuristiken* (die erste Einschätzung bestimmt die zweite Einschätzung, die sich eher in der Nähe der ersten bewegt), Attributionsfehler (die Tendenz, den Einfluss von Persönlichkeit und Meinung auf das Verhalten zu überschätzen und äußere Einflüsse zu unterschätzen), *Überzeugungsbias* (die Einschätzung der Stärke von Argumenten anhand der Glaubwürdigkeit der Person anstatt anhand der logischen Korrektheit der Argumente), *konzeptioneller Konservatismus* (das hartnäckige Beharren auf einer älteren These trotz Widerlegung durch neue Daten, etwa bei der Monoaminmangelhypothese der Depression).

Wissensnetzwerke in der Psychiatrie

Meinungsführerinnen und anerkannte Experten des Fachgebietes, meist in Kliniken Tätige, fassen ihr Wissen und ihre Beobachtungen und die in ihren Interessengruppen und Fachgesellschaften geteilten Bewertungen von Daten und Studien in einem Denkgebäude zusammen, das in der Folge als Kanon im Sinne einer vergleichsweise verbindlichen Regel dient. Sie schreiben Übersichtsartikel, Lehrbücher und Behandlungsleitlinien. Sie beeinflussen Forschungsmethoden und -förderprogramme (die oft die eigenen Hypothesen beforschen), definieren Aus- und Weiterbildungsinhalte und prägen andere Mitglieder des Fachgebiets durch ihre Macht- und/oder Wissensposition. Was im Mainstream gewusst und damit auch gesagt wird, ist Ausdruck netzwerkartiger kognitiver Strukturen. Fachgesellschaften, Kongresse, Übersichtsartikel, Stellungnahmen, Forschungsförderungs- und Begutachtungsnetzwerke spielen hier eine große Rolle.

Die meisten Studien in der Medizin, insbesondere in der Psychiatrie, liefern falsche Ergebnisse (siehe Ioannidis 2005, 2008), da Laborbedingungen in der klinischen

Psychiatrie nicht herstellbar sind, die potenziellen Einflussfaktoren auf psychisches Wohlergehen zahlreich sind und die Art und Weise, wie Forschungsfragen gestellt werden, das Ergebnis oft vorwegnehmen. Da aber immer mehr Studien publiziert werden, scheint immer genügend »Evidenz« vorhanden. Eine Grenze zwischen Selbsttäuschung und Täuschung ist daher in unserem Fachgebiet oft schwer zu ziehen: Zu fast jeder Hypothese und jedem Vorurteil gibt es passende Studien, die sie bestätigen. Eine methodisch solide Untersuchung, etwa eine randomisierte kontrollierte Studie, verringert das Risiko falscher Ergebnisse und Schlussfolgerungen; wichtiger für das Ergebnis als die Methodik erscheint aber die Art der *Forschungsfrage* (Gupta 2014). Nachdenklich werden sollte man dann, wenn Forschende die von ihnen vertretene Therapie oder die von ihnen produzierten Studienergebnisse und die Interpretation dazu als die einzig wahren oder überlegenen darstellen, ohne die Lesenden darüber aufzuklären, dass andere Bewertungen durchaus möglich wären oder andere Verfahren mindestens ebenso erfolgreich sein könnten (aber von ihnen selbst nicht angeboten werden).

Psychiatrische Narrative – Herstellung von Tatsachen durch Sprache

Wie Ingo Warnke im vorliegenden Buch mit Verweis auf Ludwik Fleck betont, sind wissenschaftliche Tatsachen nicht allein als Ergebnis persönlich ungebundener Erkenntnis zu verstehen, sondern werden in »Denkkollektiven« produziert, die einem spezifischen Denkstil entsprechen bzw. diesen hervorbringen – diese Art zu denken ist wiederum an einen spezifischen Sprachgebrauch gebunden: »Eine bestimmte Sprache bringt bestimmte wissenschaftliche Tatsachen hervor.«

Bei diesem Vorgang ist immer auch Selbsttäuschung im Spiel: Durch sprachliche Benennungen und Bewertungen ordnet der psychiatrisch Forschende die Phänomene der beobachteten Welt so, dass bestimmte *Kausalitätsketten* resultieren. Studien, also Experimente zum Nachweis von Zusammenhängen, werden oft so konstruiert, dass hypothesenkonforme (erwartete) Ergebnisse herauskommen. Konsequent gedacht, spricht vor allem bei nicht naturwissenschaftlichen Fächern wie der Psychiatrie, die ja ganz wenige objektive Messmethoden besitzt (Hasler 2015, 2023), vieles für die Behauptung: Nicht Methoden (sprich Studien) schaffen Wahrheit, sondern das Vorverständnis von Wahrheit schafft Methoden.

Hier spielen immer wieder replizierte und positionierte Schlüsselwörter und -sätze eine nicht unerhebliche Rolle. Der Sprachwissenschaftler Gerd Antos spricht von sogenannten Teflon-Wörtern (Antos 2014). So wie eine Teflonpfanne das Anbacken verhindert, so prallt auch jede Infragestellung und Kritik an diesen (Fach-)Wörtern ab. Sie verführen (oft mit einer psychologisch verfeinerten Metaphorik) dazu, ihnen Glauben zu schenken, weil sie unser Denken kolonisieren und damit überzeugend und unwiderstehlich werden. Sie werden falsifikationsresistent, weil wir nicht (oder nicht ausreichend) merken, dass sie vom einen in einen anderen Kontext übergegangen sind, in den sie nicht passen, den sie aber passend machen. Sie üben eine positive Magie aus, obwohl ihr semantischer Gehalt gering ist.

Ein Beispiel hierfür sind die Studien zur Langzeitwirksamkeit von Antipsychotika und Antidepressiva. Die meisten Langzeitstudien zur Frage der »rückfallverhindernden« Wirkung von Antipsychotika sind verfälscht, da das Design der Studien so angelegt ist, dass nach Einstellung aller Studienteilnehmer*innen auf Antipsychotika (in der »Akutphase«) für die »Langzeitphase« in der Placebogruppe das Antipsychotikum relativ rasch reduziert und abgesetzt wird, während es in der »Aktivgruppe« weitergegeben wird. »Aktiv-« oder »Experimentalgruppe« impliziert schon die Vorwegnahme des Ergebnisses.

Da, wie man inzwischen weiß (Moncrieff 2006), das Gehirn in der Akutphase auf die Dopaminblockade durch das Antipsychotikum mit einer Heraufregulierung von Dopaminrezeptoren und mit einer gesteigerten Empfindlichkeit der Rezeptoren reagiert, treten bei zügigem Absetzen in der Placebogruppe sogenannte Absetzpsychosen oder »Rebound-Psychosen« auf, die aber sprachlich als »Rückfall« gewertet werden. Dies sind künstliche Rückfälle, die das Ergebnis verfälschen und zur »Überlegenheit« der »Aktivgruppe« beitragen. Wenn langsam und individualisiert reduziert würde, träte dieser Effekt weniger stark auf, was dazu führt, dass die »Rückfall«-Wahrscheinlichkeit bei Reduktionen mittel- und langfristig nicht größer ist bzw. sich das psychosoziale Funktionsniveau bei Dosisreduktion nach einigen Jahren im Vergleich zur langfristigen Verschreibung von Antipsychotika sogar verbessert (Wunderink u. a. 2013). Allerdings zeigt eine neuere Studie (ähnlich derjenigen von Wunderink), dass sich eine Verbesserung der sozialen Funktionen nach Reduzieren von Antipsychotika nach zwei Jahren noch nicht zeigen lässt (vielmehr ein erhöhtes Risiko für klinische Verschlechterungen), sondern vermutlich erst nach längerer Zeit (Moncrieff u. a. 2023).

Solche Forschungsstrategien sind immer auch sprachlich entsprechend strukturiert. Im Beispiel wird das, was hypothetisch im Gehirn und im Verhalten der betroffenen Studienteilnehmenden passiert, sprachlich »geordnet«: Es wird von *Akutphase* und *Langzeitphase* gesprochen, von *Akutbehandlung* und *Rückfallprophylaxe*. Verschlechterungen des psychischen Zustandes (teilweise wegen des abrupten Weglassens der Medikamente, auf die sich das Gehirn eingestellt hat) werden als *Rezidiv, Rückfall* oder *Wiedererkrankung* gewertet und eben nicht als *Entzugssymptom*. In den Publikationen dieser Ergebnisse werden dann Begriffe wie »klinische

Überlegenheit«, »rezidivprophylaktische« Wirkung von Antipsychotika etc. immer und immer wieder verwendet, und zwar im Rahmen der Verdinglichung dessen, was mit den Menschen passiert. Alternative Benennungen wie »Entzugssymptome«, »Absetzphänomene«, »iatrogene« Effekte werden als Erklärungsmodelle vermieden bzw. tabuisiert (»Antipsychotika machen nicht abhängig, da kein Verlangen nach den Substanzen auftritt«) (Lehmann 2023), sodass sich Bewertungen durchsetzen, die erst bei erheblicher kognitiver Dissonanz im Sinne einer Akkomodation korrigiert werden können, wenn ein anderes Erklärungsmodell gefunden wurde. Wenn es für Vertreter der bisherigen Thesen einer Wirksamkeit unserer Behandlungen schwer ist, die Möglichkeit zuzulassen, dass beispielsweise durch die Medikation Langzeitverläufe mit immer wiederkehrenden Verschlechterungen sogar *gefördert* werden können (vgl. Silvestri u. a. 2000), ist eine sprachliche Leitung des Denkens (des Denkstils) von großer Bedeutung.

Gegenstrategien

Neutrales oder »korrektes« Sprechen und Schreiben ist auf unserem Fachgebiet kaum möglich. Wir können aber im Sinne einer größeren Sprachsensibilität auf eine möglichst interessenfreie oder zumindest behutsame Sprache achten. Gleichzeitig sollten (auch selbstverständlich erscheinende) häufig verwendete Begriffe in der Ausbildung und psychiatrischen Praxis immer hinterfragt und es sollte ihre Geschichte mitgedacht werden. Meistens wird sichtbar, wie Deutungs- und Sprachhoheiten entstanden sind: Realität entsteht auch durch das Ausbleiben von Widerspruch. Wer am Verkauf oder der Vermarktung von Psychopharmaka, psychotherapeutischen oder anderen Methoden und Produkten verdient, indem er beispielsweise gut bezahlte Vorträge halten darf, die von Pharmaunternehmen gesponsert werden, oder direkt an Psychotherapiemanualen verdient, kann nicht mehr vollständig interessenoffen denken. Er oder sie wird auch bestimmte sprachliche Frameworks nutzen, die dazu dienen, die Marktdurchdringung der Produkte psychologisch zu fördern, Menschen an diese zu binden und die eigenen Bewertungen und Präferenzen zu »Standards« werden zu lassen. Forschung von Personen mit direkten und vor allem finanziell relevanten Interessenkonflikten ist nicht vollständig unabhängig.

Psychiatrisch Tätige sollten nicht nur in (aus der Medizin stammender) Evidenzbasierung ausgebildet werden und experimentelle wissenschaftliche Studien lesen und bewerten können, sondern auch linguistische, anthropologische, soziologische und andere sozialwissenschaftliche methodische Kenntnisse besitzen, um durch

diese Vielfalt die Relativität der jeweiligen Wirklichkeitserklärung beurteilen zu können (Kleinman 1991).
Wir sollten immer danach fragen, welche Bezeichnungen unsere Patientinnen und Patienten für ihre Probleme bevorzugen. Bezeichnungen aus »first person accounts« (Berichten aus erster Hand, also von Psychiatrieerfahrenen) und die sensible Achtung der Sprache von Betroffenen sind mächtige Instrumente gegen Selbsttäuschung in psychiatrischen Teams und in der Ausbildung. Wenn Betroffene die Arbeit in den psychiatrischen Teams mitbestimmen, verfügen wir über Korrektive und zusätzliche Perspektiven. Die gemeinsam mit den Betroffenen unternommene Diskussion und die kooperative Festlegung von Zielen und Methoden psychiatrischer Behandlung werden sich in einer anderen Sprache niederschlagen, die weniger von »Expertentum« und damit zumindest weniger von Selbsttäuschung geprägt ist.

Stefan Weinmann, Jahrgang 1971, ist Gesundheitswissenschaftler und arbeitet am universitären Zentrum für Integrative Psychiatrie in Lübeck.. Eines seiner Bücher wirbt für eine breite gesellschaftliche Diskussion und Einbettung der Psychiatrie: *Die Vermessung der Psychiatrie* (2019), Köln: Psychiatrie Verlag. Kontakt: stefan.weinmann@yahoo.de.

Literatur

Antos, G. (2014): Wie Sprache Entscheidungen (vor)prägt: Zum Einfluss und zur Rhetorik kollektiver Selbsttäuschungen. In: Information – *Wissenschaft & Praxis,* 65, S. 156–162.

Bauer, T. (2018): Die Vereindeutigung der Welt. Über den Verlust an Mehrdeutigkeit und Vielfalt. Ditzingen: Reclam.

Braun, C.; Bschor, T.; Franklin, J. & Baethge, C. (2016): Suicides and suicide attempts during long-term treatment with antidepressants: A meta-analysis of 29 placebo-controlled studies including 6,934 patients with major depressive disorder. In: *Psychotherapy and Psychosomatics,* 85, S. 171–179.

Fuchs, T. (2021): Das Gehirn – ein Beziehungsorgan. Stuttgart: Kohlhammer.

Gupta, M. (2014): Is evidence-based psychiatry ethical? Oxford: Oxford University Press.

Hasler, F. (2015): Neuromythologie. Eine Streitschrift gegen die Deutungsmacht der Hirnforschung. Bielefeld: Transkript Verlag.

Hasler, F. (2023): Neue Psychiatrie: Den Biologismus überwinden und tun, was wirklich hilft. Bielefeld: Transkript Verlag.

Heinz, A. (2014): Der Begriff der psychischen Krankheit. Frankfurt a. M.: Suhrkamp.

Hügli, A. (2017): Selbsttäuschung – und was sie über uns Menschen sagt. In: Angehrn, E. & Küchenhoff, J. (Hg.): Selbsttäuschung. Eine Herausforderung für Philosophie und Psychoanalyse. Weilerswist-Metternich: Verlag Velbrück, S. 15 – 35.

Ihara, H. (2012): A cold of the soul: A japanese case of disease mongering in psychiatry. In: *International Journal of Risk & Safety in Medicine,* 24, S. 115 – 120.

Ioannidis, J. P. (2005): Why most published research findings are false. In: *PLoS Medicine,* 2, 8, e124.

Ioannidis, J. P. (2008): Effectiveness of antidepressants: an evidence myth constructed from a thousand randomized trials? In: *Philosophy, Ethics, and Humanities in Medicine,* 3, 14, S. 1 – 9.

Kahnemann, D. (2016): Schnelles Denken – langsames Denken. München: Siedler Verlag.

Kleinman, A. (1991): Rethinking psychiatry: From cultural category to personal experience. New York: Free Press.

Kleinman, A. (2012): Rebalancing academic psychiatry: why it needs to happen – and soon. In: *British Journal of Psychiatry,* 201, S. 421 f.

Lehmann, P. (2023): Gibt es eine Abhängigkeit von Antidepressiva und Neuroleptika? In: Lehmann, P. & Newnes, C. (2023): Psychopharmaka reduzieren und absetzen. Köln: Psychiatrie Verlag, S. 80 – 102.

Moncrieff, J. (2006): Does antipsychotic withdrawal provoke psychosis? Review of the literature of rapid onset psychosis (supersensitivity psychosis) and withdrawal-related relapse. In: *Acta Psychiatrica Scandinavica,* 114, S. 3 – 12.

Moncrieff, J.; Crellin, N.; Stansfeld, J. & Cooper, R. u. a. (2023): Antipsychotic dose reduction and discontinuation versus maintenance treatment in people with schizophrenia and other recurrent psychotic disorders in England (the RADAR trial): An open, parallel-group, randomised controlled trial. In: *Lancet Psychiatry,* 10, S. 848 – 859 (Erratum in: *Lancet Psychiatry,* 10, 11:e29).

Pulvermüller, F. (2003): The neuroscience of language: On brain circuits of words and serial order. Cambridge: Cambridge University Press.

Schmitt, R. & Heidenreich, T. (2019): Metaphern in Psychotherapie und Beratung. Weinheim, Basel: Psychologie Verlags Union.

Silverstri, S.; Seeman, M. V.; Negrete, J. C. u. a. (2000): Increased dopamine D2 receptor binding after long-term treatment with antipsychotics in humans: A clinical PET study. In: *Psychopharmacology,* 152, S. 174 – 180.

SIMON, F. B.; HAASS-WIESEGART, M. & XUDONG, Z. (2011): »Zhong De Ban« oder Wie die Psychotherapie nach China kam. Geschichte und Analyse eines interkulturellen Abenteuers. Heidelberg: Carl Auer Verlag.

TRIVERS, R. (2013): Betrug und Selbstbetrug: Wie wir uns selbst und andere erfolgreich belügen. München: Ullstein.

WATZLAWICK, P. (2021): Die Lösung ist immer der beste Fehler. Heidelberg: Carl Auer Verlag.

WEINMANN, S. (2019): Die Vermessung der Psychiatrie – Täuschung und Selbsttäuschung eines Fachgebietes. Köln: Psychiatrie Verlag.

WICK, J. Y. (2013): The history of benzodiazepines. In: *Consultant Pharmacist,* 28, S. 538–548.

WUNDERINK, L.; NIEBOER, R. M.; WIERSMA, D. U. A. (2013): Recovery in remitted first episode psychosis at 7 years of follow-up of an early dose reduction/discontinuation or maintenance treatment strategy: Long-term follow-up of a 2-year randomized clinical trial. In: *JAMA Psychiatry,* 70, S. 913–920.

Sprachliche Darstellungsformen und -praktiken im Internet am Beispiel der Depression

Carolin Schwegler, Susanne Kabatnik & Kübra Yilmaz

In den letzten Jahrzehnten ist das Forschungsinteresse an *sozialen Medien* und entsprechenden Plattformen – auch *Social Network Sites* (SNS) genannt – aus unterschiedlichen Perspektiven und in verschiedenen Disziplinen stark gestiegen (Schlobinski 2020, S. 4; Ríssola u. a. 2020, S. 296; Adebahr & Kriwy 2022, S. 239). Dieses Phänomen lässt sich in der (sprachwissenschaftlichen) Diskursforschung ebenso beobachten wie in entsprechenden Teilbereichen der Medizin und Gesundheitsforschung.

Interessieren sich die Sprachwissenschaften vor allem für den Sprachgebrauch in dieser spezifischen sozialen Interaktionsform, steht beispielsweise aus psychiatrischer und psychotherapeutischer Perspektive verstärkt die Bedeutung für die Behandlung und die (negativen wie positiven) Auswirkungen sozialer Medien auf die Gesundheit im Vordergrund. Weitere Fragen ergeben sich etwa hinsichtlich der Verlässlichkeit von Gesundheitsinformationen im Internet (Geldermann u. a. 2023) oder gar zum Potenzial sozialer Plattformen zur Prädiktion gesellschaftlicher Entwicklungen im Kontext psychischer Erkrankungen (Ríssola u. a. 2020), da dort private und tabuisierte Themen diskutiert werden wie im Interaktionsraum zum Hashtag *#depression* (Kabatnik 2023 a). Die disziplinären Ziele, Interessen und Untersuchungsansätze unterscheiden sich mitunter stark, können jedoch hilfreiche Einblicke füreinander bereithalten (siehe Schwegler u. a. 2023).

In diesem Kapitel möchten wir einen sprachwissenschaftlichen Blick auf soziale Medien werfen und unseren Fokus auf sprachliche Darstellungsformen und -praktiken legen, die im Kontext psychischer Erkrankungen auffällig erscheinen und hinsichtlich ihrer Bedeutung für Individuen und die Gesellschaft, aber auch die Psychiatrie interpretiert werden können. Das Ziel ist, auf Basis sprachwissenschaftlicher Zugänge zu zeigen, wie und was soziale Medien und die dort verwendete Sprache zum gesellschaftlichen Bild von psychischen Krisen und zum öffentlichen Umgang mit psychischen Erkrankungen, den Erkrankten und der Psychiatrie insgesamt beitragen. Das Kapitel ist unterteilt in einleitende Hinweise zu allgemeinen Aspekten zu den sozialen Medien, die sprachwissenschaftlich als soziokulturelle

Diskursarena verstanden werden können, und Angaben zu den Daten, die diesem Kapitel zugrunde liegen. Es schließt sich eine Zusammenführung von Themen und typischen Gruppen von Beitragenden des Interaktionsraums *Depression* in sozialen Medien an; woraufhin ein Abschnitt mit fünf typischen kommunikativen Darstellungsformen und -praktiken zu und von psychischen Erkrankungen folgt. Abschließend diskutieren wir Funktionen und Bedeutungen der Diskursarena der sozialen Medien und ihre spezifischen Sprachphänomene.

Social Media als soziokulturelle Diskursarena

Ingo H. Warnke betont einleitend in diesem Band, dass mit diskursgebundenem Sprachgebrauch Praktiken der Normalisierung von Wirklichkeitsannahmen einhergehen. Gleichzeitig formen gesellschaftliche Normen, Werte, Vorstellungen und Praktiken auch den Sprachgebrauch zu einer bestimmten Zeit. Dies kann man eindrücklich zeigen, wenn man die Entwicklung sprachlicher Phänomene untersucht und diese an gesellschaftliche Entwicklungen rückbindet (etwa Schröter 2022, S. 53). Die kulturwissenschaftlich orientierte Sprachwissenschaft betont deshalb, dass sich Sprache und Kultur wechselseitig bedingen, denn Kulturelles formt sich mit »sprachlichen und kommunikativen Praktiken [...] und gleichzeitig manifestiert sich Kulturelles in sprachlichen und kommunikativen Praktiken« (Bubenhofer u. a. 2022, S. 6). Dies trifft auch auf die sozialen Medien als Diskursarena zu, mitsamt ihren Möglichkeiten und Spezifika. Susanne Tienken (2013, S. 19) beschreibt beispielsweise das Konzept des digitalen, erzählenden »Sharing« als ein soziokulturelles Phänomen, das aus einer solchen Wechselwirkung von medialen Affordanzen (also Gebrauchs- bzw. Handlungsangeboten, die sich aus den Plattformfunktionen ergeben) und sozialen Motiven der Beitragenden bzw. Sprachbenutzenden entsteht und in gesellschaftliche Prozesse eingebettet ist. Ein weiteres soziokulturelles Phänomen, das auf den Spezifika sozialer Medien aufbaut, ist die Interaktivität an sich, also die Möglichkeit von Kommentaren, Rückfragen, Erklärungen und (sprachlichen) Aushandlungen. Hinsichtlich privater oder tabuisierter Themen ergänzt Konstanze Marx (2020, S. 33), dass die Aushandlung und das digitale Sharing eine Rolle für kollektive Enttabuisierungsprozesse spielen und zeitgleich neue Diskursräume eröffnen. Ähnliches ist auch im Interaktionsraum *Depression* auf den Plattformen *X/Twitter* und *Instagram* zu beobachten, aus dem die Beispiele und konkreten Sprachphänomene dieses Kapitels geschöpft sind.
Wir greifen hierbei auf sprachwissenschaftliche Ergebnisse (Kabatnik 2022, 2023 a, 2023 b) aus einer größeren empirisch-quantitativen Studie zum Sprachgebrauch

im Kontext des Hashtags *#depression* auf X/Twitter zurück, deren Daten (556 Postings nach Bereinigung) im Mai 2020 zur Untersuchung mit korpuslinguistischen Methoden (Bubenhofer 2015) automatisiert gesammelt wurden (Kabatnik 2023 a, S. 470). Darüber hinaus wurden im August und September 2023 hundert aktuelle Postings von X/Twitter sowie Instagram zum Thema ergänzt. Hierbei wurden zwei Wege der qualitativen Datenerhebung von Text- und Bildmaterial eingeschlagen: Zum einen wurde mit den Suchworten »Depression« und »depressiv« recherchiert, zum anderen wurde eine akteurszentrierte Suche vorgenommen, die sich an prominenten Beitragenden (siehe unten) im Interaktionsraum *Depression* orientiert. Diese Datenergänzung schließt Postings mit und ohne Hashtag *#depression* ein, wodurch nicht nur Postings betrachtet werden können, die von den Beitragenden selbst als thematisch zugehörig kategorisiert wurden, sondern auch solche, die unabhängig davon thematisch passend erscheinen.

Themen und Beitragende des Interaktionsraums *Depression*

Bevor im folgenden Abschnitt konkrete Darstellungsformen und -praktiken aufgezeigt werden, wollen wir auf einer Metaebene beschreiben, welche Gruppen an Beitragenden in den untersuchten Daten musterhaft auftreten. Namen von Einzelpersonen werden dabei nur genannt, wenn es sich um Organisationen oder Personen des öffentlichen Lebens handelt. Susanne Kabatnik (2023 b, S. 212) stellt für den Hashtag *#depression* eine Gemeinschaft von wiederkehrenden und miteinander interagierenden Stammnutzenden fest. Dies betrifft insbesondere Personen, die sich als Erkrankte und ehemals Erkrankte äußern. Neben dieser Gruppe aus Privatpersonen tritt – mit Überschneidungen zur vorherigen – eine weitere Gruppe von Personen hervor, die auf verschiedene Arten Hilfestellungen anbieten, Kampagnen bekannt machen, Aufmerksamkeit für das Thema generieren oder gar zur Sprachsensibilität mahnen und zu Influencern und Influencerinnen geworden sind oder dies schon in anderen Kontexten waren. Zu Letzteren zählen auch eine Reihe von Prominenten, die sich zum Thema äußern, beispielsweise die Sängerin Sarah Connor, die Schauspielerin Nora Tschirner, die Moderatorin Cathy Hummels, der Schauspieler Kurt Krömer oder der Journalist Martin Gommel, deren Postings hier neben den Beiträgen von anonymisierten Privatpersonen als Datengrundlage dienen.

Neben den genannten typischen Beitragenden werden die Ausdrücke und Hashtags *Depression* sowie *depressiv* auch von Menschen eingesetzt, die keinen erkennbaren

Bezug zum Krankheitsbild haben, jedoch mit einer metaphorischen Nutzung der Ausdrucksweisen zur oben genannten Normalisierung von Wirklichkeitsannahmen beitragen (dazu unten ausführlicher im Abschnitt zu Metaphern). Diese Postings antworten zwar nicht auf die Frage, welche Darstellungsformen *von* einer Erkrankung medial vorhanden sind, sie geben jedoch im Gegenzug relevante Auskunft darüber, welcher Sprachgebrauch *zu* diesem Thema insgesamt vorhanden ist und wie ein umfassendes Sprachbild im Kontext von Normen und Werten geprägt wird. Diese – vermeintlich fachlich irrelevanten Beiträge – tragen zur gesellschaftlichen Vorstellung, Präsenz und diskursiven Aushandlung eines Themas bei: Ohne »falsche« Verwendung von Fachbegiffen gäbe es keine entsprechenden Mahnungen zu Sprachsensibilität. Wenn Letztere angebracht werden (können), sagt dies etwas über die entsprechende Diskursarena und deren implizite Gepflogenheiten und Funktionen aus.

Als eine weitere Gruppe von Beitragenden sind noch Profile von Gesundheitsinformationsseiten wie *DocCheck* zu nennen. Diese posten nicht unbedingt krankheitsspezifisch, tragen aber dennoch regelmäßig zum Interaktionsraum *Depression* bei. Eine ebenso informationsfokussierte, jedoch ebenfalls nicht immer krankheitsspezifisch ausgerichtete Gruppe sind professionell Helfende aus Medizin, Psychologie oder Pflege, die Beiträge aus ihren Forschungs- oder Arbeitsbereichen teilen, sowie Angehörige und entsprechende Organisationen wie Teresa Enke und die Robert-Enke-Stiftung.

Die Analyse des Sprachmaterials zeigt, dass sich die Beitragenden auch durch ihre primären Kommunikationsziele unterscheiden: Neben dem Austausch in einer Gemeinschaft, worauf wir unten im Abschnitt zum Thema Zugehörigkeit und Selbstkategorisierung eingehen, steht für viele auch das Generieren von Aufmerksamkeit für das Thema der Depression im Mittelpunkt. Eine sozialwissenschaftliche Studie von Natalie Berry und Kollegen (2017), die mittels eines studienspezifischen Hashtags *(#WhyWeTweetMH)* aktiv befragend nachvollzieht, welche Gründe zum Posten über psychische Erkrankungen von Beteiligten angegeben werden, arbeitet vier wesentliche Aspekte heraus, die ebenfalls als Kommunikationsziele geltend gemacht werden können: »sense of community« (Gemeinschaftssinn), »raising awareness and combatting stigma« (Sensibilisierung und Entstigmatisierung), »safe space for expression« (Geschützter Ausdrucksraum), »coping and empowerment« (Bewältigungsstrategien und Stärkung der Handlungskompetenz).

Betrachtet man die hier zugrunde gelegten Daten thematisch, beziehen sich die *#depression*-Postings vor allem auf die medikamentöse Behandlung mit Antidepressiva, die Psychotherapie, den Rückzug aus zwischenmenschlichen Beziehungen, mangelnde Motivation, Schwierigkeiten bei der Bewältigung alltäglicher Aufgaben, Reaktionen der Umwelt und die Erfahrung des Erhalts der Diagnose (siehe

Kabatnik 2022, S. 293). Die alltagssprachliche Aushandlung schließt zusätzlich verschiedene Bereiche allgemeiner Hoffnungslosigkeit sowie – als diskursive Reaktion – Sprachsensibilisierungshinweise ein.

Darstellungsformen und -praktiken zu und von psychischen Erkrankungen in *Social Media*

Neben den Hinweisen darauf, *wer* (Gruppen von Beteiligten) was (Themen) *warum* (Kommunikationszwecke und -gründe) im Interaktionsraum *Depression* teilt und aktiv ist, folgt nun die Vorstellung verschiedener musterhafter sprachlicher Darstellungspraktiken *(wie)*. Es werden hierbei fünf verschiedenen Arten sprachlicher Hinweise unterschieden, auf die in den nächsten fünf Abschnitten nacheinander eingegangen wird und die eine spezifische Diskursprägung (Spitzmüller & Warnke 2011, S. 137) erkennen lassen, also sprachliche Muster bilden, die für den Interaktionsraum *Depression* typisch sind.

Zugehörigkeit und Selbstkategorisierung durch (mehrfache) Hashtags

Im Unterschied zu psychiatrischen oder psychotherapeutischen Face-to-Face-Kontexten werden Gruppenzugehörigkeiten in den sozialen Medien nicht von ärztlicher Seite aus bestimmt – wie etwa die Kategorisierung als (Depressions-)Patientin –, sondern es findet eine Selbstkategorisierung statt, die keiner offiziellen Regulierung unterliegt. Aus diesem Grund verschwimmen in solchen öffentlichen Diskursarenen die Grenzen zwischen Postings über Aspekte fachlich definierter Krankheitsbereiche und Postings mit alltagssprachlicher Bedeutung von Krankheitsausdrücken. Die Selbstkategorisierung kann über entsprechende Inhalte der Postings sichtbar werden, musterhaft jedoch zum einen über Profilbeschreibungen wie beim Journalisten Martin Gommel auf Instagram (21. August 2023): »Ich habe Depressionen und schreibe für @krautreporter über psychische Gesundheit, weil ich es leid bin, dass wir Betroffene belächelt werden. Antifaschist.« Zum anderen entsteht die Gruppenzugehörigkeit über Hashtags wie *#depression, #therapie, #mentalhealth, #psychischeerkrankung, #depressionbekämpfen, #depressionentstigmatisieren* meist postingausleitend. Mehrfachtagging ist hierbei üblich und kann ein Posting für weitere Interaktionsräume zugänglich machen.

Durch die Interaktion im Rahmen entsprechender Hashtags können Kontakte innerhalb von Netzwerken gepflegt sowie Beziehungen konstituiert und aufrechterhalten werden. Die oben genannte Feststellung, dass wiederkehrende und miteinander interagierende Stammnutzende vorhanden sind, führt gemeinsam mit weiteren sprachlichen Auffälligkeiten, Mustern und Routinen zur Bezeichnung »Community of Practice« für den Interaktionsraum *Depression.* Zu dieser Gemeinschaft gehören auch Prominente sowie Influencer und Influencerinnen. Susanne Kabatnik (2023 b) weist zusätzlich nicht nur auf die Möglichkeit der Zugehörigkeit hin, sondern auch auf die Praktiken der Grenzziehung *(Ingroup/Outgroup)*, die parallel unter anderem durch plattform- und communityspezifische Verhaltensregeln sowie durch Rückgriffe auf psychiatrische Fachsprache deutlich werden, wie der folgende Abschnitt weiter ausführt.

Fachsprache und Rückgriff auf medizinische Sprech- und Ausdrucksweisen

Das Entstehen einer gruppenspezifischen Sprache wird in der Soziolinguistik als Soziolekt bezeichnet (Steinig 1976). Soziolekte fallen durch lexikalische Muster auf, die typisch für die Interaktion einer Gruppe sind. Die *Community of Practice* im Interaktionsraum *Depression* zeigt sprachliche Muster, die fachsprachliche Elemente enthalten, ähnlich wie dies beispielsweise bei Patienten und Patientinnen mit länger anhaltenden oder chronischen Krankheiten auch in der Face-to-Face-Kommunikation auffällt. Mit dem Nennen von Bezeichnungen, das heißt Begriffen, Namen und Akronymen von Erkrankungen, Symptomen, Therapieformen und Medikamenten, präsentieren Beitragende ihr Erfahrungswissen. Durch die sachgerechte Einbindung dieser fachsprachlichen Ausdrücke auf syntaktischer und grammatischer Ebene zeigen sie darüber hinaus einen sicheren Umgang mit der themenspezifischen Fachsprache. Sie schaffen mit ihren sprachlichen Beiträgen somit Wirklichkeitsordnungen (siehe den Beitrag von Ingo Warnke in diesem Band), die auch die Frage nach dem Expertenstatus – zumindest für die Diskursarena der *sozialen Medien* – beeinflussen.

Direkte Adressierung und adressatengerechte Sprache

Das Teilen von und das Fragen nach Erfahrungswissen sind im Interaktionsraum *Depression* in Adressierungspraktiken eingepasst, die die direkte Anrede von Lesenden (»ihr seid nicht im Ansatz so allein, wie ihr euch jetzt gerade fühlt«, Kurt Krömer, Instagram, 24. März 2021), aber auch konkrete Fragen an die Gemeinschaft umfasst (»kennt das jemand?«, Kabatnik 2022, S. 302). Es werden in

solchen Interaktionsangeboten lesende Individuen, Gruppen und Gemeinschaften adressiert.
Nicht nur Adressierung, sondern auch adressatengerechte Sprache spielt eine große Rolle im Kontext des Austausches zum Thema der Depression, wie unter anderem das unten abgedruckte Beispiel in Abbildung 2 erläutert. Es wird auf vorsichtige Wortwahl und entsprechende Sprachsensibilität hingewiesen, gleichzeitig werden Erfahrungserzählungen und Beiträge, die Reize und potenzielle Traumata thematisieren oder auch nur als Hashtag nennen, oft mit vorab gesetzten Triggerwarnungen versehen (»TW« für *trigger warning,* »CW« für *content warning* oder »CN« für *content note,* siehe Kabatnik 2023 a, S. 473), wie Konstanze Marx (2020, S. 34) in ihrem Überblick zu digitalem Sharing tabuisierter Themen beschreibt.

Gemeinschaftssinn: Austausch in einer Gemeinschaft

Austausch in Gemeinschaften findet auch in Face-to-Face-Situationen statt, beispielsweise in Selbsthilfegruppen. Dennoch sind für erkrankte Personen Zugänge zu digitalen Gemeinschaften oft mit weniger Hürden verbunden (Adebahr & Kriwy 2022, S. 242), ebenso spielt das digitale Sharing eine besondere Rolle in gesellschaftlichen Prozessen der Enttabuisierung psychischer Erkrankungen. Letzteres unterscheidet die sozialen Medien auch von geschlossenen Foren, die nicht öffentlich einsehbar und somit keine Teile des öffentlichen Diskurses sind. Konstanze Marx beobachtet eine »bemerkenswerte Dynamik« (2020, S. 33) der Enttabuisierung durch die Diskursarena der sozialen Medien. Handelt es sich hierbei um tatsächliche gesellschaftliche soziokulturelle Prozesse, dann hat dies auch Auswirkungen auf andere (analoge) Lebensbereiche. Das digitale erzählende Sharing ist von (metaphorischen) Vergleichen und Gegensatzbeschreibungen (»Nicht jeder der lacht [sic] ist auch glücklich«, Zitat aus den sozialen Medien nach Marx 2020, S. 34) durchzogen; nicht verwunderlich ist außerdem der gehäufte Einsatz von Pronomen der ersten Person Singular (ich, mein) in diesen (Erfahrungs-)Erzählungen.
In den hier untersuchten Postings von X/Twitter und Instagram und ebenso in der Studie zu Instagram von Nazanin Andalibi und Kollegen (2017, S. 1487) zeigt sich, dass die Beteiligung am sozialen Austausch vor allem durch Interaktion und Aktivierung des Netzwerks stattfindet, zudem durch Kontaktsuche (und Kontaktvermittlung, siehe Kabatnik 2022, S. 296), durch persönliche emotionale und vergleichende Erzählungen, und zwar mitunter zu tabuisierten Themen, außerdem durch Unterstützung und Information. Letzteres wird ebenfalls in Postings von professionell Helfenden aus Medizin, Psychologie oder Pflege und Gesundheitsorganisationen beigesteuert, wie oben im Abschnitt zu den verschiedenen Gruppen von Beitragenden erwähnt wurde.

Metaphern im Interaktionsraum *Depression*

Betrachtet man in den Sprachdaten typische Wortverbindungen, die sich korpuslinguistisch als *n-Gramme* ausgeben lassen, also als Muster aufeinanderfolgender Wortformen, die nach Frequenz geordnet sind (Bubenhofer 2015, S. 487), dann kann für den Interaktionsraum Depression festgestellt werden, dass sich einige Metaphern unter den häufigen Wortfolgen befinden. Metaphern sind ganz alltägliche und gar nicht so seltene Ausdrucksweisen, mit denen konzeptuelle Analogien hergestellt werden, da Menschen Unbekanntes oder unbekannte Gefühle (konzeptueller Zielbereich der Beschreibung) viel besser durch den Rückgriff auf Bekanntes (konzeptueller Ausgangsbereich der Beschreibung) sprachlich fassen und erklären können. Auf welche konzeptuelle Ausgangsbereiche dabei zurückgegriffen wird, lässt interpretative Schlüsse auf soziokulturelle Konnotationen zum Thema (hier Depression oder psychische Erkrankungen im Allgemeinen) zu. Auch hier, im Rahmen dieser Untersuchung, wird eine Metaphorik sichtbar, die typisch für diesen Diskursausschnitt ist. Susanne Kabatnik (2023 a, S. 478) kategorisiert sie in folgende Metapherngruppen: Farben und Lichtverhältnisse (etwa Äußerungen wie *dunkle Wolke, Fluss der dunklen Träume, einsame dunkle Gasse, farblose Vergangenheit, dunkler Traum*), Kampfmetaphorik (wie *gemeinsames Bekämpfen, einziges Minenfeld*), Schmerzmetaphorik (wie *alte Wunde, zertrampelte Seele, brennende Seele*), Gewichtsmetaphern (wie *schwere Decke, lähmende Müdigkeit*), Psyche als Behältnis oder (Hohl-)Raum (wie *ständiges Neueintrichtern, endloser Gedankenfick, mentaler Mülleimer, wahres Gefängnis*), Zuschreibungen von Charaktereigenschaften der Erkrankung (harter Antreiber etc.) sowie Personifizierungen der Erkrankung als Monster (wie *giftgrues [sic] schimmerndes Monster, Bild des Ungeheuers, schwarzer Dämon*).

Quer durch diese Metapherngruppen ziehen sich übergeordnete konzeptuelle Aspekte wie »dunkel« und »unten«, die in der Metapherntheorie von George Lakoff und Mark Johnson (1980) zentral als Überkategorie der Orientierungsmetaphern aufgeführt werden. Die Metapher »unten/down« wurde darüber hinaus auch aus psychologischer und phänomenologischer Perspektive schon auf ihre reale Entsprechung im Depressionskontext untersucht (Kirmayer 2023, S. 758). Metaphern in den sozialen Medien unterscheiden sich insgesamt nur wenig von denen der Face-to-Face-Kommunikation oder auch solchen des medialen Pressediskurses. Hervorzuheben sind deshalb nicht nur ihre Arten und Weisen, sondern ihr Vorkommen an sich, das anzeigt, dass soziale Medien einen Ort für Austausch und Ausdrucksmöglichkeit bieten und somit eine gesundheitsrelevante Funktion für Beitragende übernehmen können, beispielsweise wenn Face-to-Face-Austausch nicht oder selten möglich ist (Adebahr & Kriwy 2022, S. 240).

Neben der metaphorischen Sprache, die genutzt wird, um psychische Zustände und Erkrankungen zu umschreiben, wie die oben aufgezählten Beispiele zeigen, gibt es noch ein weiteres sprachliches Phänomen im Kontext von Metaphern, das ebenfalls einen wesentlichen Teil der öffentlich-diskursiven Aushandlung zum Thema darstellt: Ausdrucksweisen, also die Worte »Depression« und »depressiv«, die fachsprachlich medizinisch definierte Begriffe darstellen, können alltagssprachlich ebenfalls selbst als Metaphern verwendet werden und beeinflussen somit die Normalisierung von entsprechenden Wirklichkeitsannahmen. Die Ausdrücke und Hashtags *Depression* sowie *depressiv* werden in den sozialen Medien auch in diesem Sinne eingesetzt. Wie oben angeführt, stammen diese Beiträge oft von Menschen, die keinen erkennbaren Bezug zum Krankheitsbild haben. Eine solche metaphorische Nutzung der Ausdrucksweisen dient zur Darstellung von »einem breiten Spektrum an dysphorischen Zuständen, Hoffnungslosigkeit und Rückzugsverhalten« (Kirmayer 2023, S. 758, eigene Übersetzung), wie das folgende Beispiel zeigt, und scheint für die Diskursarena der sozialen Medien typisch zu sein.

Beispiel »depressiv als Metapher«

User X
@user_x
ich geh jetzt depressiv einschlafen gute nacht
1:21 AM · Sep 2, 2023 · 128 Views

User Y @user_y
why

User X @user_x
wegen schlechte Laune undso

Interessant ist dabei nicht unbedingt die alltagssprachliche Nutzung an sich, sondern die Möglichkeit der metasprachlichen Darlegung der gemeinten Bedeutung (hier: schlechte Laune). Neben dem digital erzählenden Sharing, das in der ersten Zeile des Beispiels geschieht, sind auch das Rückfragen in Kommentar 1 und die direkte Explikationsmöglichkeit der Bedeutung in Kommentar 2 ein soziokulturelles Phänomen, das aus der Wechselwirkung der plattformspezifischen Affordanzen und den sozialen Motiven der Sprachbenutzenden entsteht. Von Personen, die sich in der *Community of Practice* verorten, wie im folgenden Beispiel durch die einleitend abgesetzte Triggerwarnung *tw* sichtbar, wird Kritik an einem Sprachgebrauch wie im Beispiel oben geäußert. Beide Beispiele stammen jedoch von der gleichen Plattform und aus dem gleichen Interaktionsraum.

Beispiel »Kritische Sprachthematisierung«

> **User Z**
> @user_z
> tw
>
> Selbstdiagnosen & suizidale Sprüche oder Sätze wie, »ich bin so depressiv🤣« egal ob aus Spaß o. nicht, sind so gefährlich, sie triggern, verharmlosen, romantisieren und es kommt dazu, dass mentale Krankheiten weniger ernst genommen werden. Denkt bitte über eure Worte nach
>
> 5:10 PM · Aug 30, 2023 · 412 Views

In solchen Beiträgen, wie in den Beispielen, wird Sprache (Sprüche, Sätze, Worte) noch expliziter zum Thema der öffentlichen Aushandlung. Dies ist ein Phänomen, das in der Sprachwissenschaft *Sprachthematisierung* genannt wird. Wie auch im ersten Beispiel betrifft dies hier erneut semantische Aspekte, das heißt Aushandlungen von Ausdruck und Bedeutungsgehalt von Begriffen, die fachsprachliche Definitionen besitzen (Ausgangsbereich der Metapher), aber metaphorisch vage in alltagssprachliche Situationen übertragen werden (Zielbereich der Metapher).
Sprachwissenschaftlich betrachtet ist eine metaphorische und vage Nutzung von Fachbegriffen in alltagssprachlichen Kontexten, wie im ersten Beispiel, zunächst kein seltenes Phänomen und ein Aspekt üblichen Sprachwandels. Treffen jedoch innerhalb einer Diskursarena oder gar innerhalb eines Interaktionsraums, wie hier zu *Depression,* verschiedene Perspektiven aufeinander, die unterschiedliche Bedeutungsakzente zentral stellen oder gar eine direkte Bedeutungskonkurrenz offenbaren, und werden diese – offen oder latent – ausgehandelt, dann kommt es zu einem »semantischen Kampf« (Felder 2006) um Deutungshoheiten. In entsprechenden Aushandlungen werden auf der einen Seite durch den Sprachgebrauch Fakten geschaffen, auf der anderen Seite werden auch moralische Argumente herangezogen, wie im normativen zweiten Posting-Beispiel, um Lesende zu sensibilisieren und zu einer eher fachsprachlichen Begriffsverwendung zu motivieren.

Funktionen sozialer Medien im Kontext psychischer Erkrankungen

Mit den hier gegebenen Hinweisen wollen wir psychiatrisch Tätigen Sprachphänomene vorstellen, die anzeigen, *wer* (Gruppen von Beteiligten) *was* (Themen) und *warum* (Kommunikationszwecke und -gründe) im Interaktionsraum *Depression* sozialer Medien teilt und wie dies geschieht – das heißt, welche musterhaften sprachlichen Darstellungspraktiken dabei eingesetzt werden. Im Hinblick auf die einleitend erwähnten interdisziplinären Betrachtungsmöglichkeiten der Ergebnisse muss zwischen den verschiedenen Funktionen unterschieden werden, die die sprachlichen Aushandlungen in sozialen Medien haben können. Es ist ein Unterschied, ob man soziale Medien und den entsprechenden Sprachgebrauch hinsichtlich der Funktionen für die Gesellschaft und gesellschaftliche Prozesse betrachtet, ob man die Funktionen für die individuelle Gesundheit der Beitragenden fokussiert oder ob man eine gesundheitswissenschaftlich-versorgungsforschende Perspektive einnimmt und die Funktionen hinsichtlich der Verlässlichkeit von Gesundheitsinformationen bewertet. Entsprechend der Perspektive, die man einnimmt, kann auch der Wert der sozialen Medien für die psychiatrische Arbeit eingeordnet werden.

Betrachtet man die Funktionen sozialer Medien hinsichtlich des gesellschaftlichen Bildes psychischer Krisen und des öffentlichen Umgangs mit psychischen Erkrankungen, fallen zunächst die explizite Möglichkeit der interaktiven Aushandlung von Bedeutungen von Ausdrücken und die musterhaft vorkommende Praxis der Sprachthematisierung auf. Des Weiteren sprechen die genannten Praktiken der Zugehörigkeitsanzeigen, der gruppenspezifischen Sprache in einer *Community of Practice,* des Netzwerkens und Aufeinander-Rücksicht-Nehmens sowie des digitalen erzählenden Sharing tabuisierter Themen für eine voranschreitende Normalisierung des Sprechens über psychische Erkrankungen in der Gesellschaft. Ebenso stellt diese enttabuisierende Interaktion in den sozialen Medien einen Ankerpunkt für andere Diskursausschnitte dar, die im intertextuellen Austausch stehen: In Pressetexten wird beispielsweise immer häufiger zitierend auf Beiträge aus den sozialen Medien zurückgegriffen, wodurch Intertextualität hergestellt und angestoßene Prozesse dynamisch über Diskursarenen hinweg verbreitet werden. Anders als beispielsweise geschlossene Foren bieten Plattformen wie X/Twitter und Instagram nicht nur Austauschmöglichkeiten für Individuen, sondern sie bilden auch die Grundlage für Aufmerksamkeitsgenerierung und Sensibilisierungskampagnen von öffentlichen Personen und Gesundheitsorganisationen. Wie oben betont, sind neben persönlichen Schwierigkeiten und Alltagssituationen auch die medikamentöse Behandlung mit Antidepressiva und Erfahrungen mit Psychotherapie wesentliche thematische Inhalte des digitalen erzählenden Sharing. Handelt es sich hierbei um positive Erfahrungen und praktische Tipps, ermutigt das andere Betroffene möglicherweise, therapeutische Hilfe in Anspruch zu nehmen (siehe Eichenberg 2022, S. 406). Die psychiatrische Versorgung könnte somit langfristig von solchen soziokulturellen Entwicklungen profitieren, indem die Erkrankungen und das Sprechen darüber enttabuisiert werden, auch wenn die konkrete Wirkung von (diskursiv geteilten) Gesundheitsinformationen schwer zu messen ist (Adebahr & Kriwy 2022, S. 244).

Betrachtet man die einzelnen Beitragenden, besitzen die gruppenspezifische Sprache, der Soziolekt der Community und die arenaspezifischen Ausdrucks- und Erzählmöglichkeiten wesentliche Funktionen für die individuelle Gesundheit der Beitragenden: Das erzählende Teilen von gesundheitsbezogenen (privaten) Inhalten hat verschiedene soziale Funktionen, es kann aber vor allem einen positiven Effekt auf die Krankheitserfahrung haben, wie Laurence J. Kirmayer (2023, S. 753) betont:

> »Die Sprache, die uns zur Verfügung steht, um unsere Erfahrungen zu formulieren und auszudrücken, verändert das Wesen dieser Erfahrungen. Das gilt selbst für scheinbar hartnäckige Erfahrungen von Schmerz und Leid, genauso wie für die Geschichten, die wir uns aneignen oder erfinden, um unser Leben weiterzuführen und uns in neue und bessere Umstände zu befördern« (eigene Übersetzung).

Auch dieser Effekt kommt der Psychiatrie zugute. Der Wert der sozialen Medien für die Vermittlung verlässlicher Gesundheitsinformationen wird jedoch mitunter kritisch gesehen. Philip Adebahr und Peter Kriwy (2022, S. 238) betonen, dass die Hilfe von (Online-)Netzwerken häufig in Anspruch genommen wird, da die Recherche mittels Suchmaschinen zur Überforderung führt, weil dort zwar viele Quellen auffindbar sind, aber die Bewertung oder Einschätzung hinsichtlich der Verlässlichkeit von den Suchenden selbst erfolgen muss. Die sozialen Medien können die Funktion der (gesundheitskompetenten) Bewertung jedoch nicht für sie übernehmen. Das freie und unregulierte Teilen von Erfahrungswissen wäre sonst nicht möglich – und somit auch nicht die diskursive Aushandlung gesellschaftlicher Themen und Werte. Die Interaktivität sozialer Medien fördert dabei Explikationsmöglichkeiten von (gemeinten) Bedeutungen, was zur Transparenz beitragen kann. Nicht vergessen werden darf aber, dass soziale Medien auch Gesundheitsorganisationen eine Plattform und somit eine Chance bieten können, um durch dortige Präsenz einen Ankerpunkt zu entsprechenden Online-Hilfeseiten für verlässliche Gesundheitsinformationen bereitzuhalten.

Carolin Schwegler ist Sprachwissenschaftlerin an der Universität zu Köln. Sie ist (Co-) Leiterin verschiedener Forschungsprojekte, die einen Blick auf Sprache in den Bereichen Gesundheit sowie Wohlbefinden/Nachhaltigkeit werfen. In Kooperation mit der Psychiatrie der Universitätsklinik Köln forscht sie an den kommunikativen Aspekten von Risikovorhersagen der Alzheimer-Demenz, gemeinsam mit Kollegen der Berolina-Klinik in Löhne arbeitet sie an einem umfassenden Buchprojekt zum Thema Sprache im Kontext chronischer Schmerzen. Kontakt: carolin.schwegler@uni-koeln.de.

Susanne Kabatnik ist Juniorprofessorin für digitale Lexikografie an der Universität Trier. Neben ihrer beruflichen Tätigkeit engagiert sie sich als Vorstandsmitglied in der Arbeitsgemeinschaft Linguistische Pragmatik e.V. (ALP). Ihre Expertise liegt insbesondere im Bereich helfender Interaktionen, die sie am Beispiel von Krankheitsdiskursen online und psychotherapeutischen Gesprächen erforscht. Kontakt: kabatnik@uni-trier.de.

Kübra Yilmaz arbeitet an der Heinrich-Heine-Universität Düsseldorf sowie bei der Stadt Köln als Projektmanagerin im Bereich Diversity. Sie hat an der Universität zu Köln Erziehungswissenschaft mit den Schwerpunkten interkulturelle Kommunikation und Bildung sowie Rehabilitationswissenschaften studiert und beschäftigt sich in Wissenschaft und Praxis unter anderem mit dem Thema mentaler Gesundheit im Kontext von Diskriminierungserfahrungen. Kontakt: kuebra.yilmaz@stadt-koeln.de.

Literatur

Adebahr, P. & Kriwy, P. (2022): Soziale Online-Netzwerke und Gesundheit. In: Haring. R. (Hg.): Gesundheitswissenschaften. Berlin, Heidelberg: Springer, S. 233–243.

Andalibi, N.; Ozturk, P. & Forte, A. (2017): Sensitive self-disclosures, responses, and social support on Instagram: The case of #depression. In: *Proceedings of the 2017 ACM conference,* S. 1485–1500. DOI: 10.1145/2998181.2998243.

Berry, N.; Lobban, F.; Belousov, M.; Emsley, R.; Nenadic, G. & Bucci, S. (2017): #WhyWeTweetMH: Understanding why people use Twitter to discuss mental health problems. In: *Journal of Medical Internet Research,* 19, 4, S. e6173. DOI: 10.2196/jmir.6173.

Bubenhofer, N. (2015): Muster aus korpuslinguistischer Sicht. In: Dürscheid, C. & Schneider, J. G. (Hg.): Handbuch Satz, Äußerung, Schema. Berlin, Boston: De Gruyter, S. 485–502.

Bubenhofer, N.; Knuchel, D. & Schüller, L. (2022): Kulturlinguistik in der Schweiz – eine Einführung in dieses Heft. In: *Germanistik in der Schweiz,* 18, 2021, S. 3 – 13.

Eichenberg, C. (2022): Online-Tagebücher. Chancen und Gefahren. In: *Deutsches Ärzteblatt PP,* 21, 9, S. 404 – 406.

Felder, E. (2006): Semantische Kämpfe in Wissensdomänen. In: Felder, E. (Hg.): Semantische Kämpfe. Macht und Sprache in den Wissenschaften. Berlin, Boston: De Gruyter, S. 13 – 46.

Geldermann, A.; Falge, C.; Betscher, S.; Jünger, S.; Bertram, C. & Woopen, C. (2023): Diversitäts- und kultursensible Gesundheitsinformationen für mehr digitale Gesundheitskompetenz: Eine kollaborative Community-Forschung zu Barrieren und Bedarfen. In: *Prävention und Gesundheitsförderung,* S. 1 – 20. DOI: 10.1007/s11553-023-01012-z.

Kabatnik, S. (2022): Twitter as helping medium. Relationship building through German hashtag #depression. In: Scarvaglieri, C.; Graf, E.-M. & Spranz-Fogasy, T. (Hg.): Practices of relationship management in organized helping. Amsterdam: Benjamins, S. 287 – 314.

Kabatnik, S. (2023 a): »[D]as giftgrün schimmernde Monster #Depression [ist] wieder aus seinem Gebüsch gekrochen« – Eine korpusbasierte Studie der Lexik zu #Depression auf Twitter. In: *Sprachwissenschaft,* 47, 4, S. 465 – 483.

Kabatnik, S. (2023 b): »Andere leben einfach und ich komme immer mehr an meine Grenzen« – Praktiken der Grenzziehung im Interaktionsraum #depression auf Twitter. In: Merten, M.-L.; Kabatnik, S.; Kuck, K.; Bülow, L. & Mroczynski, R. (Hg.): Sprachliche Grenzziehungspraktiken. Analysefelder und Perspektiven. Tübingen: Narr, S. 203 – 231.

Kirmayer, L. J. (2023): Cultural poetics of illness and healing. In: *Transcultural Psychiatry,* 60, 5, S. 753 – 769.

Lakoff, G. & Johnson, M. (1980): Metaphors we live by. Chicago: UCP.

Marx, K. (2020): Sharing – die Herstellung empathischer Zuwendung auf digitalem Wege. In: *Forum Erwachsenenbildung,* 53, S. 32 – 35.

Ríssola, E. A.; Aliannejadi, M. & Crestani, F. (2020): Beyond modelling: Understanding mental disorders in online social media. In: Jose, J. M.; Yilmaz, E.; Magalhães, J.; Castells, P.; Ferro, N.; Silva, M. J. & Martins, F. (Hg.): Advances in information retrieval. Cham: Springer International Publishing, S. 296 – 310.

Schlobinski, P. (2020): Sprache, Kommunikation und digitaler Wandel. Bestandsaufnahme und Perspektiven. In: Marx, K.; Lobin, H. & Schmitt, A. (Hg.): Deutsch in Sozialen Medien. Berlin, Boston: De Gruyter, S. 3 – 33.

SCHRÖTER, J. (2022): Was ist Kulturlinguistik? Eine Antwort in fünf Thesen, durch drei Beispiele und mit einer Frage. In: *Germanistik in der Schweiz,* 18, 2021, S. 45 – 63.

SCHWEGLER, C.; MANTELL, P. & WOOPEN, C. (2023): Psychische Erkrankungen als gesellschaftliche Aufgabe. Einleitung zu Einblicken aus Theorie und Praxis. In: Mantell, P.; Schwegler, C. & Woopen, C. (Hg.): Psychische Erkrankungen als gesellschaftliche Aufgabe. Interdisziplinäre Perspektiven auf aktuelle Herausforderungen. Berlin: Springer, S. 1 – 6.

SPITZMÜLLER, J. & WARNKE, I. H. (2011): Diskurslinguistik. Eine Einführung in Theorien und Methoden der transtextuellen Sprachanalyse. Berlin, New York: De Gruyter.

STEINIG, W. (1976): Soziolekt und soziale Rolle: Untersuchungen zu Bedingungen und Wirkungen von Sprachverhalten unterschiedlicher gesellschaftlicher Gruppen in verschiedenen sozialen Situationen. Düsseldorf: Schwann.

TIENKEN, S. (2013): Sharing. Zum Teilen von Erzählungen in Onlineforen. In: Álvarez López, L.; Seiler Brylla, C. & Shaw, P. (Hg.): Computer mediated discourse across languages. Stockholm: USAB, S. 17 – 44.

Wer hat das gesagt?

Julia Lippert

»Durch Worte kann der Mensch den anderen selig machen oder zur Verzweiflung treiben.«
Sigmund Freud, Vorlesungen zur Einführung in die Psychoanalyse

Ein Vermögen der Sprache liegt darin, einen Zugang zur eigenen Wahrnehmung, aber auch zur Wahrnehmung des Gegenübers zu er- und vermitteln. Durch Sprache können wir begreifen und unser Verstehen der Dinge äußern, das Gegenüber wiederum kann sich uns in gleicher Weise zeigen. Es gibt weitere menschliche Kommunikationsformen, mit denen wir unsere inneren Zustände, unsere eigene Sicht auf die Welt ausdrücken: Laute, Bilder, Gesang, Gestik, Mimik. Wir zeigen unsere Auffassung der Dinge auf unterschiedliche Weise. Die Psychiatrie in ihrer klinischen Praxis hingegen basiert primär auf begrifflichen Bezeichnungen, um damit individuelles Verhalten in medizinische Kategorien und Verstehenslogiken zu fassen. Diese symptomgeleiteten Kategorisierungen menschlichen Verhaltens münden in *Diagnosen* – in dem Glauben, sich durch die begriffliche Fassung des Gegenübers ein hinreichendes Bild von jenem zu verschaffen. Aus den Diagnosen werden wiederum entsprechende Behandlungen abgeleitet: nicht selten ausschließlich psychopharmakologische Symptombehandlungen, die tiefgreifende Auswirkungen auf die Persönlichkeit und Biografie der so Behandelten nach sich ziehen. Der behandelnden Person ist es demgemäß gestattet, in den alltäglichen Lebensraum der behandelten Person einzugreifen.

Wie jede Sprache findet psychiatrische Sprache immer in historisch gewachsenen und unter kulturellen Bedingungen statt, die je nach gesellschaftlicher Konstruktion unterschiedliche Ausmaße an Subjektivität und deren Versprachlichen, Verstehen und Bewerten verlangen. An einem Verhör einer Beschuldigten in der Strafverfolgung lässt sich dies gut zeigen. Die Beschuldigte muss widerlegen, den Verdächtigungen zu entsprechen. Die Befragende steht, dem entgegen, nicht unter Anfangsverdacht und kann darüber hinaus ohne endgültigen Beweis vorläufig festnehmen. Die Rollen und ihre ungleich vorausgesetzten Legitimierungen schaffen Bedingungen, in denen das Ungleichverhältnis im Durchgriffsrecht in jedem Moment gegeben ist. Das Recht, im gegebenen Fall die eigene Vorstellung durchsetzen zu können, muss nicht situativ ausgehandelt werden, sondern schwebt immer im Raum und zeigt sich explizit in der Möglichkeit, in den Handlungsraum des Gegenübers einzugreifen, sowohl durch Drohungen als auch durch Vollzug. Dem entgegen, ist die Grundlage einer gleichberechtigten Kommunikation die Begrenztheit genau dieser Möglichkeiten, den eigenen Willen gegen die andere Person durchzusetzen. Der Rahmen an Aushandlung in gleichberechtigten Beziehungen ist damit weitaus offener.

Sprechen aus ungleichberechtigten Positionen

In der Psychiaterin-Patientin-Beziehung dient Sprache nicht dem gleichberechtigten Austausch zweier Subjektivitäten. Beide Beteiligte befinden sich in einem sowohl gewachsenen als auch immer wieder wachsenden Rollenverständnis, dass das »Sich-Zeigen« – von Ängsten, Nöten, Zweifeln, aber auch von Freuden – nur einseitig verlangt. Zudem ist die Legitimierung zur Bezeichnung des Gegenübers als »psychisch krank« in einer Psychiaterin-Patientin-Beziehung a priori festgelegt. Die eine bewertet, die andere wird bewertet. Entscheidend in dieser Konstellation ist im Grunde neben dem, was gesagt wird, eher *wer* etwas sagt, wer etwas bezeichnet, in welcher Rolle und mit welchen Konsequenzen.

> »Wie war das? Was hast du gefühlt? Wie kann ich mir das vorstellen? Was ging in dir vor? Ich ringe mit den Worten. Aus der Erfahrung heraus, dass das Gegenüber im besten Fall wortlos zuhört, begreifend, meine Reise nicht kennen zu können oder, im für mich ungünstigsten Fall, nach dem Pathologischen sucht und in ihm seine Erhabenheit mir gegenüber findet: ›Sie werden ein Leben lang Medikamente nehmen müssen bei Ihrer Diagnose. Ich habe noch nie eine andere Erfahrung gemacht, und das nach fast vierzig Jahren in meinem Beruf.‹
> Diesen Satz sagte die letzte Psychiaterin in meinem Leben – es war ein einziger Termin von 15 Minuten Dauer. Der Raum, den sich ihre Worte in meiner Erinnerungswelt genommen haben, wird den Raum meiner Worte in ihrer Erinnerungswelt weit überschreiten. Die Macht der Worte, ihrer Worte, lag und liegt nicht in den Worten selbst, sondern in der Beziehung, in der sie gesagt wurden, und was sie bei mir auslösten. ›Ein Leben lang‹ – ohne Wenn und Aber. Obwohl wir uns nur einmal für eine Viertelstunde begegnet sind, denke ich noch regelmäßig an ihre Worte, ihre Sprache, ihre Gewissheit. Solcher Art Sätze

> habe ich von allen circa 15 mich behandelnden Psychiaterinnen und Psychiatern gehört, ob ambulant oder stationär, ohne eine Ausnahme.
> Ich starrte sie an, der Tablettencocktail ließ mir keine Regung zu, mir lief eine Träne über das Gesicht und ich sagte zu ihr: ›Wenn das *Leben* sein soll, dann will ich nicht leben.‹ Sie starrte zurück. Noch genauer konnte ich meine Verfasstheit nicht in Worte pressen. Mein Eindruck war allerdings, dass sie auch diese Aussage nicht weiter betrachtete, sondern mich im Korsett der psychisch Kranken, gegenwärtig mit negativer Symptomatik, einsperrte. Sie wusste mir nicht anders zu ›helfen‹, als immer wieder auf Psychopharmaka zu insistieren. Sie redete auf mich ein. Ich war nie wieder dort und nehme seit ungefähr diesem Tag keine Psychopharmaka mehr.
> Ich wurde durch Röhren geschoben, mir wurden über einige Jahre mehr als vierzig verschiedene Medikamente entweder erzwungen injiziert oder wohlmeinend eingeredet, sich völlig sicher seiend, es ginge nicht anders. Aus der Tiefe des Lochs, in dem ich angekommen war, sehnte ich mich nach jedem Grashalm, der mich hätte irgendwie da herausholen können. In diesem Loch erlaubte ich mir nicht, an den selbstgewissen Aussagen der Behandlerinnen und der Behandler zu zweifeln. Die mehr als hundertseitige Krankenakte beschrieb die damalige Verfasstheit mit: ›Trank aus einer Vase‹, ›Setzte sich einen Mülleimer auf den Kopf‹, ›Hat dreckige Fingernägel‹. Was genau wollten die Gutachtenden über mich sagen, welcher betriebsinternen Kommunikation diente das? Welcher Teil meiner Person wurde beschrieben? Aus dem Fehlen an Worten, das übrigens auf Gegenseitigkeit beruhte, wurde das kulturell als ungewöhnlich betrachtete Verhalten meinerseits in zu beobachtende Symptome und Diagnosen gefasst. Und nach diesem Schema wurde ich behandelt, ob nun mit oder gegen meinen Willen.«

Die Deutungsmacht der psychiatrischen Sprache, die ärztliche Legitimation zur Nutzung dieser und die damit einhergehende Handlungsmacht schaffen ein in sich geschlossenes System, eine vorherrschende Definition von Normalität, derer sich zu erwehren nicht selten dazu führt, noch tiefer in die Struktur zu geraten. Das Recht auf Benennung potenziell jeglichen Verhaltens als abwegig, anders, irre, ungesund oder gefährdend eröffnet bis zur Gruseligkeit vorstellbare Handlungsspielräume. »Houston, wir haben den Vogel erfolgreich vom Himmel geschossen. Tut uns zwar auch leid, aber wir wussten uns nicht anders zu helfen. Over and out.« Die (Selbst-)Stigmatisierung, dieses Sich-krank-und-anders-gemacht-Fühlen, ist ein Gefühl, das nicht von allen Anwesenden geteilt wird. Das Miteinanderreden ist von vornherein zuallermeist rigide geprägt durch festgelegte Rollen. Die Ärztinnen, die Pflegenden, die Psychotherapeutinnen, die Ergotherapeutinnen, die Sozialarbeitenden, die

Richterinnen und alle anderen Nicht-Patientinnen, eben der ganze Apparat, der einem begegnet, sind nicht die als krank Bezeichneten.

> »Weißt du, an einem sehr belebten und befahrenen Platz folgte ich einer Schar Spatzen, sie sangen mit mir. Sie zeigten mir Wege, die in keinen Büchern stehen oder sonst einer menschlichen Sinnkonstruktion entspringen könnten. Das Gespür, Teil einer Natur zu sein, entstand, die Welt hat zu mir gesprochen. Nicht in einem messiasähnlichen oder irgendwie erleuchteten Sinne. Nein, vielmehr erzählten sie mir, dass ich ein kleinster Teil bin. Die Menge spielte aber gar keine Rolle, entscheidend war das Teil-sein-Empfinden, so friedlich, so frei, frei von Gestern und Morgen und den Ideen vom Mensch-Sein. Ich meine, erlebt zu haben, dass ich Teil einer Welt, Natur, ja eines Universums bin. Dass alles in Zusammenhang steht. Der Wind, das Rauschen der Blätter, der Gesang der Vögel, das Vorbeiziehen der Wolken, dass ... dass ich Teil davon bin, das habe ich gefühlt. Ich weiß, wir leben in einer Menschenwelt, in der all diese Zusammenhänge durch Gehwegplatten, Uhrzeiten, Taktungen, tote Linien, Geräusche von Verbrennungsmotoren, Pflichten, Jobs, Nachrichten, warme Worte uns gar nicht präsent sind.
> Du lächelst freundlich, flüsterst ›Größenwahn‹, ›verzerrtes Ich-Erleben‹, ›typisch, typisch‹ in dich hinein und, ja, was eigentlich? Das hat all dieses Erfahren, ja, und auch Erleiden der Psychiatrie und ihrer bewertenden Sprache geschafft. Sehr oft, wenn ich froh bin, die Assoziationen fliegen, die Welt mir als wunderbarer Ort erscheint, dann frage ich mich, ob ich überdreht bin, ob ich aufpassen muss, ob ich mich so fühlen darf, ob ich auf einem Weg ins Ungewisse bin. Diese eingetrichterte, übersteigerte Selbstbeobachtung: Rede ich zu viel, bin ich zu glücklich, bin ich verfahren, habe ich zu viel Fantasie, sind meine Gedanken zu schnell oder liege ich zu viel rum, glotze ich zu lange in etwas Flimmerndes, will ich zu viel allein sein?
> Für dich mögen es nur zu analysierende und zu diagnostizierende Zusammenhänge sein. Für mich ist ›dein Verstehen‹ ein Korsett. Es verbietet mir ein unüberlegtes Sein. Das haben Diagnosen und zu hohe Dosen erreicht. Mein Kontakt mit der Sprache der Psychiatrie manifestierte sich in Aussagen, Begegnungen, Beschlüssen, Akten, Verordnungen, Anträgen, Verträgen, Überweisungen und weiteren Zetteln mit Schrift darauf, die mir erzählten, wer ich bin, oder besser noch: was ich habe. Je länger ich in einer Patientenbeziehung stand, desto mehr verstetigten sich die psychiatrischen Begriffe, potenziell auch in der Selbstreflexion. Infolgedessen weise ich mir selbst eine Rolle zu, weil die Außenwelt keine anderen Deutungsrahmen, keine Worte bereit hat als die dominierende medikalisierte Sprache zur Beschreibung meines Erlebens.«

Weg voneinander

Wir lassen es nahezu unhinterfragt zu, das Gegenüber in Pathologie zu fassen, in eine Herabsetzung als krank, mit all den daraus entstehenden professionellen Handlungsfeldern. Oder andersherum: Indem wir uns unser Verständnis des Gegenübers aus pathologisierenden Begriffen herleiten, erlauben wir uns, nicht nur die andere zu bewerten, sondern können uns damit auch noch über sie stellen. Indem wir die andere nur als »krank seiend« begreifen können, rechtfertigen wir unser eigenes Verständnis von gesund, angemessen, richtig, passend. Nicht ich verstehe etwas falsch oder nehme mir nicht die Zeit zu verstehen, sondern das Gegenüber hat ein individuelles Problem. Und nicht nur dies: Ich kann auch meine Interpretation *durchsetzen,* falls ich es für nötig halte. So können sich die einen vielleicht aufgehoben fühlen in den Be- und Zuschreibungen der psychiatrischen Begriffe und können das Entscheiden und Bezeichnen als entlastend empfinden; wohlgemerkt gilt dies sowohl für die Bezeichnenden als auch für die Bezeichneten. Genau diese Definitions- und Handlungsmacht ruft aber nicht selten Abwehr, Zorn, Verzweiflung und Resignation hervor – ein tiefliegendes, durch Erfahrung gespeistes Misstrauen in ein System, das sich selbst als helfend versteht.

> »Du schaust mich an und fragst mich, wie du es denn nun richtig sagen kannst. Weißt du, weder dir noch mir kann ich Worte in den Mund legen. Die immer richtigen Worte gibt es nicht. Aber denke über die Zusammenhänge und Privilegien nach, in denen du sprichst und handelst, und wie sie deine Wahrnehmung prägen. In welcher Situation und in welchem Handlungsspielraum befindest du dich? Wie sieht es für dein Gegenüber aus? Wo liegen die Ursachen deines Redens und Verstehens und womöglich die des Gegenübers? Welche Konsequenzen haben deine Worte? Sei dir deiner antrainierten Kategorien von Richtig und Falsch nicht zu sicher, sie verengen dein Blickfeld und dein Verstehen.
> Du rennst weiter. Wenn du keine Zeit hast, dich selbst zu hinterfragen, meinst, keinen Raum zu haben, Entscheidungen oder Ansichten zu revidieren, dann gehe ich einfach in eine Richtung und du rennst in die andere.«

Julia Lippert, Jahrgang 1983, ist Soziologin und Expertin aus Erfahrung und im Vorstand des Vereins Kellerkinder e.V. aktiv. Sie ist Projektkoordinatorin des Partizipativen Landschaftsdialogs und arbeitet in mehreren betroffenenkontrollierten Forschungsprojekten. Kontakt: j.lippert@seeletrifftwelt.de.

TEIL II
Sprachkompetenz und Sprachbefähigung

Von der Sprachsensibilität zur Sprachbefähigung und Sprachkompetenz im psychiatrischen Hilfesystem
Überleitung

Stefan Weinmann & Michael Schulz

Der erste Teil des Buches hat die Sprache in unserem Fachgebiet problematisiert und analysiert. Diese Analyse kann durchaus dazu führen, uns zu verunsichern: So wie man Probleme bekommt, wenn man darüber nachdenkt, wie man eigentlich richtig geht, welche Muskeln aktiviert und welche Schritte wie gesetzt werden müssen, damit ein gerader Gang zustande kommt, kann das Nachdenken über unser Sprechen, während wir arbeiten, durchaus dazu führen, dass wir ins Stocken geraten: Können wir überhaupt über Patient*innen sprechen, ohne zu stigmatisieren? Dürfen wir denn überhaupt noch unbedarft diagnostische Labels verwenden? Welche Auswirkungen hat die Beschreibung eines psychischen Problems in der Sprache der Psychopathologie auf die damit Gemeinten? Mit welcher Sprache helfen wir eigentlich in der Psychotherapie und wie setzen wir sie in der jeweiligen Therapieschule ein? Wie geht voraussetzungs- und damit vorurteilsloses Sprechen und Schreiben im Fachgebiet?

Die ersten Kapitel haben gezeigt, mit wie viel Unklarheiten, Unschärfen, Idiosynkrasien, Täuschungen und unerwünschten Wirkungen das »Bezeichnen« und Sprechen in der Psychiatrie behaftet ist. Die Unfähigkeit, Grenzen (auch sprachliche Grenzen) des Pathologischen im Feld der Psychiatrie zu ziehen, die oft schlecht begründete Auswahl und Nutzung diagnostischer und therapeutischer Begriffe während der psychiatrischen Arbeit, die Rollenzuweisungen durch sprachliche Kategorisierungen und vieles mehr erinnern uns daran, wie viel an den Worten in der Psychiatrie hängt: wer wie behandelt wird, wer die Behandlung bezahlt, ob ein Auffälliger als (psychisch) krank oder moralisch schlecht angesehen wird und damit im Gefängnis oder in der Forensik landet, wer als erwerbsunfähig beurteilt wird, den Stempel oder das Recht bekommt, sich als Mensch mit Behinderung zu bezeichnen und damit Unterstützungsleistungen zu bekommt etc. Das wichtigste Kriterium in der Beschäftigung mit Sprache in der Psychiatrie bleibt aber Folgendes: ob Worte hilfreich sind oder gar Schaden anrichten.

Allein der Begriff »Patient« ist es wert, dass wir uns in unserer Arbeit in der Psychiatrie ausführlich damit beschäftigen: Seine Nutzung kann im Handumdrehen zu einer hierarchischen Beziehung im klinischen Setting führen, die wenig Raum für gemeinsame Entscheidungen lässt. Dabei unterscheiden sich Menschen, die im Hilfesystem Unterstützung bekommen mindestens genauso stark untereinander wie dies Menschen außerhalb dieser Strukturen tun. Und ob Betroffene den Begriff »Patient« manchmal deswegen den Alternativen »Klient«, »Kunde«, »Betroffener« oder »Nutzer« vorziehen, weil Fürsorge doch besser ist als eine kalte Marktbeziehung, darüber kann nur spekuliert werden. Auch hier gilt: Worte spielen eine Rolle, Worte machen einen Unterschied! Entscheidend ist, wie jede*r sich selbst bezeichnen möchte.

In der mit Bedeutung und Werturteilen getränkten Welt der »Krankheiten«, in der oft »gesund« mit gut und erstrebenswert und »krank« mit schlecht und (möglicherweise lebenslang) behandlungsbedürftig gleichgesetzt wird, ist Stigmatisierung unvermeidlich. Ein Stigma wird nicht durch einen Namen hervorgerufen und verschwindet nicht durch die Verwendung von Euphemismen, sondern resultiert aus der Art und Weise, wie Menschen andere Menschen mit einer Besonderheit betrachten und mit ihnen umgehen – und aus den Grenzen der Fähigkeiten von Therapeut*innen, ihnen zu helfen.

Die negativen Auswirkungen der Sprache in der Psychiatrie vermeiden wir nicht dadurch, dass wir weniger oder nicht mehr sprechen – im Gegenteil: Wir müssen mehr sprechen, nur eben weniger *über* die Menschen, mit denen wir arbeiten, sondern *mit* ihnen.

Das erfordert aber auch, Begegnungen zu ermöglichen und einen entsprechenden Rahmen zu schaffen. Wenn das Personal nicht bei den Patient*innen ist, dann können auch keine Gespräche stattfinden. In England arbeitet man deshalb an vielen Stellen mit einer »protected engagement time«: Zu bestimmten Zeiten am Tag dürfen keine Bürotätigkeiten durchgeführt werden, sondern das Personal sucht aktiv die Patient*innen auf der Station auf. Gleichzeitig braucht es intelligente Ideen, um Gespräche mit komplexen Inhalten an dafür sinnvollen Orten zu führen. Eine als schwerwiegend empfundene Umstellung der Medikamente sollte vielleicht nicht vor dem Stationszimmer, sondern besser in einem dafür angemessenen Raum geführt werden. Daran wird deutlich, dass auch die Organisation von Arbeit und die Architektur bzw. die räumlichen Umgebungsfaktoren einen Einfluss darauf haben, ob Gespräche seitens der Patient*innen als hilfreich empfunden werden oder eben nicht.

Wir müssen sprachfähig sein – und wir müssen mit der Sprachlosigkeit angesichts des Leids und der Probleme der Mitteilbarkeit psychischer Vorgänge leben. Sprachfähigkeit setzt Sprachbewusstsein voraus. Einige Beispiele bewussten Nachdenkens

über Sprache in der Psychiatrie hat der erste Teil des Buchs geliefert – im zweiten Teil folgen Anregungen für einen bewussten *Gebrauch* der Sprache in unserem Fachgebiet. Dabei wird deutlich, dass so etwas wie Sprachfähigkeit nicht als Technik erlernt werden kann, sondern erst aus der Verunsicherung heraus entsteht – so wie Hoffnung oft erst aus der Hoffnungslosigkeit resultiert, über den Weg des Sich-Offenhaltens für Überraschungen, über das Anerkennen des begrenzten Einflusses auf den Lauf der Dinge bei gleichzeitiger Annäherung an den eigenen Handlungsspielraum.
Die im folgenden Teil des Buches angeführten Beispiele sind durchaus von einer Behutsamkeit und Offenheit geprägt, die ein Sich-Einlassen auf das Gegenüber ausmachen. Es geht um das narrative Potenzial einer sensiblen Sprache, um Annäherungen an das jeweilige Gegenüber dadurch, dass wir Sprache als Gefäße dialogischer und trialogischer Austausche wirken lassen. Hier geht es mehr um das Fragen als um die richtigen Antworten. Es geht darum, dass wir uns in den Momenten der Begegnung auf die Sprache einlassen und sie nicht nur als Instrument (der Diagnostik, der Therapie) betrachten, sondern als menschliche Daseinsform, die unendlich viel über die subjektiven Welten aussagt, in denen wir uns bewegen. Bewusste Sprache kann Räume schaffen für Gesundung.

Michael Schulz, Jahrgang 1969, ist Krankenpfleger, Gesundheitswissenschaftler und Honorarprofessor für Psychiatrische Pflege. Er hat in verschiedenen psychiatrischen Kliniken gearbeitet und ist momentan tätig als Stellvertretender Pflegedirektor am LWL-Klinikum in Gütersloh. Neben Themen der Psychiatrischen Pflege widmet er sich in seiner wissenschaftlichen Arbeit unter anderem Themen wie Recovery und Safewards. Kontakt: michael_schulz69@yahoo.de.

Stefan Weinmann, Jahrgang 1971, ist Psychiater und Gesundheitswissenschaftler und arbeitet am universitären Zentrum für Integrative Psychiatrie in Lübeck. Eines seiner Bücher wirbt für eine breite gesellschaftliche Diskussion und Einbettung der Psychiatrie: *Die Vermessung der Psychiatrie* (2019), Köln: Psychiatrie Verlag. Kontakt: stefan.weinmann@yahoo.de.

Verschiedene Sprachwelten in der Psychiatrie

Michael Schulz, Matthias Pauge & Michael Löhr

> *»Solange wir miteinander reden, bringen wir uns nicht um.«*
> Dorothea Buck

Sprache und Kommunikation sind das Mächtigste, über das wir in der Psychiatrie verfügen, und Sprache gilt seit jeher als eines der wirksamsten Heilmittel. Dessen waren sich schon die Vertreter der frühen Psychoanalyse bewusst, deren Ansatz der »Gesprächs*therapie*« bezeichnenderweise ins Englische mit »talking cure« übersetzt wurde. Weit über den mitteleuropäischen Kulturkreis und über wissenschaftlich geprägte Ansätze hinaus zeigt sich, dass Sprache in der Behandlung psychischer Erkrankungen, im Umgang mit existenziellen Krisen oder anhaltenden Verunsicherungen sich allenfalls in ihrem methodischen Zugang unterscheidet, aber als Heilmittel akzeptiert ist (Ellenberger 1970/1996; Lévi-Strauss 1987; Machleidt & Passie 2018). Sprache eröffnet die Möglichkeit zur Erklärung und gibt Rahmenbedingungen, in denen sich Lösungen finden lassen. Einigkeit herrscht darüber, dass gelingende Kommunikation heilen kann. Misslingende Kommunikation hingegen kann eher kränkend und verletzend sein und ist damit wenig heilsam. Sprache tendiert zur Verletzung und Kränkung, wenn Sprachwelten nicht als individuell betrachtet, sondern als allgemein und normativ gesetzt verstanden werden.

Ein komplexes Phänomen: Sprache in der Psychiatrie

In der psychiatrischen Arbeit existieren unterschiedliche Sprachwelten nebeneinander und sowohl Professionelle, Nutzer und Angehörige als auch die Gesellschaft bringen eigene Sprachwelten mit und werden mit den Sprachwelten anderer Gruppen konfrontiert bzw. müssen mit ihnen umgehen lernen. Hinzu kommt die Zusammenarbeit mit Mitarbeitenden oder Patienten mit Migrationshintergrund, wo neben den Anforderungen an einen kultursensiblen Umgang auch die Verständigung über das Medium Sprache zum Problem werden kann.

Neben isoliert zu betrachtenden Fachwelten wie die Fachsprache eines medizinischen Themengebietes oder auch der Krankenhausökonomie stellen die Kontaktaufnahme zu Patienten und Patientinnen über Sprache und auch die schriftlich verwendete Sprache bei der Kommunikation mit und über die betroffene Person ein zentrales Feld dar, wenn wir uns mit Sprache und Psychiatrie beschäftigen.

Fachsprache bzw. von Fachpersonen verwendete Sprache

Der Gebrauch einer medizinischen Fachsprache geht historisch zurück auf den griechischen Arzt Hippokrates, der einen großen Einfluss auf die medizinische Terminologie hatte, wie man noch heute an den vielen aus dem griechischen stammenden medizinischen Fachbegriffen erkennen kann. Im Mittelalter und in der Neuzeit haben sich dann lateinische Begriffe etabliert und in der neueren Zeit haben vor allem französische (»bandage«) oder englische Begriffe (»coping«) Einzug in die medizinische und psychotherapeutische Fachsprache gehalten. In der Psychiatrielandschaft haben wir es aktuell mit zahlreichen englischen Begriffen zu tun, die zur Aufnahme in das Repertoire unserer Fachsprache drängen, zum Beispiel Recovery, Safewards oder Community Reinforcement Approach. Der Grund dafür, dass solche fremdsprachigen Begriffe übernommen werden, liegt nicht selten darin, dass eine gute Übersetzung nicht immer möglich ist. Ein weiterer Grund dürfte darin bestehen, dass entsprechende Begriffe zunächst über den Weg der englischen Fachliteratur die »Scientific Community« erreichen und es nach den ersten Verbreitungen immer schwieriger wird, zu einem konsentierten bzw. allgemein anerkannten, ins Deutsche übertragenen Begriff zu kommen.
Aber auch sprachliche Neuentwicklungen sind immer mal wieder Gegenstand in der psychiatrischen Fachsprache, zum Beispiel das Wort »Trialog« oder auch sprachliche Gewohnheiten, die sich in der Professionsgemeinde der psychiatrisch Tätigen etabliert haben, obwohl sie nicht unbedingt gelungen sind, etwa: »Der Patient wurde an die Ambulanz angebunden.« Elke Prestin verweist in diesem Zusammenhang auf den Begriff des »Fallverantwortlichen«. Der Patient kann daraus lesen, dass er der Fall ist und die Verantwortung für ihn beim Gegenüber liegt – dem oder der Fallverantwortlichen (Prestin 2015).
Durch diesen Einfluss unterschiedlicher Sprachen im Verlauf der Geschichte wird bereits deutlich, dass Fachsprachen vor dem Hintergrund gesellschaftlicher und kultureller Einflussfaktoren Veränderungen unterliegen. Auch neue wissenschaftliche Erkenntnisse und leitende Paradigmen verändern die Sprache eines Faches

und lassen umgekehrt Rückschlüsse auf den Stand der Wissenschaft und das gesamtgesellschaftliche Verständnis von Krankheit und Gesundheit zu (Horwitz 2021). Beispielhaft sei an dieser Stelle auf Homosexualität verwiesen, die noch im 20. Jahrhundert auch seitens der Psychiatrie als Krankheit angesehen wurde und erst 1991 aus der ICD-10 gestrichen wurde – diesen Schritt der Entpathologisierung war die American Psychiatric Association bereits 1987 mit dem DSM III-R gegangen.

Insgesamt ist festzuhalten, dass psychiatrische Fachsprache, die sich aus einer langen Tradition verschiedener medizinisch-psychiatrischer, psychotherapeutischer und pflegewissenschaftlicher Schulen und Strömungen entwickelt hat, vor allem für viele Patient*innen sowie deren Angehörige kompliziert und schwer nachvollziehbar ist. Das abverlangte Selbstmanagement von Krisen und Krankheit setzt vor allem auf die Betroffenen als Expert*innen ihrer eigenen Situation (Schaeffer u. a. 2020). Dabei stellt sich die Frage, wie Informationen über eine Depression oder eine Psychose und deren erfolgreiche Bewältigung im Alltag an Patient*innen aus unterschiedlichen sozialen Milieus weitergegeben werden kann. Dies fängt schon beim Arztbrief an – ist dieser für den Patienten und dessen Angehörige verständlich, erkennen die Verfasser die alltagsrelevanten Probleme des Patienten (Martin 2024)? Zu überlegen wäre, ob spezialisierte Pflegende oder Genesungsbegleiter sich zum einen mit der Lebenswelt des Patienten vertraut machen (z. B. durch Hausbesuche, Überleitungs- und Entlassmanagement) und sich zum anderen beim Erstellen der Arztbriefe beteiligen. So können konkrete und vor allem alltagsnahe Informationen formuliert und als mögliche Bewältigungsstrategien besser in den Alltag integriert werden.

Komplizierte Kommunikation

»Patients don't care how much you know until they know, how much you care.«

Die Beziehung zwischen Patient*innen und Angehörigen basiert auf Kommunikation und damit auf Sprache. Vertrauensvolle Beziehungen werden über Sprache hergestellt. Die Erwartungen, die man an einen Gesprächskontakt stellt, sind aber in hohem Maße kulturell definiert und Kommunikationsbarrieren haben ihren Ursprung nicht selten in der Erziehung, im sozioökonomischen Status oder liegen begründet in einem unterschiedlichen Wertesystem. Umgekehrt funktionieren viele Interventionen wie Psychoedukation, Bezugspflegegespräche oder (Gruppen-)Psychotherapie über Sprache – Sprechen ist in psychosozialen Institutionen also Arbeit, Sprache ein Arbeitsmittel.

Alles in allem ist Fachsprache kompliziert und nicht jedem gleichermaßen zugänglich. Professionelle sollten berücksichtigen, dass Sprache verschiedene Sinn- und Bedeutungsebenen hat, was bedeutet, dass sie immer mehrdeutig ist. Der Sprecher meint etwas anderes, als der Zuhörer versteht, und der Zuhörer versteht etwas anderes, als der Sprecher meint – jeder hat seine eigene Konstruktion der Wirklichkeit (Berger & Luckmann 1966/2013). So kann zum Beispiel das Sprechen über Depressionen oder Psychosen auf der jeweiligen Seite unterschiedliche Assoziationen hervorrufen, die dem jeweils anderen nicht bekannt oder fremd sind. Psychoedukative oder vergleichbare Angebote laufen dabei Gefahr, eine zu verallgemeinernde Sichtweise einzunehmen. Der Patient lernt in diesen Gruppen, dass er auf Stress achten muss, kann häufig aber keine spezifische Stresssituation benennen, die Symptome oder Erlebensweisen verstärken können. Deutlich konstruktiver wäre eine individiuelle Erfassung von Faktoren, die zur Belastung führen können, und zu überlegen (auch im Patientenverbund), welche Strategien helfen würden, einen geeigneten Umgang mit den Belastungen zu finden (Thomese u. a. 2023). Der Patient sollte dabei unterstützt werden, eine transdiagnostische Perspektive zu entwickeln, die Alltagsproblematiken und nicht mögliche mit einer Diagnose im Zusammenhang stehende Symptome forciert. Dabei ist vor allem wichtig, einen Bezug zwischen Belastung und Erleben herstellen zu können. Durch die bloße Fokussierung auf mögliche Symptome kann es zu einer Verarmung der Sprache kommen, wenn konkrete Bezüge zu Alltag und Erleben nicht mit dem Patienten eingeübt werden (Menzies u. a. 2024).

Eine Fachsprache nutzt vor allem jenen Personen, die sich einem Fachgebiet zugehörig fühlen, zum Beispiel, weil sie einer entsprechenden Profession wie Medizin, Sozialarbeit oder Pflege angehören. Dadurch erleichtert sich die Kommunikation, da bestimmte Phänomene oder Sachverhalte präzise benannt werden können. Im besten Falle gelingt es, sich effektiv auszutauschen und Begriffe zu verwenden, deren Bedeutung mit hoher Wahrscheinlichkeit von anderen Angehörigen der Professionen eines Fachgebiets geteilt werden. Erschwerend kommt allerdings hinzu, dass es innerhalb eines Fachgebiets mehrere professionseigene Sprachen gibt. So kommen in der Psychiatrie neben ärztlichen Diagnosen in den letzten Jahren vermehrt Pflegediagnosen zum Einsatz, für die es bisher keine einheitliche Sprache gibt – was auch für die Zukunft nicht zu erwarten ist (siehe dazu Stefan u. a. 2009; Kamitsuru u. a. 2022). Dabei wird jedoch häufig übersehen, dass sich die eingesetzte Sprache aus den jeweiligen soziokulturellen Codes eines bestimmten fachlichen Milieus bedient.

Aus ethnografischer Sicht zeigt sich, dass Psychiatrien im Allgemeinen und andere stationäre Einrichtungen im Speziellen als Mikrokosmos eigene Codes, Rituale und Handlungsroutinen etablieren, die für Außenstehende meist schwer nachvollziehbar

sind. Jeder Kosmos entwickelt einen für sich eigenen Sprachstil und greift auf Erklärungsweisen zurück, die für das Milieu besonders sind (Garfinkel 1967/2020; Elias 2015). Schon für die einzelnen Mitarbeitenden ist es schwierig, bestimmte Codes in für sie fremden Bereichen nachzuvollziehen (etwa in einer Vertretungssituation). Werner Vogd analysiert, dass bei zunehmender Komplexität einer Versorgungssituation in einem Krankenhaus der Unsicherheitsbereich der Kommunikation zunehmen kann. Gemeint ist, dass soziale Komplexität (wie bei Personen in existenziellen Krisensituationen) zu mehr Interpretationsmöglichkeiten führen kann und die Zunahme der Interpretationsmöglichkeiten die Unsicherheit vermehrt – statt zu einer präzisen Beurteilung zu kommen, gibt es unzählige verschiedene Einschätzungen der Mitarbeitenden über die Behandlung eines Patienten (Vogd 2011). Deutlich wird dies zum Beispiel bei Patienten mit Psychosen oder ähnlichen Erfahrungen, über die viel spekuliert wird und werden muss, wenn die Menschen wenig über sich bekannt geben oder das Verhalten nicht kalkulierbar ist.
In der psychiatrischen Versorgung, in der nahezu jede Behandlung äußerst komplex ist, kommen viele Mitarbeitende zu vielen Einschätzungen. Die Einschätzungen unterscheiden sich schon innerhalb der jeweiligen Berufsgruppen und sind selten einheitlich zusammenzuführen, da psychische Erkrankungen in der Regel kommunikativ kaum konkret bestimmbar sind. Die Reflexionsleistungen (also die Bestimmung der Situation des Patienten) geschieht nicht auf neutralem Boden, sondern vollzieht sich innerhalb des Erfahrungs- und Wissensbestands der einzelnen Mitarbeitenden, die jeweils zu unterschiedlichen Auslegungen kommen können. Nicht zuletzt versuchen viele Mitarbeitende aus unterschiedlichen Berufsgruppen, die wiederum auf unterschiedliches Wissen zurückgreifen, irgendwie übereinzukommen. Dass dies ein langwieriger Prozess sein kann, zeigen nicht zuletzt Fallbesprechungen oder Supervisionen.
Nicht selten passiert es, dass die unterschiedlichen Berufsgruppen (und hier auch wieder die Mitarbeitenden im Einzelnen) den Patienten in den für die Berufsgruppe typischen Auslegungen begegnen. Dadurch erlebt der Patient häufig widersprüchliche Annahmen, die ihn als Person betreffen (z. B. sehen die Ärzte das Stimmenhören als Problem an, das behandelt werden muss, und für die Pflegenden stellt sich eher die Frage, wie der Patient wieder am Alltag teilnehmen kann). In dieser Situation entstehen unterschiedliche Anforderungen für eine Positionierung, die irritierend sein können und den Patienten zugleich in eine paradoxe Situation bringen können – die Frage ist: In welche Richtung soll er gehen? Eine Antwort darauf wäre, »zuhören« zu können. Kommunikation kann, wie oben dargestellt, irreführend sein; und häufig vergessen Professionelle, dass der Patient auch eine Perspektive seiner Geschichte hat. Das »Erzählenlassen« und das »Zuhörenkönnen« im Sinne einer Begegnung, die durch Offenheit und Neugier geprägt ist, schaffen

einen Raum, um kommunikative Missverständnisse auszusetzen. Das setzt aber voraus, dass der Patient die Zeit und den Raum erhält, um seine Geschichte erzählen zu können, die, auch wenn sie schwer auszuhalten sein mag, als »Wahrheit des Patienten« akzeptiert werden sollte.

Hier ist zu berücksichtigen, dass Nachfragen oder Kommentare nicht auf mögliche Krankheits- oder Symptomassoziationen hinweisen (»Sie hören Ihre Nachbarn durch die Wand reden, dann sind Sie psychotisch.«). Stattdessen sollten Nachfragen oder Kommentare sich ehrlich mit der Biografie und der Alltagswelt des Patienten auseinandersetzen (»Ich wäre auch sehr beunruhigt, wenn ich jeden Tag meine Nachbarn durch die Wand reden höre.«). Im Kern des Gesprächs sollten die alltäglichen Sorgen, Ängste oder Unsicherheiten stehen, die jeder Mensch – wenn auch auf einem anderen Niveau – verspüren kann. Eine hilfreiche Grundlage für diesen Gesprächsansatz legt das Feeling Safe Programme der Oxford University in der Behandlung von Menschen mit Psychoserisiko. Im Fokus der Behandlung steht nicht die psychotische Symptomatik, sondern die dahinterliegenden Schwierigkeiten (wie mangelnder Selbstwert oder Einsamkeit). Kann der Patient Probleme erfolgreich bewältigen, gehen auch die psychotischen Symptome zurück (Freeman u. a. 2019).

Im schlechteren Falle wird Fachsprache eingesetzt, um Grenzen zu verdeutlichen. Durch die Sprache wird der Unterschied zwischen Mitarbeitenden versus Patienten oder »gesund« versus »krank« markiert, wobei die Seite des Patienten automatisch negativ (im Sinne »dem Patienten fehlt etwas zu seiner Gesundung«) attribuiert ist. Der Patient wird mit bestimmten Erwartungen konfrontiert, die ihrerseits wieder die Stellung des Patienten verdeutlichen. Der Patient wird dann eingeteilt in »compliant« oder »incompliant« bzw. »krankheitseinsichtig« oder »krankheitsuneinsichtig«, was die Stellung der Mitarbeitenden und damit die Grenzen zwischen Mitarbeitenden und Patienten zementiert. Die Sprachregelungen der Mitarbeitenden werden zum Machtinstrument und verdeutlichen die Asymmetrie der Beziehung, da das Wort der Mitarbeitenden durch ihre institutionelle Position eine stärkere Bedeutung erhält (Foucault 1961/2020). Konzepte wie »auf Augenhöhe arbeiten« oder »partizipative Entscheidungsfindung« ignorieren oft, dass das ungleiche Machtverhältnis per se nicht aufgehoben werden kann.

Doch die Verwendung der Sprache und die damit implizierten Grenzen sind in den seltensten Fällen nur noch plump, diskreditierend und offensichtlich abwertend. Patientinnen und Patienten werden in der Regel nicht mehr unmittelbar mit einer »Unnormalität« oder »Irrationalität« ihres Krankheitserlebens konfrontiert. Hier hat sich ein sprachliches Tabu gegenüber den Patient*innen etabliert – in den Dienstzimmern allerdings wird dieses in der Regel leider wieder aufgehoben. Vielmehr wird die psychiatrische Sprache als Herrschaftsinstrument diffiziler und undurchsichtiger. Gerade auf geschützten Stationen im Umgang mit stark »eigensinnigen« Patienten kann eine Form der sprachlichen Manipulation beobachtet werden, die als Form des »nudging« beschrieben werden kann. Dabei setzen Mitarbeitende voraus, dass die Behandlung zu einer Besserung beim Patienten beitragen würde. Dies geschieht zum einen durch sukzessives Anzweifeln der individuellen Realität (auch als »gaslighting« bezeichnet), um den Patienten zur »wahren« Einsicht zu bewegen (»Sie sind wahnhaft, das merke ich doch an Ihrem seltsamen Verhalten« o. Ä.). Zum anderen suggeriert der Mitarbeitende, dass sein Behandlungsangebot das »richtige« ist (»Wenn Sie die Medikamente nehmen, können wir über Ihre Entlassung nachdenken.«). Durch die Vorgabe eines Rahmens wird die Auswahl automatisch eingegrenzt und die »Richtigkeit« der Entscheidung ist der Auswahl bereits inhärent (»Hätten Sie die Medikamente eingenommen, wären Sie nicht in der Situation.«).

Um eine Sogwirkung negativer Assoziationen zu vermeiden, ist es an manchen Stellen (etwa Übergaben, Dienstzimmergespräche oder Visiten) sicherlich hilfreich, sich auf die im Safewards-Konzept vorgeschlagenen Mittel positiver Kommunikation zu besinnen. Das erfordert viel Übung, da es nicht unüblich ist, dass Professionelle in Krankenhäusern eine defizitäre Sichtweise gegenüber den Patient*innen einnehmen (müssen). Schon einige gemeinsame Minuten positiver und konstruktiver Denkanstöße (etwa das Verstehen psychotischer Symptome als Funktionen, die für den Patienten im Alltag sinnhaft und nützlich sein können) können hilfreich sein, dem Patienten im nächsten gemeinsamen Aufeinandertreffen offener und herzlicher zu begegnen.

Der Sprachraum der Professionellen

Dass der Sprachraum der Professionellen ein paradoxer ist, der zum einen einen latenten Unsicherheitsbereich darstellt, zum anderen aber absolute Gewissheit vorgibt, erkennt Hans Feer. Dieser prägte in einem Buch über Sprache in der Psychiatrie 1987 in Anlehnung an Niels Bohr den Satz: »Psychiatrie besteht darin, dass man mit mangelhaften Messungen, mit nicht konsistenter Theorie und mit fragwürdigen sprachlichen Begriffen arbeitet und trotzdem vorankommt« (Feer 1987, S. 1).

Zu der Zeit, 1987, gab es schon neben der ICD das DSM (Diagnostic and Statistical Manual of Mental Disorders) als Klassifikationssystem in der Psychiatrie. Dabei handelt es sich um eine Art Wörterbuch, das in regelmäßigen Abständen seit 1952 von der American Psychiatric Association überarbeitet wird. Aktuell gibt es das DSM-5 das 2013 erschienen ist und auch in deutscher Sprache vorliegt. Das DSM

wird von Wissenschaftler*innen ständig weiterentwickelt und verfolgt das Ziel, psychiatrische Diagnosen reproduzierbar und statistisch verwertbar zu machen. Die beschriebenen Symptomkomplexe stellen lediglich vorläufige Konstrukte dar, sind aber noch keine Abgrenzungen im Sinne echter medizinischer Krankheiten (»nosologischer Entitäten«). Es handelt sich um einen symptombasierten Blick, der keine objektiven Parameter einbezieht. Diese Denkmuster übernimmt die Psychiatrie aus der somatischen Versorgung und versucht sich ihr damit gleichzusetzen. Auch finden die individuelle Lebenssituation und der soziale Kontext wenig Berücksichtigung, da medizinisch geprägte Vorstellungen häufig keinen Bezug zur Alltagswelt herstellen (können).
Mittlerweile wird der Mangel an Validität und Reliabilität im psychiatrischen Mainstream diskutiert und es werden die Konsequenzen für die Ausrichtung in Forschung und Praxis aufgezeigt (Tebartz van Elst 2021; Berrios & Marková 2021). Letztlich heißt dies, dass die professionellen Konzepte keine allgemeine Sicherheit in der Einschätzung, Auswahl oder Behandlung geben können, sondern sich immer individuell am Patienten orientieren müssen.
Daher sollten Professionelle stärker im *reflektierten* Umgang mit ihrer Fachsprache geschult werden. Im Zuge dessen sollte verstärkt hinterfragt werden, ob die Fachsprache in der Lage ist, die Beobachtungen der empirischen Wirklichkeit (etwa eine Praxissituation) auch konkret zu benennen, oder ob der (professionelle) Blick durch die Konstruktionen, auf die sich der Blick zur Einschätzung der Wirklichkeit bezieht, *verstellt* ist (Foucault 1963/2011). Da Professionen und jede Fachdisziplin Wert auf eigens ausgestaltete Fachsprachen legen, führt dies im besten Falle dazu, die fachliche Welt »durch die eigene Brille« zu beschreiben und zu begründen (»Das Ende meiner Sprache ist das Ende meiner Welt«). Das Ziel solcher Maßnahmen sollte sein, dass ein Austausch auf der Basis eines vergleichbaren und erlernten Verständnisses unter Mitarbeitenden gleicher oder auch angrenzender Professionen möglich wird.

Der Sprachraum der Patienten

Eine Fachsprache stellt vor allem in der Zusammenarbeit mit Laien, Betroffenen, Nutzenden und Angehörigen eine Barriere dar (siehe dazu auch den Beitrag von Susanne Heim in diesem Buch). Die Form der verwendeten Sprache ist also elementar, wenn es um die Frage geht, ob ein Austausch »auf Augenhöhe« gelingt oder nicht. Asymmetrische Kommunikation führt in der Folge zu einer asymmetrischen Beziehung. Die Geschichte der Psychiatrie ist aber gerade mit Blick auf das gemeinsame

Gespräch und die Kommunikation mit den Betroffenen geprägt von Momenten falsch verstandener Fachlichkeit, von Machmissbrauch und gegenseitigem Unverständnis. Besonders eindrücklich ist die Schilderung von Dorothea Buck über das, was sie als junge Frau in der Psychiatrischen Anstalt Bethel in Bielefeld erlebte.

> »1936 machte ich mit gerade 19 Jahren die menschenverachtendste Erfahrung meines Lebens in der Psychiatrie, hinter der eine schwere Verschüttung im Zweiten Weltkrieg verblasste. Ich erlebte die Psychiatrie deshalb als so unmenschlich, weil nicht mit uns gesprochen wurde. Tiefer kann ein Mensch nicht entwertet werden, als ihn keines Gesprächs für wert oder fähig zu halten« (Buck 2007).

Für Buck erklärt sich diese Form der Behandlung dadurch, dass die Behandlungsmethoden auf den Psychiater Emil Kraepelin (1856–1926) zurückgingen. Sie berichtet: »Emil Kraepelin hatte die Gespräche, die seine Vorgänger, wie Wilhelm Griesinger von 1817 bis 1868 und Carl Wilhelm Ideler von 1795 bis 1860 noch mit ihren Patienten geführt hatten, durch die gesprächslose Beobachtung von Symptomen ersetzt, durch die Krankheitsbilder- oder ›Nosologische‹ Psychiatrie« (ebd.).
Das Sprechen mit Patienten und Patientinnen sollte sich dabei nicht an starren und ideologisierten Konzepten orientieren, sondern unvermittelt und neutral die Perspektive des Patienten als Gesprächsgrundlage nehmen. Der »Eigensinn« der Patient*innen ist, wie Thomas Bock (2017) betont, als Ressource und nicht als Problematik zu sehen. Die narrative Eröffnung eigensinniger Themengebiete bietet die Möglichkeit, das Erleben des Patienten in seine alltägliche und biografische Erfahrung einzubetten. Die Erzählung erzeugt Sinn – auch wenn sie manchmal als anstrengend und gar sinnlos eingeschätzt wird. Die Möglichkeit zur Eröffnung des Sprechens offenbart eine individuelle Einordnung der Geschehnisse in die jeweilige Lebensgeschichte (Schütze 1983; Straub 2015). Die Narration schafft eine nachträgliche Struktur, die wiederum die Eigenreflexion des Patienten eröffnen kann (Bock u. a. 2014). Dafür sollte dem Patienten jedoch zuerst einmal der Raum zum Erzählen gegeben werden. Dies setzt eine Person voraus, die zuhören möchte – selbst manisch-psychotische Erzählungen finden irgendwann ihr Ende.

Mit Professionellen sprechen

Das Sprechen mit psychiatrisch Tätigen stellt für Patient*innen eine große Herausforderung dar. Es ist schwierig, die lange im sozialen Prozess ausgehandelten Codes zu verstehen und in Gänze nachvollziehen zu können. Darüber hinaus stellt sich die Frage, ob sich ein Patient überhaupt mit den sprachlichen Codes und

Bedeutungen identifizieren kann oder möchte. In der Regel gelingt die Kommunikation mit Professionellen also nur, wenn sich der Patient auf die Sprache der Professionellen einlassen kann und diese bedient. Der Patient muss zum Beispiel fähig sein, Symptome zu beschreiben, die im Rahmen seiner Diagnose erwartet werden. Andernfalls verspielt er seinen Status als »kooperativer Patient«.

Dieser Prozess kann aus einer sozialkonstruktivistischen Perspektive rekonstruiert werden. Anhand einer beliebigen Aufnahmesituation eines Patienten lässt sich darstellen, wie ein »Fall« auf Station »konstruiert« werden könnte. Vor der Aufnahme eines Patienten erhalten die Mitarbeitenden einige wenige Informationen über ihn (Alter, Geschlecht, Diagnose etc.). Auf der Grundlage von Wissen und Erfahrung wird automatisch ein Bild des Patienten konstruiert, das die Vorbereitungen und Aktivierung bestimmter Handlungsmuster veranlasst (etwa bestimmte Erwartungen an eine F20- oder F60-Diagnose mit entsprechenden Vorstellungen, wie man sich vorbereiten und einstellen sollte). Das »konstruierte« Bild hält sich möglicherweise auch nach Eintreffen des Patienten und wird zum Beispiel in Übergaben oder Dokumentationen reaktiviert (die Ausgangshypothese der F20-Diagnose wird weiter konstruiert, indem nach entsprechenden Beweisen gesucht wird; dazu Barrett 1996). Der Patient wird also während der gesamten Behandlung von einem Vor-Urteil begleitet, das sich durch seine Gegenintervention nicht mehr revidieren lässt. Im Zweifel würde die Gegenintervention die Situation sogar verschlimmern. Der Soziologe Erving Goffman bezeichnet dies als Loopingeffekt (Goffman 1961/2020). Die Identität des Patienten wird durch seine soziale Konstruktion nach den Vorstellungen der Mitarbeitenden moduliert. Die Versuche, sich anders darzustellen, werden von den Mitarbeitenden mit verwunderten Nachfragen, Korrekturen, Zurückweisung oder wie im Falle von Psychosen gar als Gegenbeweis gewertet.

Das Sprechen mit Professionellen ist daher ein geschicktes Austesten der Erwartungen, die sich innerhalb der sozialen Konstruktion ergeben können. Gezieltes Nachfragen und Verhandlungen über die Behandlung sind sicherlich erst von Vorteil, wenn die sprachlichen Codes und die Bedeutungen erkennbar werden. Es ist jedoch Aufgabe der Mitarbeitenden, den Patient*innen gegenüber möglichst offen zu bleiben und die Kommunikation sukzessive zu erleichtern.

Pflegende zum Beispiel (aber auch Genesungsbegleiter*innen und andere Berufsgruppen) als Berufsgruppe mit starkem Bezug zum Alltag können in diesem Prozess die Funktion des Übersetzens übernehmen. Medizinische Sachverhalte, Diagnosen oder Therapiepläne sollen in Alltagssprache und personenzentriert aufbereitet werden, was von den Pflegenden nicht selten als eine anspruchsvolle und komplexe Aufgabe erlebt wird. Der Sprachraum der Pflegenden zeichnet sich außerdem dadurch aus, dass es neben strukturierten und strukturierenden Gesprächen wie

Aufnahmegespräch, Beratungsgespräch oder Bezugspersonengespräch häufig zu »Stegreifgesprächen« kommt. Diese eher ungeplanten Kontakte zeichnen sich dadurch aus, dass sie zwar weniger vorstrukturiert, aber nicht rahmenlos sind. Eine weitere Besonderheit ist, dass pflegerische Kommunikation häufig stattfindet, während gleichzeitig andere Handlungen vollzogen werden.

Kontextualisierung der sprachlichen Begegnung: Hintergrundwissen aktualisieren!

Der Kontext, in dem Sprache stattfindet, nimmt einen starken Einfluss auf die Situation. Psychiatrische Settings bieten einen besonderen Kontext. Professionell Handelnde sollten sich dessen bewusst sein und Sprache entsprechend sensibel verwenden. Einen theoretischen Zugang zum Verständnis von Sprache in einem spezifischen Feld bietet das Konzept der Kontextualisierung, wie es von den Forschenden John Gumperz und Jenny Cook-Gumperz (2005) entwickelt wurde.
Sprache und sozialer Kontext lassen sich nicht voneinander trennen und beeinflussen sich wechselseitig. Gumperz führt den Begriff der Kontextualisierungshinweise (»contextualisation cues«) ein. Dabei handelt es sich um sprachliche und nichtsprachliche (Dialekt, Wortwahl, Prosodie etc.) Elemente, die als Hintergrundwissen zum Kontext abgerufen werden können, sofern sie den Gesprächspartner*innen bekannt sind. Dem Wissen über Kontexte, kommunikative Stile und Netzwerke kommt eine fundamentale Bedeutung für eine erfolgreiche Kommunikation zu. Hierzu schreiben Elke Prestin und Michael Schulz (2011), dass einerseits die sozialen und kulturellen Rahmenbedingungen den Sprachgebrauch prägen und andererseits Strukturen und Normen einer Gesellschaft erst durch Kommunikation geschaffen und aufrechterhalten werden.
Durch den (mehr oder weniger bewusst) gewählten Einsatz von Worten, von Grammatik und Intonation werden auch in psychiatrischen Settings soziale Beziehungen durch Gesprächssituationen gestaltet. Da der Patient im Zentrum der Bemühungen stehen muss, sollte Sprache so verwendet werden, dass die Formen der personenorientierten Ansätze unterstützen und genutzt werden. Außerdem ist es für Pflegende und andere Berufsgruppen sicherlich sinnvoll, immer wieder die eigenen sprachlichen Routinen zu reflektieren. So lässt sich darüber nachdenken, ob die Verwendung der speziellen und spezialisierten Sprache schon ein Automatismus ist, der gegenüber Patient*innen nur noch »abgespult« wird

und zu reinem Selbstzweck wird, wie es im Zuge medizinischer Standardisierung häufig gewünscht ist. Schon die einfache Aufgabe, sich für jeden Patienten eine individuelle Begrüßung zu überlegen, lockert die weitere Beziehungsbildung auf und die Devise »das gleiche Programm für alle«, was häufig schon Gleichgültigkeit signalisieren kann, wird aufgebrochen.

Matthias Pauge, Jahrgang 1986, ist Sozialwissenschaftler MA; Fachkraft für Psychiatrie BA, Heilerziehungspfleger und Koordinator in der Pflegeentwicklung LWL-Klinik Dortmund. Seine Dissertationsschrift *Handlung, Identität, Psychose. Eine rekonstruktive Analyse des Alltagserlebens Psychoseerfahrener* ist 2024 im Psychiatrie Verlag erschienen. Kontakt: matthias.pauge@lwl.org.

Michael Löhr, Jahrgang 1974, ist Pflegedirektor am LWL-Klinikum Gütersloh und Honorarprofessor für Psychiatrische Pflege an der Fachhochschule der Diakonie in Bielefeld. In seiner Forschungstätigkeit widmet er sich unter anderem den Themen der Psychiatrischen Pflege, der zukunftsfähigen Organisation von Arbeit in psychosozialen Settings und Safewards. Im Psychiatrie Verlag hat er gemeinsam mit Michael Schulz ein Buch zum Thema Safewards veröffentlicht. Kontakt: michael.loehr@lwl.org.

Michael Schulz, Jahrgang 1969, ist Krankenpfleger, Gesundheitswissenschaftler und Honorarprofessor für Psychiatrische Pflege. Er hat in verschiedenen psychiatrischen Kliniken gearbeitet und ist momentan tätig als Stellvertretender Pflegedirektor am LWL-Klinikum in Gütersloh. Neben Themen der Psychiatrischen Pflege widmet er sich in seiner wissenschaftlichen Arbeit unter anderem Themen wie Recovery und Safewards. Kontakt: michael_schulz69@yahoo.de.

Literatur

Barrett, R. J. (1996): The psychiatric team and the social definition of schizophrenia. New York: Cambridge University Press.

Berger, P. L. & Luckmann, T. (1966/2013): Die gesellschaftliche Konstruktion der Wirklichkeit. Frankfurt a. M.: Fischer.

Berrios, G. E. & Marková, I. S. (2021): Historical epistemology of the »Unitary Psychosis«. In: Carol, A.; Tamminga, C. A.; Elvleva, E. I.; Reininghaus, U. & van Os, J. (Hg.): Psychotic disorders: Comprehensive conceptualization and treatments. New York: Oxford University Press, S. 406 – 421.

Bock, T. (2017): Eigensinn und Psychose. »Noncompliance« als Chance (8. Aufl.). Neumünster: Paranus.

Bock, T.; Klapheck, K. & Ruppelt, F. (Hg.) (2014): Sinnsuche und Genesung. Erfahrungen und Forschungen zum subjektiven Sinn von Psychosen. Köln: Psychiatrie Verlag.

Buck, D. (2007): 70 Jahre Zwang in deutschen Psychiatrien – erlebt und miterlebt. Hauptvortrag vom 7. Juni 2007 beim Kongress der World Psychiatric Association »Coercive Treatment in Psychiatry«. http://ki-art-multimedia.de/dresden/doro-english.htm (27.02.2024).

Crawford, T.; Candlin, S. & Roger, P. (2017): New perspectives on understanding cultural diversity in nurse–patient communication. In: *Collegian*, 24, 1, S. 63 – 69.

Elias, N. (2015): Soziologie und Psychiatrie. In: *Gruppenpsychotherapie, Gruppendynamik*, 51, S. 28 – 45.

Ellenberger, H. F. (1970/1996): Die Entdeckung des Unbewußten. Geschichte und Entwicklung der dynamischen Psychiatrie von den Anfängen bis zu Janet, Freud, Adler und Jung (2. Aufl.). Zürich: Diogenes.

Feer, H. (1987): Die Sprache der Psychiatrie: Sonderfall einer Fachsprache. Berlin, Heidelberg: Springer.

Foucault, M. (1961/2020): Wahnsinn und Gesellschaft (20. Aufl.). Frankfurt a. M.: Suhrkamp.

Foucault, M. (1963/2011): Die Geburt der Klinik. Eine Archäologie des ärztlichen Blicks (9. Aufl.). Frankfurt a. M.: Fischer.

Freeman, D.; Taylor, K. M., Molodynski, A. & Waite, F. (2019): Treatable clinical intervention targets for patients with schizophrenia. In: *Schizophrenia Research*, 211, S. 44 – 50.

Garfinkel, H. (1967/2020). Studien zur Ethnomethodologie. Frankfurt a. M.: Campus Verlag.

Goffman, E. (1961/2020): Asyle. Über die soziale Situation psychiatrischer Patienten und anderer Insassen. Frankfurt a. M.: Suhrkamp.

Gumperz, J. J. (2001): Interactional sociolinguistics: A personal perspective. In: Schiffrin, D.; Tannen, D. & Hamilton, E. (Hg.): The Handbook of discourse analysis. Malden/Oxford: Blackwell, S. 215 – 228.

Gumperz, J. J. & Cook-Gumperz, J. (2005): Language standardization and the complexities of communicative practice. In: *Complexities: Beyond nature and nurture*, S. 268 – 289.

Horwitz, A. V. (2021): DSM. A history of psychiatry's Bible. Baltimore: John Hopkins University Press.

Kamitsuru, S.; Herdman, T. H. & Lopes, C. T. (Hg.) (2022): NANDA-I-Pflegediagnosen: Definitionen und Klassifikation 2021 – 2023. Kassel: Recom Verlag.

Lévi-Strauss, C. (1987): Strukturale Anthropologie I. Frankfurt a. M.: Suhrkamp.

MACHLEIDT, W. & PASSIE, T. (2018): Schamanismus und Psychotherapie. In: Machleidt, W.; Kluge, U.; Sieberer, M. & Heinz, A. (Hg.): Praxis der interkulturellen Psychiatrie und Psychotherapie. München: Elsevier, S. 521–539.

MARTIN, M. (2024): Zu schlaue Arztbriefe. In: *Deutsches Ärzteblatt für Psychologische Psychotherapeuten,* 2, S. 65.

MENZIES, R. E.; RICHMOND, B.; SHARPE, L.; SKEGGS, A.; LIU, J. & COUTTS-BAIN, D. (2024): The »revolving door« of mental illness. A meta-analysis and systematic review of current versus lifetime rates of psychological disorders. In: *British Journal of Clinical Psychology,* 63, 2, S. 178–196.

PRESTIN, E. (2015): Die Gestörte – das bin ich. Patienten-Erfahrungen mit Sprache und Kommunikation in der Psychiatrie. In: Schoppmann, S.; Stefan, H.; Hegedüs, A. & Schulz, M. u. a. (Hg.): Sprachen – Eine Herausforderung für die psychiatrische Pflege in Praxis – Management – Ausbildung – Forschung. Bern: Verlag Forschung & Entwicklung der Fachhochschule Bern, S. 172–177.

PRESTIN, E. & SCHULZ, M. (2011): Ich habe mir überlegt, was Ihnen wohl am meisten weh tut. In: Zeitschrift für *Psychiatrische Pflege heute,* 17, 2, S. 87–98.

SCHAEFFER, D.; VOGT, D. & BERENS, E. M. (2020): Gesundheitskompetenz. In: Razun, O. & Kolip, P. (Hg.): Handbuch Gesundheitswissenschaften. Weinheim: Beltz, S. 672–683.

SCHÜTZE, F. (1983): Biographieforschung und narratives Interview. In: *Neue Praxis,* 13, 3, S. 283–293.

STEFAN, H.; ALLMER, F.; EBERL, J.; HANSMANN, R.; JEDELSKY, E.; MICHALEK, A. & TOMACEK, D. (2009): POP® – PraxisOrientierte Pflegediagnostik: Pflegediagnosen, Ziele und Maßnahmen. Heidelberg, Berlin: Springer.

STRAUB, J. (2015): Ein Selbstbildnis erzählen. Narrative Identität, Kontingenz und Migration. In: Walz-Pawlita, S.; Unruh, B. & Janta, B. (Hg.): Identitäten. Gießen: Psychosozial-Verlag, S. 17–42.

TEBARTZ VAN ELST, L. (2021): Vom Anfang und Ende der Schizophrenie. Eine neuropsychiatrische Perspektive auf das Schizophrenie-Konzept. Stuttgart: Kohlhammer.

THOMESE, M.; PAUGE, M. & MERTINS, M. (2023): Vorteil, bestimmte Dinge ansprechen zu können. Darstellung eines Projektes zur Transdiagnostik. In: *Psychiatrische Pflege,* 8, 6, S. 33–35.

VOGD, W. (2011): Zur Soziologie der organisierten Krankenbehandlung. Göttingen: Velbrück.

Psychotherapie durch Sprechen?

Stefan Weinmann

Im psychotherapeutischen Gespräch trifft ein Mensch, der ein Problem hat, auf einen anderen Menschen, der bei diesem Problem mit Gesprächen helfen soll. Nicht jedes psychotherapeutische Gespräch ist allerdings Psychotherapie. Die Berechtigung, ein Gespräch direkt oder über die Krankenversicherung als Therapie abzurechnen, erhalten Therapeut*innen dadurch, dass sie psychotherapeutisch ausgebildet sind, dies bedeutet, dass sie nicht nur spezifische Techniken erlernt haben, sondern auch Expert*innen in der Kommunikation sind. Patient*innen können also erwarten, dass sie nicht nur auf eine Fachperson treffen, die in der Bewältigung von Lebensproblemen und psychischen Problem Wissen und Erfahrung hat, sondern auch in der Gesprächsführung. Denn die zentrale Bedeutung des Gesprächs in jeder Psychotherapie ist unstrittig, auch bei der klassischen Verhaltenstherapie. Mit sprachlichen Mitteln soll sich ein Zugang zur emotionalen Seite des Betroffenen öffnen, der Leiden, Symptome und Beschwerden lindert oder ganz zum Verschwinden bringt. Diese Gesprächsführung und kommunikativen Kompetenzen lernen Therapeut*innen nicht unbedingt in der Ausbildung – und nicht selten sind sie verpackt in Psychotherapietheoriekonstrukten. Die Konversationsanalyse und Kommunikationsexpertise haben immer noch nicht den Stellenwert für die therapeutische Ausbildung, der ihnen beigemessen werden sollte, und treten hinter der Therapieschule zurück, obgleich von vielen Seiten ein »communicative turn« angemahnt wird (siehe Buchholz u. a. 2022), der das »sprechende Geschehen« in allen seinen Facetten wieder in den Mittelpunkt stellt (Marx u. a. 2017).
In diesem Kapitel wird die hinsichtlich einer erwünschten therapeutischen Veränderung wirksame Sprache der Psychotherapie als dem Alltag und anderen Gesprächskontexten gegenübergestelltes Sprechen auf einer allgemeinen Ebene und anhand von Beispielen verdeutlicht und es werden die therapeutischen Effekte als Wirkung der Anwendung von Sprache fokussiert. Wie genau hilft das Sprechen bei psychischen Problemen?

Bedeutung des Gesprächs in der Psychotherapie

Wann und wie »Psychotherapie« entstand und was sie eigentlich ist, darüber scheiden sich die Geister. Psychotherapie ist ein interaktioneller Prozess zur Beeinflussung von Verhaltensstörungen und psychischen Leidenszuständen mit psychologischen Mitteln (meist verbal, aber auch nonverbal) mittels einer lehrbaren Technik und auf der Basis einer Theorie (Senf & Broda 2012). Vereinfacht und überspitzt ausgedrückt ist Psychotherapie eine Beziehung zu einem bestimmten Zweck (nämlich der Linderung von Leid).

Ob die Anwendung der Hypnose durch den Pariser Arzt Jean-Martin Charcot, der im Nervenkrankenhaus Salpêtrière praktizierte, schon Psychotherapie darstellte, mag bezweifelt werden. Ihm ging es weniger um direkte Therapie, sondern um Darstellung und Provokation der »hysterischen« Zustände seiner Patientinnen, um Theorien zu deren Entstehung zu entwickeln. Die Arbeiten der französischen Ärzte waren aber für Sigmund Freud Anstoß, die Technik der Hypnose und Gespräche mit Patientinnen und Patienten therapeutisch zu nutzen, um die »Krankheit« Hysterie zu behandeln (etwa bei der Patientin Anna O., siehe Breuer & Freud 1895).

Freud bleibt damit immer noch die Referenz für das Nachdenken über und die Weiterentwicklung der Psychotherapie: Er war der Erste, der spezifische psychotherapeutische Methoden *explizit* anwandte und darüber schrieb. Ihm ging es bald nicht mehr um die sprachliche Beschwörung von Patienten, also darum, (über Hypnose) einen bewusstlosen Zustand mittels Sprache herbeizuführen, um einfach nur Auskunft zu erhalten und über Umwege zu inneren Anteilen seiner Patienten zu gelangen, sondern darum, mittels Spracharbeit und durch Gespräche Zugang zum Unbewussten zu bekommen als Basis für die Befreiung des „eingeklemmten Affektes". Freud setzte in seiner analytischen Psychotherapie auf nichts als das Wort (Kämper 2002). Der Patient assoziiert, gleichwohl in einer bürgerlichen und gesellschaftlich akzeptierten Situation der therapeutischen Dyade (siehe Kämmerer 2016), in der die Rollen klar verteilt sind, in anscheinend freier Weise, erfasst und teilt sein Inneres sprachlich mit und produziert damit Material für die Deutung und Beeinflussung durch den Therapeuten oder die Therapeutin. Die Intensität eines Symptoms sollte mit der vollendeten Aussprache der »pathogenen« Erinnerung absinken oder vollständig verschwinden. Die Analyse des Analytikers ist eine semantische Analyse: Was wirkt, sei der »Zauber des Wortes« (Kämper 2002).

Kurze Zeit nach den bahnbrechenden Arbeiten Freuds und seiner Nachfolger*innen allerdings entwickelten amerikanische Forscher*innen experimentell Lerntheorien, die auf Konditionierung, das heißt systematischem Erlernen und Verlernen von

Verhaltensweisen und Reaktionsmustern aufbauten und damit den Startschuss für die Entwicklung der Verhaltenstherapie gaben. Zwischen diesen beiden Polen entwickelten sich eine Vielzahl von Psychotherapieverfahren, die mehr oder weniger mit Sprache arbeiten. Psychotherapie wird bei fast allen als eine über Sprache vermittelte komplexe Behandlung begriffen, die Lernprozesse anstößt, welche die Einstellungen, das Erleben durch Erfahrungen und Verhaltensweisen verändern können. Zentral ist daher Kommunikation als Voraussetzung für Lernprozesse. Freud und auch die Psychoanalyse an sich waren wenig sprachkritisch und sahen die Sprache nicht als Hindernis, sondern als Tor für Erkenntnis und therapeutische Veränderung. Freud nutzte die sprachlichen Repräsentationen seiner Patient*innen als gegebenes Material, er setzte auf die »Unhintergehbarkeit und Unbegrenztheit von Sprache« (Kämper 2002). Entsprechend sind die dankbarsten Patient*innen möglicherweise auch eigentlich Gesunde oder solche mit Störungen, welche zumindest die sprachliche und begriffliche Ordnung der Welt, wie sie in der jeweiligen Zeit »gültig« ist, wenig beeinträchtigt. Psychosen zumindest waren und sind eher selten Ziel einer analytischen Therapie. Freud kategorisierte und unterteilte unablässig, wenn auch in einer damals nicht gekannten Form. In diesem Sinne blieb er Naturwissenschaftler, der ein bis heute in der Psychoanalyse gültiges und verwendetes Begriffssystem und Denk- und Therapieheuristiken geschaffen hat, an denen sich Therapeut*innen festhalten und welche Orientierung geben, ohne dass sie validiert oder falsifiziert werden können. Für Verhaltenstherapeut*innen wird die Sprache eher als Vehikel betrachtet: Die Technik der *Gesprächsführung* soll der Umsetzung der eigentlichen therapeutischen (Lern-, Umstrukturierungs- oder Akzeptanz-)Methoden dienen. Sprachliche Kommunikation dient eher der Gestaltung des therapeutischen Bündnisses, dem Aufbau von Zugewandtheit und Empathie, der Klärung und Erläuterung innerpsychischer Vorgänge, der Verstärkung von kognitiven Mustern und erwünschten Verhaltensweisen, der Transparenz dessen, was in der Therapie passiert, dem Abbau von Widerständen und der Umsetzung von Verhaltensexperimenten und kognitiven Umstrukturierungen (Hoyer u. a. 2003). Die moderne Sprachanalyse freilich, wenn auch initial eher in der psychodynamischen Tradition, nimmt alle Arten von Psychotherapie in den Fokus und untersucht ihre Wirkfaktoren.

Was in der Psychotherapie mittels Sprache passiert

Sprechen (von Patient*innen und Therapeut*innen) und Hören sind die Leitmedien und unverzichtbar in der Psychotherapie (Marx u. a. 2017). Schon lange ist hingegen evident, dass Psychotherapie weit mehr ist als Sprechen, und dass die therapeutische Interaktion stark von nonverbalen Faktoren geprägt wird: dem Kontext, der Sprachmelodie, der begleitenden Körpersprache, der Gestik und Mimik, der Stimmlage, der Art der Ansprache … Viele Wirkfaktoren beinhalten nicht direkt die *gesprochene* Sprache. Aber auch wenn immer mehr nonverbale Komponenten in der Psychotherapie eingesetzt werden, bleibt die therapeutische Situation doch dieselbe: (1) Patienten berichten in ihrer Sprache über reales Leben und subjektives Erleben; (2) sie transportieren ein Bild darüber; (3) Patienten und Therapeuten befinden sich zusammen in einem gemeinsamen Sprachraum; und (4) während sie miteinander reden und sich zuhören, ereignet sich parallel viel in ihrem jeweiligen intrapsychischen Raum, und nur ein Teil davon kann in Sprache gefasst und mitgeteilt werden (Lieb 2020).

Reden im Allgemeinen hilft bei Verletzungen der Seele – und wir können davon ausgehen, dass bei den meisten psychischen Störungen irgendeine Art von objektiver oder subjektiver Verletzung beteiligt ist. Viele Menschen mit psychischen Krisen heilen sich selbst, indem sie mit vertrauten Menschen sprechen – über Ereignisse und über Gefühle und Gedanken. Manchmal bleiben daher auch die Gespräche der Patient*innen untereinander in stationären Einrichtungen (etwa Akutstationen) als einzig (wirklich) Hilfreiches in Erinnerung (siehe de Gregorio 2024). Psychotherapie kommt meistens dann ins Spiel, wenn Selbsthilfe nicht greift – oder es keine vertrauten Meschen in diesem Sinne im Alltag gibt, oder wenn diese überfordert. Dann ersetzt oder ergänzt die Zweierbeziehung in der Therapie das entlastende Gespräch mit Freund*innen – und nutzt Techniken psychotherapeutischer Intervention, die vom Schweigen und passiven bzw. aktiven Zuhören bis hin zur konkreten (Körper-)Übung in der Therapiesitzung oder in der Exposition vor Ort reichen.

Verschiedene Faktoren werden unter Bezugnahme auf eine Systematik der Psychoanalytiker Marx, Benecke und Gumz (Marx u. a. 2021) für die Wirksamkeit des Sprechens in der Psychotherapie herangezogen.

Sprechen als Rekapitulieren und Verarbeiten

Das schon von Breuer und Freud, dann von Tschacher und Kollegen (2014) sowie von Marx (2021) als *Katharsis* bezeichnete Prinzip zielt auf das durch das Aussprechen herbeigeholte Wiedererleben traumatischer Ereignisse und Erinnerungen, was wiederum den begleitenden Affekt wachruft und in der therapeutischen Situation eine bessere Verarbeitung und Bewältigung ermöglicht, als es vorher mit den

neurotischen oder psychotischen Symptombildungen und körperlichen Symptomen der Fall war. Während die Katharsis als basaler psychotherapeutischer Prozess in allen Therapieschulen kaum mehr beforscht werden muss (Marx u. a. 2021), harrt die therapeutische Wirkung der Verbalisierung von Emotionen als »Arbeit mit Emotionen« einer Aufklärung. Denn einerseits weiß jeder Therapeut um die potenziell schädliche Auswirkung eines zu hohen Stressniveaus durch zu schelle Benennung und Beschäftigung mit Traumata (und um den Sinn der Vermeidung einer Bewusstmachung von Emotionen). Und andererseits ist fraglich, ob eine korrigierende emotionale Erfahrung notwendigerweise über die Verbalisierung der Gefühle (oder möglicherweise auch allein durch deren Vorstellung) erfolgen muss. Bei spezifischen Traumatherapien wie der Imagery Rescripting and Reprocessing Therapy (IRRT) beispielsweise erfolgt die Exposition in situ nicht notwendigerweise während eines sprachlichen Berichtes der traumatischen Situation. Vielmehr kann die Therapeutin die Patientin auch bitten, sich die Traumabilder vorzustellen, *ohne sie zunächst zu verbalisieren* (Schmucker & Köster 2019). Aber auch bei der IRRT findet dann eine Art Selbstoffenbarung und vor allem Emotionsverbalisierung statt, was einen Zugang zu bisher Verdrängtem als Beginn der Herausbildung eines Erklärungsmodells und einer möglichen Modifikation von problematischen Anpassungsvorgängen darstellen kann. Und ebenso wie eine Verdrängung und Abspaltung bei schweren Traumata über eine gewisse Zeit sinnvoll und überlebenswichtig sein können, ist das Aussprechen von bisher nicht Ausgesprochenem nicht immer hilfreich – vor allem dann, wenn neue Bewältigungsstrategien (noch) nicht verfügbar sind.
Generell ist allerdings ein höheres Ausmaß der Emotionsverbalisierung und allgemein des Emotionsausdrucks mit einem besseren Outcome und einer größeren Entlastung verbunden (Greenberg 2012). Sprechen und Benennen wären dann die Instrumente, welche die Vorstellungsarbeit leiten und Zugriff auf Engramme ermöglichen.

Symbolisierung durch Sprache

Bestimmte Erfahrungen von Menschen werden häufig durch Dinge, Handlungen, Bilder, Ausdrücke und vieles mehr im Geist repräsentiert. Diese werden dann zu Symbolen, in denen die Erfahrungen gebündelt und festgehalten werden, die aber auch eine Bedeutungszuschreibung erhalten. Das Symbol expliziert (vielleicht bisher wenig Bewusstes, schwer Erträgliches oder Beschreibbares) und kann für die therapeutische Arbeit genutzt werden.

Sigmund Freud hat hier eine besondere Theorie entwickelt und schreibt von »Sachvorstellungen« und »Wortvorstellungen« als zwei Arten mentaler Repräsentationen von Wahrnehmungen. Sachvorstellungen seien die Spuren der Erkenntnisobjekte (»Sachbesetzungen«), Niederschläge von Erfahrenem und Situationsrepräsentanzen, vor allem Interaktionserfahrungen. Diese unbewusste Vorstellung werde erst bewusst, wenn eine Verknüpfung mit einer Wortvorstellung erfolgt – also eine symbolische Repräsentation hergestellt wird (Freud 1915/2000). Auch Empfindungen und Gefühle sollen erst durch Wortvorstellungen *bewusst* werden. Beispiele hierfür sind etwa die erarbeitete Symbolisierung der manipulativen Beziehung einer Patientin zu ihrem Ex-Mann als »Behandlung wie eine Sklavin« oder die Annäherung an eine Selbstrepräsentanz als »Mensch mit einer Narbe«, die aber verheilt sei, an die man dennoch immer erinnert werde, auch wenn sie nicht mehr schmerzen müsse. In der Traumatherapie werden auch häufig Objekte außerhalb des Ichs als Symbole verwendet wie Steine, Spielzeuge oder bestimmte Materialien, die eine Dolmetscherfunktion ausüben.
Der von Freud und Schüler*innen so oft bemühte Begriff der Verdrängung beispielsweise soll einen Vorgang bezeichnen, der verhindere, dass diese Verknüpfung von Sach- mit Wortvorstellung stattfindet. Dies führe zu maladaptiven und pathologischen Symptombildungen, die etwa mittels Deutungen aufgelöst werden könnten – also dadurch, dass eine »angemessene« Sprache für das Erlebte und damit eine Symbolisierung des Erlebten erfolge. Somit ermögliche die Versprachlichung durch psychotherapeutische Techniken die Bewusstmachung unspezifischer oder unbewusster Erfahrungsinhalte, was Entlastung oder gar Heilung von Symptomen herbeiführen solle. Vereinfacht gesagt ist es auch Aufgabe der Therapeutin, das richtige Wort zu finden. Empirische Evidenz gibt es freilich hierfür nicht und wird wegen der Einmaligkeit jeder therapeutischen Beziehung und der vielfältigen sonstigen Einflüsse auf das Outcome auch schwer zu finden sein.

Metaphern

Um Sinnstiftung geht es auch beim therapeutischen Potenzial der Metaphorisierung, also dem nicht buchstäblichen Ausdruck von Phänomenen als Grundlage für die Modifikation von Gedanken und Emotionen. Beispiele sind etwa, wenn die Patientin ihre Depression als Dunkelheit oder Abstieg bezeichnet (oder als schwarzen Hund) oder wenn bei der Depression das Glas als halb leer und nicht als halb voll angesehen wird oder wenn das Leben als Reise oder als Berg begriffen wird, der »bewältigt« werden muss, die Arbeit als Kampf etc.

Metaphern sind handlungs- und erkenntnisleitende Schemata und können Phänomene ausdrücken, die nicht buchstäblich ausgedrückt werden können. Eine Sache wird durch eine andere ausgedrückt, wodurch ein neues Licht auf die ursprüngliche Sache geworfen werden kann (Kopp 1971). Dadurch können neuartige Sichtweisen, Denkperspektiven und Bedeutungszuschreibungen hervorgerufen und wirksam werden. Es gibt prinzipiell Problem- und Lösungsmetaphern. Die Besonderheit der Metaphern zeigt sich darin, dass die Verknüpfung der Quelle, also des inneren oder äußeren Sachverhaltes (einer psychischen Verletzung, einer Angst, eines Musters), mit der Metapher (dem »Ziel«) nicht absolut ist, sondern Raum für Variationen, Interpretationen, Modifikationen und Projektionen erlaubt. Belastungsassoziierte Metaphern können schrittweise durch verstehens- und lösungsorientierte Metaphern ersetzt werden. Wichtig ist die Bedeutsamkeit der Metapher für die Betroffenen. Wenn komplexe Erfahrungskonstellationen metaphorisch versprachlicht werden, können maladaptive Selbstkonzepte in positiver Weise verändert werden. Metaphern sind dann besonders wertvoll, wenn sie kooperativ und über mehrere Therapiesitzungen weiterentwickelt sowie von Betroffener und Therapeutin gleich verstanden und gebraucht werden.
Ein Beispiel für eine veränderte therapeutische Metaphorisierung liefert Krause (2017). Hier wird im Verlauf der Therapie (mit der Diagnose generalisierte Angststörung und im Vordergrund stehenden Zukunftsängsten) aus der Patientenmetapher des orientierungslos auf dem Ozean dümpelnden Schiffchens ein solches, das Rückenwind bekommt, dem ein Ziel gesetzt wird, das Proviant und Ausrüstung an Bord hat und Instrumente zum Navigieren, sodass durch die Umdeutung der Metapher Lust auf Neues, Gelassenheit und Zuversicht an die Stelle der Angst treten.

Verbale Interventionen

Die Sprache liefert strategisch einsetzbare Werkzeuge, um therapeutische Ziele zu erreichen. Beispiele für derartige Techniken sind die Übertragung, Deutung und Konfrontation in der Psychoanalyse, das zirkuläre Fragen in der systemischen und Familientherapie (»Was glauben Sie, könnte X über Y denken?«), das »Focusing« der Gesprächspsychotherapie, die positive Selbstverbalisierung in der Verhaltenstherapie, der sprachlich begleitete Perspektivwechsel in der kognitiven Verhaltenstherapie, Verschlimmerungsfragen in der Psychosomatik und Grenzsetzungen, Ermutigungen, Bestätigungen, Klärungen in allen Psychotherapieformen.
Die konkrete Bedeutung dieser Interventionen ist unklar und ohne Kontext wohl kaum allgemeingültig zu verstehen. Ein linearer Effekt auf das Ergebnis ist nicht

zu erwarten – die Wirksamkeit hängt von einer Reihe anderer Beziehungs- und Prozessfaktoren und Patientenfaktoren in der Psychotherapie ab.

Narrative

Eine zentrale Rolle in der Untersuchung der Wirkung von Sprache in der Psychotherapie nimmt der Begriff der Narrative ein. Hier geht es, da der Mensch ein erzählendes Wesen ist, um Bedeutungsgenerierung und die Konstruktion individueller (aber auch mit kollektiven Anteilen versehener) Selbstkonzepte, die sich beim Erzählen von Geschichten als verbale Interaktion manifestieren und gegebenenfalls modifizieren lassen (Marx 2017).

Einerseits schafft das Erzählen der eigenen Geschichte Raum für Berührtwerden, Lernen aus der Erfahrung, heilsame Distanzierung oder neue Blickwinkel auf der kognitiven Ebene. Andererseits können durch veränderte Attributionen (Zuschreibungen in den Geschichten) emotionale Veränderungen auftreten, bei denen im Idealfall Problemmarker zu Übergangsmarkern und Veränderungsmarkern werden, die mit emotionalen Integrationsprozessen verbunden sind und zu einem neuen Verständnis des Ichs im sozialen Kontext führen können (Angus u. a. 2017). Besserung würde dann bedeuten, dass pathologische Selbstnarrative verlassen werden.

Noch wenig erschlossen sind die sprachliche Analyse von Recoverygeschichten und deren therapeutische Wirksamkeit angesichts der immensen Bedeutung der Recoverybewegung nicht nur bei sogenannten schweren psychischen Erkrankungen (siehe Amering & Schmolke 2012). Neben der Überwindung des durch die Fachsprache festgelegten Deutungsrahmens (nicht nur diagnostisch, sondern auch Denk-, Verhaltens- und Gefühlsweisen betreffend) zeigen Recoverygeschichten auch, wie sich Menschen von den durch die Begriffe aktivierten kognitiven Frames freimachen und andere Bedeutungszuschreibungen finden für das, was sie erleben. Wie auch in jeder wirksamen Psychotherapie führt dies zu neuen oder zumindest positiveren Selbstnarrativen, die von Hoffnung, wenn nicht gar von einer gewissen Normalisierung geprägt sind. Die Arbeitsgruppe um Mike Slade hat sich beispielsweise in zahlreichen Arbeiten mit einem konzeptuellen Rahmen für das Verständnis von Recovery bei Menschen mit psychischen Krisen oder Erkrankungen beschäftigt (Leamy u. a. 2011). Die fünf »Recoveryprozesse« zielen auf Verbundenheit, Hoffnung und Optimismus über die Zukunft, Identität, Bedeutung und Sinn im Leben sowie Empowerment. In einer Untersuchung der Wirkung von Gesundungsnarrativen (im Rahmen von Peer Support) wurden die Merkmale Verbundenheit (connection) und Hoffnung (hopefulness) als zentrale Ergebnismerkmale hinzugezogen (Ng u. a. 2022). Im Rahmen dieser Gesundungsnarrative werden häufig Alltagsbegriffe bevorzugt, die die Selbstwahrnehmung verändern und auch bei psychiatrisch Tätigen eine Resonanz erzeugen, die therapeutisch hilfreich sein kann.

Sprache und Psychotherapie

Sprache kann therapeutisch offensichtlich deshalb wirksam sein, weil sie eine zentrale Möglichkeit zur Bewusstmachung und Erklärung bzw. Modifikation pathologisch-maladaptiver (also nicht hilfreicher) Erlebens- und Erfahrungskonstellationen bietet. Auf dem Wege dorthin können die Verbalisierung von Emotionen, Selbstoffenbarungen, die Symbolisierung von bestimmten Erfahrungen, die Nutzung und Umdeutung von Metaphern und die Korrektur dysfunktionaler Selbstnarrative mithilfe des sprechenden Therapeuten wirksam sein. Diese sprach- und konversationsanalytischen Erkenntnisse und Hypothesen zu basalen therapeutisch wirksamen Sprachprozessen müssen allerdings in einen breiteren Kontext gestellt werden. Wenn Sprache in der Therapie ein zweischneidiges Schwert ist, da immer noch nicht verstanden ist, warum sie manchmal positive Prozesse in Gang setzen und manchmal Schaden anrichten kann, muss der Kontext des sprachlichen Austausches in der Therapie stärker im Mittelpunkt stehen.

Jede Therapiemethode verwendet andere Sprachtechniken, und oft sind sich die Therapeut*innen dessen gar nicht bewusst. Sie bewegen sich in der erlernten sprachlichen und Gedankenwelt der Therapieschule, an der sie sich festhalten, weil sie ihnen Erklärungsmuster und Sicherheit gibt, in jeder therapeutischen Situation eine Reaktions- und Verhaltensmöglichkeit zu haben. Dieser Rahmen der Anwendung von Sprache und das den Therapeut*innen eigene Bedeutungssystem, welches nicht unabhängig vom Patienten oder der Patientin gesehen werden kann, begrenzt den bewussten Einsatz sprachlicher Methoden zu therapeutischen Zwecken. Neutralität in der Therapie ist auch in dieser Hinsicht eine Illusion. Bemühte Neutralität kann genauso verletzen wie Überengagement und Identifizierung mit den Patient*innen.

Generell ist sicher ein »communicative turn« der Psychotherapieforschung gerechtfertigt: Es sollte nicht einfach nur eine Psychotherapiemethode gewählt und Ausgangspunkt für die Untersuchung oder die Anwendung von Therapie sein, sondern das therapeutische Gespräch im Rahmen der therapeutischen Beziehung. Erlernt und erprobt werden sollten dann Techniken, wie Fragen gestellt werden, wie die (im künstlichen Rahmen der Therapie) stattfindende Kommunikation erfolgt, wie auch unerwartete und nichtintentional herbeigeführte Bedeutungswechsel im Gespräch zu kurativen Faktoren im Gespräch werden können, wie Bedeutung erzeugt wird, welche Auswirkungen dies auf den Alltag der Patient*innen hat etc. Wie aber Sprache eine Beziehung zwischen dem Ich und der Welt herstellen (oder zumindest dies unterstützen) kann – denn nichts anderes passiert in einer guten Therapie –, dafür gibt es in der Psychotherapie genauso wie im Alltag und in der Kunst vielfältige unterschiedliche Beispiele, die sich einer Verallgemeinerung hartnäckig verweigern. Dass Sprachsensibilität und Empathie häufig miteinander einhergehen und zu einem positiven Verlauf der Therapie beitragen, ist zumindest sehr wahrscheinlich.

Stefan Weinmann, Jahrgang 1971, ist Psychiater und Gesundheitswissenschaftler und arbeitet am Zentrum für Integrative Psychiatrie in Lübeck. . Eines seiner Bücher wirbt für eine breite gesellschaftliche Diskussion und Einbettung der Psychiatrie: *Die Vermessung der Psychiatrie* (2019), Köln: Psychiatrie Verlag. Kontakt: stefan.weinmann@yahoo.de.

Literatur

Amering, M. & Schmolke, M. (2012): Recovery: Das Ende der Unheilbarkeit. Köln: Psychiatrie Verlag.

Angus, L.; Boritz, T.; Bryntwick, E.; Carpenter, N.; Macaulay, C. & Khattra, J. (2017): The narrative-emotion process coding system 2.0: A multimethodological approach to identifying and assessing narrative-emotion process markers in psychotherapy. In: *Psychotherapy Research,* 27, S. 253–269.

Breuer, J. & Freud, S. (1895): Studien über Hysterie. Leipzig: Deuticke.

Buchholz, M. B.; Alder, M. L.; Dreyer, F. & Franzen, M. M. (2022): Sprechen und Schweigen in der Psychotherapie: Unterwegs zu einem kommunikativen »turn«. In: *Psychotherapeut,* 67, S. 129–134.

De Gregorio, L. (2024): Unter Verrückten sagt man du. Berlin: Suhrkamp.

Freud, S. (1915/2000): Das Unbewußte. In: Freud, S.: Psychologie des Unbewußten: Studienausgabe, Bd. III. Frankfurt. a.M.: Fischer, S. 119–173.

Greenberg, L. S. (2012): Emotions, the great captains of our lives: Their role in the process of change in psychotherapy. In: *American Psychology,* 67, S. 697–707.

Hoyer, J.; Leibing, E. & Jacobi, F. (2003): Gesprächsführung in der Verhaltenstherapie. In: Leibing, E.; Hiller, W. & Sulz, S. K. D. (Hg): Lehrbuch der Psychotherapie: Verhaltenstherapie (Bd. 3). Berlin: Springer, S. 85–102.

Kämmerer, W. (2016): Ins Gespräch finden: Die therapeutische Dyade. In: Kämmerer, W. (Hg.): Auf der Suche nach dem Wort, das berührt – Intersubjektivität und Fokus im psychosomatischen Dialog. Berlin, Heidelberg: Springer, S. 47–55.

Kämper, H. (2002): Sigmund Freuds Sprachdenken – Ein Beitrag zur Sprachbewusstseinsgeschichte. In: Cherubim, D. (Hg.): Neue deutsche Sprachgeschichte: mentalitäts-, kultur- und sozialgeschichtliche Zusammenhänge. Berlin: De Gruyter, S. 239–251.

Kopp, S. (1971): Guru: Metaphors from a Psychotherapist. Palo Alto: Science and Behavior Books.

Krause, K. (2017): Sprechen in Bildern: Arbeit mit Metaphern im therapeutischen Gespräch. IFT Verhaltenstherapiewoche Freiburg 24.09.2017 – Teilnehmerunterlagen. https://www.tuebingen-psychotherapie.de/Downloads/Sprechen_in_Bildern.pdf (10.04.2024).

Leamy, M.; Bird, V. & Le Boutillier, C. u. a. (2011): Conceptual framework for personal recovery in mental health: systematic review and narrative synthesis. In: *British Journal of Psychiatry,* 199, S. 445–452.

Lieb, H. (2020): Werkzeug Sprache in Therapie, Beratung und Supervision. Das Grundlagenbuch. Göttingen: Vandenhoeck & Ruprecht.

Marx, C.; Benecke, C. & Gumz, A. (2017): Talking cure models: A framework of analysis. In: *Frontiers of Psychology,* 8, S. 1589.

Marx, C.; Benecke, C. & Gumz, A. (2021): Wie kann Reden heilen? Zur Sprache in der Psychotherapie. In: Forum Psychoanalyse, 37, S. 99–115.

Ng, F.; Newby, C. & Robinson, C. u. a. (2022): How do recorded mental health recovery narratives create connection and improve hopefulness? In: *Journal of Mental Health,* 31, S. 273–280.

Schmucker, M. & Köster, R. (2019): Praxishandbuch IRRT. Imagery Rescripting & Reprocessing Therapy bei Traumafolgestörungen, Angst, Depression und Trauer. Stuttgart: Klett-Cotta.

Senf, W. & Broda, M. (2012): Praxis der Psychotherapie: Ein integratives Lehrbuch. Stuttgart: Thieme.

Tschacher, W.; Junghan, U. M. & Pfammatter, M. (2014): Towards a taxonomy of common factors in psychotherapy – Results of an expert study. In: *Clinical Psychology and Psychotherapy,* 21, S. 82–96.

Sprachlosigkeit und Wiederaneignung in der Psychose
Der Erfahrung eine Sprache geben

Matthias Pauge

Menschen greifen auf unterschiedliche und für die eigene Welt sinnhafte Deutungskonzepte zurück, mit denen sie Erfahrungen und ihr Erleben teilen – das ist bei schweren Krisen- und Unsicherheitserfahrungen nicht anders. Doch für diese gibt es häufig (noch) keine (gemeinsam geteilte) Sprache, wenn Erfahrung und Erleben unbekannt und irritierend sind oder auf keine Resonanz im eigenen Wissen treffen (Berger & Luckmann 1966/2013). Inmitten der ontologischen Verunsicherung (Laing 1960/1987) versucht die betroffene Person, wieder Halt und Orientierung zu finden.

Doch psychiatrische Deutungskonzepte (wie Diagnosen und Symptome) konfrontieren die betroffene Person mit Symbolisierungsmöglichkeiten (der Fähigkeit, gegenseitiges Verstehen zu erzeugen), die als fremdes Deutungskonzept den persönlichen Erfahrungen der Person meist nicht gerecht werden können. Die (Über-)Identifikation mit psychiatrischen Deutungskonzepten hat den eher paradoxen Effekt, dass die Person, die die psychiatrische Sprache verwendet, sich selbst gegenüber fremd werden kann und dass die Sprache als Medium der Vermittlung keinen Bezug zur Erfahrung und zum Erleben herstellen kann (Riemann 1987). Als verallgemeinerndes soziales Prinzip kann die Erfahrung zwar an die beteiligten sozialen Akteure weitergegeben werden (Strauss 1959/1974), doch bleibt sie der Möglichkeit für eine sinnvolle Bearbeitung der Erfahrung verschlossen (Waldenfels 2019). Sicherlich gibt es Personen, die von der Übernahme einer psychiatrischen Fachsprache profitieren. Doch diese verschließen sich gegenüber der Akzeptanz und einem möglichen Fortkommen auf dem Genesungsweg, wenn der Erklärungsrahmen der Erfahrung und des Erlebens in sich begrenzt bleibt.

Psychoseerfahrungen verlieren sich oft in Sprachlosigkeit, sodass sich die Person um eine Wiederaneignung ihrer Sprache bemühen muss. Sprache finden und anwenden zu können heißt auch, sich in der Gemeinschaft als Person zurechtzufinden und handeln zu können (Lorenzer 1973/2000).

Zur Verdeutlichung des Phänomens der Sprachlosigkeit und der Wiedergewinnung der Sprache beziehe ich mich auf das Beispiel der beginnenden und sich dann verstetigenden Psychoseerfahrung (Conrad 1959/2002). Besondere Aufmerksamkeit erhalten der Versuch, Orientierung zu schaffen, und der Umgang mit psychiatrischen Deutungssystemen, die zwar Orientierung innerhalb der psychiatrischen Institution geben, darüber hinaus aber in ihrer (inneren und äußeren) Sinnhaftigkeit eingeschränkt bleiben. Dafür werden drei Ebenen rekonstruiert, die nicht chronologisch zu verstehen sind, sondern im Laufe der Wiederaneignung der Sprache unabhängig voneinander präsent sein können:

1. die beginnende Sprachlosigkeit gegenüber dem Erlebten,
2. die Suche nach (gegenseitigen) Symbolisierungsmöglichkeiten,
3. die Konfrontation mit psychiatrischen Deutungskonzepten.

Diese Ebenen wurden aus der Sequenz eines narrativen Interviews rekonstruiert. Das Interview, das im Rahmen eines Dissertationsprojektes über das Alltagserleben Psychoseerfahrener entstanden ist, wurde vom Autor im Januar 2021 mit einer Frau von Anfang zwanzig (folgend »Rike« genannt) geführt. Das Interview thematisiert den alltäglichen Umgang mit der Psychose, biografische Einordnungen sowie die Erfahrungen mit der psychiatrischen Behandlung. Die sequenzielle Auswertung wurde mit der Methode der Relationalen Hermeneutik durchgeführt (Straub 2010). Mit dieser können Einzelfallsequenzen in einem theoretischen Vergleichshorizont rekonstruiert und dargestellt werden.

Die beginnende Sprachlosigkeit

Die Psychoseerfahrung als Krisenerfahrung stellt die bisherigen Gewissheiten vom Grund auf den Kopf. Die Überwältigung durch die Ereignisse und die anschließende psychotische Reaktion führen zu einer veränderten Wahrnehmung und zu damit zusammenhängenden veränderten Interpretationsmöglichkeiten, in denen die gewohnten sprachlichen Mittel keinen Sinn bzw Ausdruck mehr finden können. Der »überwältigende Charakter« (Maldiney 1991/2017, S. 207) der Psychose trägt zu einer »Umgestaltung der inneren Lebensgeschichte« bei, die im Kontrast zu den bisherigen Ereignissen steht. Die »Verankerung wird unwiderruflich destabilisiert« (ebd., S. 218) und fordert zu einer »Umgestaltung der Existenz« (ebd., S. 232) auf. Die Psychoseerfahrung wird erlebt als »Zersplitterung der psychischen und sozialen Welt« (Waldenfels 1991, S. 61), weil sie hinter den Grenzen des »Verständlichen« (ebd.) liegt. Das »Widerfahrnis« (ebd., S. 122) der Erfahrung »überkommt« den Erfahrenen in seinem Verstehen, seiner Einordnung, seiner Sinngebung und dem Aneignen oder Bewältigen der Psychose. Ein »Zurück zum Eigenen« (ebd.), wie es vorher war, scheint ausgeschlossen. Die Psychoseerfahrung offenbart sich als mit Mühe »überbrückbare Kluft« (ebd., S. 65), deren andere Seite in Anbetracht der Widerfahrnis schwer vorstellbar wird. Die frustrierende Auseinandersetzung mit der (eigenen und äußeren) Welt »erhält ein Übergewicht gegenüber Handlungsorientierung, Handlungssteuerung und Handlungskoordination« (ebd., S. 124). Bekanntes und Vertrautes werden durch das Widerfahrnis der Psychose mit Distanz und Skepsis betrachtet, da die Erfahrung sich gegen das sonst routinierte und alltägliche Erleben wendet. Die Psychose stellt die Grundprinzipien des Selbstverständlichen auf den Kopf. Sie wird zur Verunsicherung von allem, was als normal und gewöhnlich erlebt wird (Laing 1960/1987, S. 41). Als Unbekannte fehlen ihr die Möglichkeiten zur Symbolisierung.

Rike stellt ihre Psychoseerfahrung als Ausnahmezustand dar, was phänomenologisch betrachtet eine Beschreibung der Verunsicherung ihrer Wahrnehmung sowie der Unfähigkeit, routiniert zu handeln, ist. Rike zieht sich dauerhaft in ihr Bett zurück, da sie andere Handlungen überfordern. Die dauerhafte Auseinandersetzung mit der emotional belasteten Situation hat zu einem psychischen Ausnahmezustand geführt, weil sie unter dem Gewicht der andauernden Überlastung zusammengebrochen ist. Die Unruhe in den Tagen vor der Psychose kündigte den Ausnahmezustand an, die, wie die Ankündigung eines Sturms, eine latente Bedrohung erzeugte und erst durch das tatsächliche Eintreffen ernst genommen wurde. Die Psychose ist dann, laut Rike, von heute auf morgen passiert, was für die Wucht spricht, mit der Rike die Erfahrung wahrnimmt.

»Von heute auf morgen« sind bewährte Selbstsicherheiten, Orientierungen und das Vertrauen in die eigenen Fähigkeiten verloren gegangen. Die anhaltende Schlaflosigkeit wird von einem »Kopf« begleitet, der nicht abschalten kann. Durch andauernde Sorgen und Fantasien spinnt der Kopf dann Selbstläufer, die die intellektuellen Fähigkeiten außer Kraft setzen. Kritische Betrachtungen und die damit verbundene Möglichkeit, Abstand zu nehmen, bleiben ohne Erfolg. Wegen der Menge an Gedanken kann Rike diese nicht mehr relativieren, was ihre Unruhe steigert, da die Gedanken immerzu auf sie einhämmern. Die lauten Gedanken haben es schwer gemacht, Kontakt zur Umwelt aufzunehmen oder sich mit anderen Dingen zu beschäftigen. Die Angst, zu sterben, verstetigt sich als gefühlter Ausnahmezustand, der das Erleben bestimmt. Der Zusammenbruch ihrer gewohnten Wahrnehmungs- und Handlungsqualitäten macht sie hilflos und stärkt die Abhängigkeit in einem Umfeld, von dem sie jedoch das Gefühl hat, fehl am Platz zu sein. Das verdeutlicht sich in der Angst vor dem nahenden Tod, wodurch Psyche und Körper in ihrer Hilf- und Regungslosigkeit sogar an den Rand einer Sterbeerfahrung gebracht werden. Rike sagt:

»Aber ich glaube … ich … ich glaube, das ist so ein inneres Thema gewesen. Und dann habe ich alles, was ich außenrum wahrgenommen habe, natürlich auf die Art

verarbeitet und irgendwie irgendwelche Verbindungen zu dem Thema, das ich hatte, irgendwie hergestellt. Ich hatte Ultraangst vorm Sterben. Und dann, wenn dieses Thema natürlich im Kopf bereits ist, erkennt man auch überall außen irgendetwas, was damit zu tun haben könnte.«

Die schwierige soziale Erfahrung von Ausgrenzung und Abwertung innerhalb ihres Schul- und Freundeskreises hinterlässt bei ihr das existenziell belastende Gefühl des Unerwünschtseins. Diesen Eindruck transportiert sie auch in die psychiatrische Behandlung. Dort hat sich dieses Gefühl sogar verstärkt, da sich die Betreuer ungerne mit ihr beschäftigt hätten. Sie resümiert, dass sie als »kompliziert« galt und die Betreuer von ihrem anstrengenden Verhalten sehr genervt gewesen seien. Die Abneigung der Leute habe sie natürlich trotz ihrer Psychose einschätzen können. Diesen Eindruck hat sie dann anders verarbeitet: Anstatt Orientierung und Sicherheit zu vermitteln, wird sie von ihrem Umfeld weiter verunsichert und desorientiert, was sich bei ihr zu dem Gedanken steigert, sie solle umgebracht werden.

Gibt das Umfeld in solchen Momenten keine Orientierung, steigern sich Fantasien und Wahnvorstellungen, die laut Rike eine Überinterpretation realer Ereignisse sind. Zudem vergrößert sich das Misstrauen gegenüber der Umwelt, was die Angst verstärkt und die Distanz zur Umwelt vergrößert. Die sprachliche Vermittlung dieser Erfahrung bleibt erfolglos, weil sich die Außenwelt nicht zur Orientierung und Wiederaneignung der Sprache eignet, da sie als fremd, bedrohlich und unkontrollierbar interpretiert wird.

Rike ist, wie womöglich viele andere Menschen in vergleichbaren Krisensituationen, auf sich allein gestellt. Die Erfahrung ist von außen nur schwierig nachzuvollziehen und jeder Deutungsversuch ist mit dem inneren Erleben schwer zu vereinbaren. Die Sprache für die Erfahrung sollte sich selbst finden. Das bedeutet für die Unterstützenden, dass sie ausreichend Zeit, Geduld und vor allem Mut mitbringen müssen, um dem Betroffenen ausreichend Spielraum zu ermöglichen, in dem er sich ohne Druck ausprobieren kann. Die Erklärungsversuche sollte der Betroffene in seinem Tempo und in seinen Worten formulieren können.

Die Suche nach einer neuen Sprache

Die Wahrnehmung, das Verstehen und das Bewerten der Dinge werden normalerweise durch den sozial geteilten Sinn in eine einheitliche (kognitive), für die Kommunikation notwendige Struktur gebracht. Der eingesetzte Beschreibungsmodus vollzieht sich durch die sozialisierten Wissenstypen, die schon das Denken über die Erfahrung sinnhaft strukturieren (Berger 1965, S. 34; Berger & Luckmann

1966/2013). Versuche von Selbstklärungen bedienen sich der symbolischen Ausdrucksweise, welche das vorliegende sozial geteilte Sinnsystem bereithält. Die Deutungsmöglichkeiten der Erfahrungen erschweren sich, wenn, wie zum Beispiel bei einer Psychoseerfahrung, das Erleben kaum noch mit den gewohnten Mitteln zu greifen ist. Die nachträgliche Sortierung geschieht notwendig in der »Matrix« (Berger 1965, S. 35) der subjektiven Wissenstypik.
Doch schon die Verwendung deskriptiver und reformulierender Symboliken lässt auf das jeweilige Paradigma schließen, in dem sich die Deutung der Erfahrung abspielen wird. Biologische Deutungen verwenden wohl eher Symboliken im Stil physischer oder chemischer Prozesse, wie auf Stoffwechselstörungen oder auf Drogeneinnahme zurückgeführte Psychosen, wohingegen zum Beispiel religiöse oder spirituelle Deutungen eher auf übersinnliche oder göttliche Eingebungen abzielen, in denen der Erfahrende auf eine bedeutende Reise geschickt wird oder auf seine Erlösung wartet. Diese Beispiele können die Überlegung anstoßen, dass es je nach Typ unterschiedliche Erklärungsmodi geben kann, die einen eigenen »geschlossenen Sinnbereich« bilden (Schütz 1971, S. 264), der sich aber nie gänzlich aus der gemeinsamen »Sinnwelt« isolieren kann, weil diese die Möglichkeiten zur Artikulation vorgibt. Wie deutlich wird, ist die Wiederaneignung der Sprache ein Schritt, der sich in den persönlich-subjektiven sinnhaften Möglichkeiten der Sprache vollzieht.

Rikes Suche nach Sprache

Die Psychoseerfahrung stellt einen Ausnahmezustand dar, der sich dadurch charakterisiert, keinen (sinnvollen) Kontakt zur Umwelt aufnehmen zu können. Hat sich die Darstellung des Erlebten erst in Begriffen ausgedrückt, die die fehlende Orientierung und Sinnlosigkeit hervorheben, kommt es nun zu dem Versuch einer sinnvollen (sprachlichen) Einordnung. Dabei greift Rike in der retrospektiven Auseinandersetzung mit den psychotischen Gedanken auf eine wissenschaftlich orientierte Art des Denkens zurück, in welchem sie die eigenen Gedanken »kritisch betrachtet, relativiert oder eine andere Perspektive auf die Ereignisse forciert werden soll«.

Rike erklärt sich die Erfahrung des Ausnahmezustands durch das Hochkommen unbewusster Themen. Damit liefert sie schon das (laien-)psychoanalytische Paradigma mit, in dem sich ihr Verstehen und Erklären abspielt. Den Grund, warum sie durch die Außenwelt irgendwelche Verbindungen zu dem Thema des Sterbens hergestellt hat, sieht sie in der extremen Angst vor dem Sterben. Dadurch hat sie automatisch ihre

Außenwelt nach Beweisen abgesucht, die ihre Vermutung stützen sollen. Es gelingt ihr noch lange nicht, sich auf eine verständliche Art und Weise zu artikulieren, da unbewusste Themen, die sie erst im Nachhinein für sich erkennen kann, die Angst vor der Außenwelt verstärkt haben.
Die starke Angst und die (implizite) Urteilsprägung erklärt sie sich mit einem Buch über die Behandlung psychisch erkrankter Menschen im Dritten Reich, das sie vor nicht allzu langer Zeit gelesen hat. Der Inhalt habe dazu beigetragen haben, dass sie sich gefürchtet habe, umgebracht zu werden. Dadurch erkennt sie, dass die Psychose ganz und gar nicht willkürlich, irrational oder »einfach nur Schwachsinn« ist.
Die Psychose hat eine Bedeutung, die »natürlich nicht im wortwörtlichen Sinn verständlich ist und dass das nicht in Alltagssprache formuliert, sondern da wird alles Mögliche an Unterbewusstem und an Gefühlen geäußert. Und zwar eher am Subtext, das wird dann mit den eigenen Worten geäußert und in einer eigenen Sprache. Aber es hat immer einen Anknüpfungspunkt in der Wirklichkeit.«
Dieser Überzeugung geht Rike im Versuch der Deutung ihrer Psychose nach und sucht nach Indizien. Die Bearbeitung eines für sie relevanten, gar existenziellen Themas oder Gefühls offenbart sich in ihren Fantasien, die einen Bezug zur Realität haben und »weitergesponnen« werden. In akribischer Kleinstarbeit versucht sie den Fantasien nachzugehen, um herauszufinden, warum sich überhaupt bestimmte Gedanken und Eindrücke derart festgesetzt haben.
Sie konkretisiert dies mit einem Beispiel aus der Behandlung. Sie hat in ihrem Zimmer auf dem Bett gelegen und hatte die Wahnvorstellung, still liegen zu müssen, da sich in der Luft über ihrem Kopf Gase befunden haben, an denen sie gestorben wäre, wenn sie diese eingeatmet hätte. Nach der Psychose sei ihr bewusst geworden, dass sie den Rauch von den Rauchern gerochen habe, die vor dem Gebäude geraucht hätten, und der Rauch sei durch den Belüftungsschacht in ihr Zimmer gezogen. In Verbindung mit ihrer assoziierten Todesdrohung werden Eindrücke zu einem sinnhaften Erleben zusammengeführt.

Die Verknüpfung mit unbewussten Themen und impliziten Wissensbeständen gibt Rike nachträglich Sicherheit und Gewissheit, ihre Erfahrungen zu verstehen und für sich sinnhaft einordnen zu können. Psychologisch-psychoanalytisch inspirierte Beschreibungen und Deutungen sind mit ihrer Sinnwelt und mit ihren Wissensbeständen anschlussfähig, weil sie sich auf Konzepte und Erklärungen beziehen, die für sie als Paradigma Legitimation haben. Durch den geschickten Einsatz der Begriffe kann sie souverän über die Schwierigkeiten der Psychose resümieren, was ihr Autonomie in der Bearbeitung ihrer Psychose zukommen lässt, da sie auf Konzepte zurückgreift, die mit ihrem Selbstkonzept vereinbar sind.

Die Konfrontation mit psychiatrischen Deutungskonzepten

Durch die »Psychiatrisierung« während der Psychoseerfahrung kommt es in der Regel zu einer medizinisch-psychiatrischen (äußeren) Bewertung des Erlebens. Die Bewertung erfolgt auf Grundlage der für Psychosen typischen fachlichen Bewertungsschemata – also eines Sinns, der dem Betroffenen durch seine Auslegung der Bedeutung fremd ist und so eine Bedrohung für sein Selbstkonzept sein kann. Psychiater und andere Mitarbeitende kategorisieren das Verhalten im Rahmen institutioneller Vorgaben unabhängig von lebens- und alltagsweltlich typischen Handlungsschemata des Psychoseerfahrenen. Sie erlangen Deutungshoheit über die beobachteten Handlungen, indem sie diese in eine für die Handlungen typische Kategorie einbetten, um daraus eigene, für die Behandlung spezifische Arbeitsweisen abzuleiten.

Durch Zuschreibungen bestimmter mit der »Krankheit« assoziierter Attribute muss der Psychoseerfahrene auf die Eigenheiten des medizinisch-psychiatrischen Wissensbestands zurückgreifen, um sich im Rahmen seiner Psychiatrisierung artikulieren zu können (Riemann 1987, S. 447). Die Übernahme der Wissensbestände und die Artikulation mit dem durch die Psychiatrie vorgegebenen Vokabular werden zur Verpflichtung während der Behandlung. Sie werden sanktioniert, falls sie nicht eingehalten werden.

Auffällig ist, dass Rike die psychiatrische Prozedur (siehe dazu Barrett 1996, S. 137) erkennt und sich weitgehend erfolgreich dagegen positionieren kann. Das ist für Personen in einer vergleichbaren Situation nicht selbstverständlich.

Rike identifiziert ein für psychiatrische Institutionen typisches Ritual, in dem Patienten erst zu Patienten prozessiert werden. Die Beobachtungen bestimmter Handlungsweisen werden innerhalb des psychiatrischen Bezugsschemas interpretiert und so als diagnosespezifisch gewertet – dafür reichen auch rudimentäre Informationen über den Patienten und er muss nicht direkt anwesend sein. In Rikes Darstellung kommt es zu unterschiedlichen Auslegungen ihrer vermeintlichen Äußerungen, die sie in dieser Weise nie geäußert habe, die aber »aufgeschrieben« und dann im psychiatrischen Kanon interpretiert an den Arzt weitergegeben worden seien.

Die Verbreitung des Wissens läuft über eine durch das Personal bestimmte Kommunikationsstruktur (Dokumentation, Übergaben, Konferenzen), auf welche sie als Patientin keinen Zugriff hat. Das führt zu der Situation, dass sie sich für Aussagen rechtfertigen muss, die innerhalb der Kommunikationsstruktur auf Grundlage psychiatrischer Wissensbestände und dementsprechender Beurteilungen interpretiert werden. Für die »soziale Konstruktion des Patienten« ist seine Anwesenheit nicht notwendig. Die sozialen Informationen sind – auch ohne empirische Basis – vollkommen ausreichend. Rike erkennt, dass sie im Zweifel auf Grundlage dieser Einschätzung behandelt wird. Gestärkt wird dieser Eindruck durch die Bewertung ihres »Zustands« als Überwachungswahn. So können ihre Einwände gegen mögliche fehlinterpretierte sozial vermittelte Informationen als eben zu diesem Wahn gehörend gedeutet werden.

»Und ich glaube, niemand kann verleugnen, dass Psychiatrie ein besonderes Umfeld ist. Und ich weiß aus meiner Psychiatrieerfahrung in der Klinik, dass das ganz normal ist: Die Pfleger schauen sich an, was sie mitbekommen, und schreiben das auf. Hm ... Dann ist das Gefühl, beobachtet zu werden, ja dann gar nicht so abwegig. Es liegt auf der Hand. Ich glaube, dass man dann darauf aufbaut und irgendwann einen Verfolgungswahn bekommen kann. Aber ich glaube, selbst wenn man dann mehr darauf fokussiert, heißt das noch lange nicht, dass man wahnhaft ist. Außerdem glaube ich, für mich war das sehr unangenehm in der Situation, dass ich das Gefühl hatte: Da wird jetzt was über mich geschrieben und ich habe darauf gar keinen Zugriff. Das ist einfach sehr unangenehm. Das steht ja dann in der Akte drin und ist erst mal niedergeschrieben. Wer weiß, wer sich das irgendwann mal durchliest, irgendein ein Arzt, und was der sich dann denkt und was er deshalb dann mir verschreibt oder mir bestimmte Dinge sagt oder mit mir umgeht.«

Die psychiatrische Prozessierung beginnt mit der Hypothese, Rike sei von psychotischem Erleben beeinflusst oder habe die Diagnose »Schizophrenie«. Mit größter Mühe suchen die Mitarbeitenden der Psychiatrie nach Belegen, die die Hypothese stützen. Es kann noch das kleinste Indiz einer möglichen Wahnvorstellung oder einer Halluzination sein (etwa Misstrauen gegenüber den Behandlungsmethoden), das aufgegriffen und als Symptom überinterpretiert wird, sodass dies als Beleg der Hypothese gilt. Das Finden eines Indizes ist in der auf die Suche ausgerichteten psychiatrischen Institution das geringste Problem: Zum Beispiel kann die Zurückweisung des Wahns als bestätigend für den Wahn selbst angesehen werden, die Frustration über die Hospitalisierung als realitätsverkennend oder der Ärger über die Abhängigkeit vom Personal als Krankheitsuneinsichtigkeit. Die auf die Identitäts- und Handlungsstrategien ausgerichteten Angriffe sollen die Identifikation als psychiatrischer Patient vorantreiben (Riemann 1987, S. 411).

Die Psychiatrisierung ist demnach eine ständige Verunsicherung gewohnter Handlungsweisen, die als Attribute krankhafter Eigenschaften eingeordnet werden (Goffman 1961/2020, S. 43). Dadurch erringt die Institution ihre Deutungsübermacht und forciert den »kulturellen Sieg« (ebd., S. 25) über die Patientinnen und Patienten.

Die Förderung der Unmündigkeit

Betrachtet man den hier dargestellten Prozess aus der Perspektive einer verstehenden Soziologie, dann ist die Frage, ob das Ziel der Behandlung in der Psychiatrie überhaupt Genesung sein kann. Vielmehr kommt es durch die psychiatrische Prozessierung (Schütze 1981) zu einer »Professionalisierung« als Patient (orientiert am Professionalisierungskonzept von Bohnsack 2020). Von den Patienten wird überwiegend erwartet, dass sie in der Behandlung auf einen psychiatrischen Wissensbestand zurückgreifen und so zeigen, dass sie sich in dem von ihnen erwarteten Jargon artikulieren und die für die Psychiatrie typischen kulturellen Codes und Handlungsweisen reproduzieren können (ebd.; Leferink 1997). Die Bearbeitung und Darstellung des Eigensinns (Bock 2017) eines Patienten wird vielmehr als Bedrohung für die Compliance und für die psychiatrische Behandlung als Ganzes gesehen.

Paradoxerweise liegt jedoch in der Aneignung einer eigenen Sprache, die eine unmittelbare Brücke zum Erleben des Betroffenen darstellt, die Möglichkeit für eine Genesung, weil sich dadurch eine individuelle und nicht standardisierte Auseinandersetzung eröffnet. Der Betroffene kann so einen für sich sinnhaften und bedeutungsvollen Bezug zu seinem Erleben herstellen, mit dem vor allem er selbst sich identifizieren kann (Leamy u.a. 2011).

Ein gelungenes Beispiel praktischer Interventionsmöglichkeiten ist der Stimmenhöreransatz, bei dem Stimmen nicht als Symptom einer Erkrankung gedeutet, sondern in der Biografie und im Alltag verortet werden. Dabei wird die Deutungsmöglichkeit durch den Interpretationsrahmen verändert und individuell flexibilisiert (Hall u.a. 2023; Parry u.a. 2021). Professionalisierung hingegen ist die Kehrseite des mündigen Patienten. Das Ziel der Professionalisierung als Patient ist nicht Selbstständigkeit und Ermächtigung gegenüber den Akteuren im Gesundheitssystem, sondern das Einordnen als Patient in den institutionellen Ablauf und die Übernahme psychiatrischer Konzepte zur Kontrolle der psychotischen Symptomatik. Rike kann diesen Prozess zumindest in ihrer retrospektiven Darstellung benennen und ihr Selbstkonzept behaupten, indem sie durch geschicktes Hinterfragen der Abläufe eine gewisse Distanz aufbauen konnte und es schaffte, sich gegen ihre psychiatrische Prozessierung zu wehren.

Abschließend lässt sich festhalten, dass die Zuschreibung in Form der Diagnose als Instrument der Deutungshoheit über ihre (diagnostischen) Implikationen eine für das Selbstkonzept zerstörerische Kraft besitzen kann, die vor allem die Unsicherheit der eigenen Handlungswirksamkeit fördern und nicht zuletzt den Recoveryprozess blockieren kann. Wird man intensiv und mit größter Aufmerksamkeit auf seine beschädigte Gesundheit hin abgesucht, fällt es schwer, den Gegenbeweis zu liefern, weil die Krankheitserwartungen automatisch alles überlagern. Dieses als Halo-Effekt (Abels 2017, S. 300) bekannte Phänomen bringt den Psychoseerfahrenen, unabhängig seiner sonstigen Fähigkeiten und Möglichkeiten, in regelmäßige Erklärungsnot, und er wird so aufgefordert, auf die in der Psychiatrie akzeptierte Sprache zurückzugreifen.

Demgegenüber kann durch sprachliche Wiederaneignung die Deutungshoheit über die eigene Situation zurück- bzw. wiedergewonnen werden. Das heißt, dass die Erfahrenen auf der Suche nach einer Sprache unterstützt werden sollten, da in dieser die Möglichkeit für Selbstwirksamkeit und Autonomie liegt. Für Mitarbeitende ist es wichtig und gleichzeitig auch schwierig, zu verstehen, dass psychiatrische Professionalisierung durch vorgegebene Routinen und sprachlich-kommunikativ sich vollziehende und transportierte Erklärungs- und Ordnungsmuster geprägt sein kann, die die Sichtweise des Patienten ausklammern oder gar entwerten. Die Förderung oder Zulassung des Eigensinns kann im psychiatrischen Alltag als Bedrohung der Professionalität interpretiert werden. Doch dass das Gegenteil der Fall sein kann, indem die Mitarbeitenden zur Förderung des Eigensinns motiviert werden und den Narrationen des Patienten ausreichend Raum geben, sollte aus diesem Beitrag deutlich geworden sein. So könnte die vereinfachte Formel dieses Textes auch heißen: den Patienten erzählen lassen und selbst erst mal nur zuhören.

Matthias Pauge, Jahrgang 1986, ist Sozialwissenschaftler MA; Fachkraft für Psychiatrie BA, Heilerziehungspfleger und Koordinator in der Pflegeentwicklung LWL-Klinik Dortmund. Seine Dissertationsschrift *Handlung, Identität, Psychose. Eine rekonstruktive Analyse des Alltagserlebens Psychoseerfahrener* ist 2024 im Psychiatrie Verlag erschienen. Kontakt: matthias.pauge@lwl.org.

Literatur

Abels, H. (2017): Identität. Wiesbaden: Springer.

Barrett, R. J. (1996): The psychiatric team and the social definition of schizophrenia. New York: Cambridge University Press.

Berger, P. L. (1965): Towards a sociological understanding of psychoanalysis. In: *Social Research,* 32, 1, S. 26–41.

Berger, P. L. & Luckmann, T. (1966/2013): Die gesellschaftliche Konstruktion der Wirklichkeit. Frankfurt a. M.: Fischer.

Bock, T. (2017): Eigensinn und Psychose. »Noncompliance« als Chance (8. Aufl.). Neumünster: Paranus.

Bohnsack, R. (2020): Professionalisierung in praxeologischer Perspektive. Zur Eigenlogik der Praxis in Lehramt, Sozialer Arbeit und Frühpädagogik. Stuttgart: UTB.

Conrad, K. (1959/2002): Die beginnende Schizophrenie. Versuch einer Gestaltanalyse des Wahns. Bonn: Psychiatrie-Verlag.

Goffman, E. (1961/2020): Asyle. Über die soziale Situation psychiatrischer Patienten und anderer Insassen. Frankfurt a. M.: Suhrkamp.

Hall, B.; Terry, R. & Hayward, M. (2023): A systematic review and thematic synthesis of qualitative literature on personal recovery and voice hearing. In: *Clinical Psychotherapy*, 30, 3, S. 491 – 509.

Laing, R. D. (1960/1987): Das geteilte Selbst. Eine existentielle Studie über geistige Gesundheit und Wahnsinn. München: dtv.

Leamy, M.; Bird, V.; Le Boutillier, C.; Williams, J. & Slade, M. (2011): Conceptual framework for personal recovery in mental health: Systematic review and narrative synthesis. In: *British Journal of Psychiatry*, 199, S. 445 – 452.

Leferink, K. (1997): Die Person und ihre Krankheit. »Mangelnde Einsicht« als Identitätsstrategie bei Menschen mit chronischer Schizophrenie. In: Angermeyer, M. C. & Zaumseil, M. (Hg.): Verrückte Probleme. Kulturelle und individuelle Verarbeitung psychischen Krankseins. Bonn: Psychiatrie-Verlag, S. 206 – 261.

Lorenzer, A. (1973/2000): Sprachzerstörung und Rekonstruktion. Frankfurt a. M.: Suhrkamp.

Maldiney, H. (1991/2017): Ereignis und Psychose. In: Ders.: Drei Beiträge zum Wahnsinn. Wien: Turia + Kant, S. 196 – 244.

Parry, S.; Loren, E. & Varese, F. (2021): Young people's narratives of hearing voices: Systemic influences and conceptual challenges. In: *Clinical Psychology & Psychotherapy*, 28, S. 715 – 726.

Riemann, G. (1987): Das Fremdwerden der eigenen Biographie: narrative Interviews mit psychiatrischen Patienten. München: Fink.

Schütz, A. (1971): Symbol, Wirklichkeit und Gesellschaft. In: Ders.: Gesammelte Aufsätze I. Das Problem der sozialen Wirklichkeit. Den Haag: Martinus Nijhoff, S. 237 – 414.

Schütze, F. (1981): Prozeßstrukturen des Lebenslaufs. In: Matthes, J. u. a. (Hg.): Biographie in handlungswissenschaftlicher Perspektive. Nürnberg: Sozialwissenschaftliches Forschungszentrum der Universität Erlangen-Nürnberg, S. 67 – 156.

Straub, J. (2010): Das Verstehen kultureller Unterschiede. Relationale Hermeneutik und komparative Analyse in der Kulturpsychologie. In: Cappai, G.; Shimada, S. & Straub, J. (Hg.): Interpretative Sozialforschung und Kulturanalyse. Hermeneutik und die komparative Analyse kulturellen Handelns. Bielefeld: Transcript, S. 39–100.

Strauss, A. (1959/1974): Spiegel und Masken. Die Suche nach Identität. Frankfurt a. M.: Suhrkamp.

Waldenfels, B. (1991): Der Stachel des Fremden (2. Aufl.). Frankfurt a. M.: Suhrkamp.

Waldenfels, B. (2019): Erfahrung, die zur Sprache drängt. Studien zur Psychoanalyse und Psychotherapie aus phänomenologischer Sicht. Frankfurt a. M.: Suhrkamp.

»Kein Gott gab mir zu sagen, was ich leide«
Passivierung und Passion in der erzählenden Bewältigung psychischer Krisen

Brigitte Boothe

Biografische Erzählungen körperlichen und psychischen Leidens gehören zur autobiografischen Literatur, zum professionellen Psychotherapiekontakt, zur Selbstmitteilung im Internet, zum informellen Austausch. Es handelt sich um sprachliche Manifestationen persönlicher Erfahrung. Es geht um die existenzielle Herausforderung, sich erzählend dem Widerfahrnis Krankheit – wie auch Gewalt und Verletzung – zu stellen, das in einem bestimmten Umfang auf der körperlichen, mentalen und sozialen Ebene Passivierung und Entmächtigung erzwingt. Dabei entfaltet sich sprachlich eine Dynamik, die von Passivierung zu urteilender und selbstbestimmter Ermächtigung gelangt und einem neuen Lebensentwurf zur Gestaltung verhilft. Oder es kommt zu Erzählungen des Niedergangs, der Kapitulation, des schwindenden Selbst- und Weltbezugs. Aufmerksamkeit verdienen auch Narrative der Passion, bei denen die Passivierung ausdrucksvoll als Preisgabe an leidvolles Erleben gestaltet wird, verbunden mit dem indirekten Appell an ein urteils- und handlungsmächtiges Publikum.

Passivierung und Ermächtigung im Erzählen vom Kranksein

> »Seit meiner Covid-Erkrankung fühle ich mich schwach und erschöpft. Ich schaffe noch gerade so meinen Job, abends reicht die Kraft aber für gar nichts mehr, kein Sport, keine Aktivitäten, nicht mal den Haushalt. Ich habe Angst, dass ich auch meinen Beruf bald nicht mehr schaffe und meinen Job verliere« *(https://www.albert-schweitzer-klinik.de/fachbereiche-krankheitsbilder/krankheitsbilder-a-z/post-covid-syndrom/#info-65305).*

Eine Person sieht sich zunehmender Passivierung und Entmächtigung ausgesetzt. Unaufhaltbar scheint es abwärts zu gehen, und zwar seit der Infektion mit dem Corona-Virus. Viele, denen es ähnlich geht, schreiben in Internetforen über ihre Beschwerden. Die elektronischen Medien bieten für Personen, die über eigene Erfahrungen beispielsweise mit der Covid-Infektion, aber auch über andere Erkrankungen körperlicher oder psychischer Art schreiben wollen, zahlreiche Formate der narrativen Selbstthematisierung im öffentlichen Raum. Das mediale Angebot expandiert kontinuierlich, was den elektronischen Kontakt bezüglich Krankheiten und Belastungen angeht: »Kummerkästen«, Chatrooms, Plattformen, Foren, Netzwerke.

Ganz anders gelangen Krankheitserfahrungen im wissenschaftlich konzipierten, systematisch expandierenden elektronischen Netzwerk »*krankheitserfahrungen.de*« an die Öffentlichkeit: DIPEx Germany ist das forschungsbasierte »Datenbankprojekt für Individuelle Patient*innen-Erfahrungen Deutschland«, das am Institut für Sozialmedizin und Epidemiologie der Medizinischen Hochschule Brandenburg Theodor Fontane angesiedelt ist und zum Dachverband DIPEx International gehört *(https://www.dipexinternational.org; 18 Staaten).*

Personen, die an einer bestimmten Krankheit leiden, beispielsweise unter einem chronischen Schmerzsyndrom, erzählen davon in einem narrativen Interview, das audiovisuell und jeweils als Transkript dokumentiert und qualitativ ausgewertet wird. Die Betroffenen erfahren die narrative Selbstermächtigung, die zugleich empathisch begleitet wird, als bereichernd und heilsam. Inzwischen liegen, jeweils zu bestimmten Krankheitsbildern, umfangreiche Gesprächsdaten vor, die in zahlreichen wissenschaftlichen Projekten weiterverarbeitet werden. Dazu gehören aktuell, beispielsweise auch in Deutschland und der Schweiz, Projekte zu persönlichen Erfahrungen mit Covid-19 und den körperlichen, mentalen und sozialen Folgeerscheinungen.

Die Mitteilungsform »Krankengeschichte« wird im Rahmen von DIPEx zu einer innovativen Sprach- und Bildgestalt, die als »Biografie im Dialog« Gespräch und Narrativ, Ausdruck und emotionale Bewegung verbindet.

Sprachliche Selbstermächtigung in der Krankheit zum Tode

Fritz Zorns autofiktionaler Roman »Mars« ist das Manifest einer Zornesgottheit. Der Autor setzt ein mit einer Rhetorik überraschender Kontrastbildung:

> »Ich bin jung und reich und gebildet; und ich bin unglücklich, neurotisch und allein. Ich stamme aus einer der allerbesten Familien des rechten Zürichseeufers, das man auch die Goldküste nennt. Ich bin bürgerlich erzogen worden und mein ganzes Leben lang brav gewesen. Meine Familie ist ziemlich degeneriert, und ich bin vermutlich auch ziemlich erblich belastet und milieugeschädigt. Natürlich habe ich auch Krebs, was aus dem vorher Gesagten eigentlich selbstverständlich hervorgeht« (Zorn 1977).

Doch die Abwärtsspirale wird aufgehalten. In der biografischen Erzählung, die Kindheit, Jugend und junges Erwachsenenalter schildert, kommt es zu souveräner Ermächtigung in der Sprache der Attacke. Im Geist des Zynismus verbinden sich Sarkasmus und ironische Schärfe.
Kurz bevor im Jahr 1976 Fritz Angst (der sich das Pseudonym Fritz Zorn erschuf) 32-jährig seinem schweren Krebsleiden erlag, konnte ihm Adolf Muschg, sein Mentor, Begleiter in der letzten Lebensphase, der ihn zum Schreiben ermutigt und die Publikation in die Wege geleitet hatte, mitteilen, dass sein Buch *Mars* erscheinen werde. Das Manifest des Zorns wurde ein literarischer Welterfolg und ein Kultbuch der jugendlichen Protestbewegung im Zürich der 1980er-Jahre.
Der Autor sieht sich zur Revolte ermutigt; sie sprengt eine chronisch depressive Erstarrung auf und der goldene Käfig öffnet sich. In der Krankheit zum Tode schafft sich die eigene Stimme Gehör. Fritz Zorn rechnet im Zeichen des mythischen Mars ab mit dem eigenen lebensfeindlichen Entwicklungsschicksal in einer wohlsituierten Zürcher Familie. Entfaltung und Freiheit waren im Keim erstickt, und der Schreibende siechte von früh an dahin. Nun kommt es zur Kriegserklärung. Die Waffen der Sprache sind geschärft.
Ironisch und im Duktus epistemischer Sicherheit heißt es: Krebs entstehe als körperlicher Angriff auf eine zerstörte Seele. Die seelische Zerstörung gehe aus malignen Sozialisationsbedingungen hervor. »Natürlich habe ich auch Krebs, was aus dem vorher Gesagten eigentlich selbstverständlich hervorgeht« (Zorn 1977) Damals waren psychoaffine Krebsnarrative – toxische Affektregulation, unterdrückte Aggression – populär, wenngleich massiv umstritten. Man denke nur an Susan Sontags (2003) kritischen Essay zu Krebs und Aids als »Metaphern«.
Es kommt, auch im narrativen Prozess, zur körperlichen Destruktion, aber im Rahmen einer Dramaturgie emotionaler und intellektueller Befreiung und Erneuerung. Aus dysphorischer Passivierung wird, in einer starken Bewegung der Selbstermächtigung, initiative Regieführung. Vom unmündigen Bravsein kommt es zur sieghaften Gewissheit des Urteils. Von der marginalen Existenz kommt es, mit großem öffentlichen Echo, zum souveränen Positionsbezug.

Noch einmal: maligne Passivierung – befreiende Selbstermächtigung

Fritz Angst konnte von der großen und anhaltenden Publikumsresonanz nicht mehr profitieren. Der Autor Andreas Altmann kann es sehr wohl. Sein 2011 in Erstpublikation erschienenes Buch *Das Scheißleben meines Vaters, das Scheißleben meiner Mutter und meine eigene Scheißjugend* porträtiert – der Titel spricht für sich – ein destruktives und von Gewalt geprägtes Familiensystem in einem toxischen Milieu. Während der Schweizer Erzähler die Zürcher Goldküste bis hin zum Satirischen demontiert, stellt Altmann den katholischen Wallfahrtsort Altötting aus. Er gestaltet das sprachlich im Geist des Zynismus, in ironischer und sarkastischer Distanz wie auch in drastischer und wütender Schmährede. Altmann war, wie er in seiner Biografie zur Darstellung bringt, elterlicher Destruktivität in höchstem Maß ausgesetzt und sieht sich durch die Schrecken der frühen Jahre fürs Leben geprägt und gezeichnet. Auch dieses Narrativ gestaltet sich als sprachliche Inszenierung einer machtvollen Befreiungs- und Erneuerungsbewegung. Auch hier kommt es zur Selbstermächtigung, zur initiativen Regieführung.

Altmann war bereits viele Jahre vor dem Erfolg der publizierten Biografie prominenter Reisejournalist. Die späte Entdeckung des biografischen Schreibens aber wird ihm – so stellt er es dar, und er teilt diese Überzeugung mit vielen Betroffenen – zum Selbstheilungs- und Befreiungsprozess. Das begeisterte Publikum folgt seiner Erzähldramaturgie, die den Protagonisten zum Kämpfer in einem grausamen Abenteuer und letztlich zum zwar verwundeten, aber nicht geschlagenen Helden werden lässt.

Von Passivierung zu Selbstermächtigung – ein Beispiel aus der Psychotherapie

Auch in der Psychotherapie kann eine Bewegung weg von Passivierung zu Selbstermächtigung als »reparativ« erfahren werden.

Exemplarisch wird im Folgenden eine mündliche Erzählung im psychotherapeutischen Kontext exploriert. Es handelt sich um das Audiotranskript einer über fünfhundertstündigen psychoanalytischen Behandlung im Liegen. Die Patientin hat den Decknamen Amalie erhalten. Die Hälfte aller Sitzungen der Langzeitbehandlung wurde transkribiert, in der Ulmer Textbank archiviert und zur Grundlage langjähriger expansiver multimethodaler Einzelfallforschung zur Verfügung gehalten (Kächele & Thomä 2006; Kächele u.a. 1973; Mergenthaler 1986 a, 1986 b; Luder & Schnell 2013; zur

Erzählanalyse nach Jakob siehe *https://de.wikipedia.org/wiki/Erz%C3%A4hlanalyse_Jakob*). Bei der Zusammenstellung aller aus den Transkripten extrahierten Erzählungen für das Zürcher Erzählarchiv erhält jedes Erzähltranskript einen Titel. Amalie (118. Erzählung, 221. psychoanalytische Therapiesitzung) berichtet:

> Ein blöder Studienrat
>
> im Konzert war ich gestern abend / und da sass ich auch neben so nem blöden Studienrat / der mich genau kennt / erstens macht er Sport an unserer Schule / kommt da zu uns ins Lehrerzimmer, grüsst und / und in ner Arbeitsgemeinschaft war er neulich mit mir auch / und gestern abend hat er ringsum seine Flossen hingestreckt / und ich sass neben ihm zufällig / aber der hat getan / als kenne er mich nicht / s hat mich dann so geärgert / dass ich mich nach der Pause einfach weggesetzt habe / s war sowieso so eng da vorne / ich hab mich dann so furchtbar geärgert dass das ganze Konzert futsch war / ich konnte nicht mehr / bin nach Hause Musik auflegen / hab ich mehr davon

Amalies Sitznachbar im Konzert wird als »blöder Studienrat« disqualifiziert. Diese disqualifizierende Identitätszuweisung hat den Charakter der Invektive oder Schmährede. Im Alltag sind es gerade die Entrüstungsnarrative, die zur Schmährede prädestinieren, auch wenn die Rhetorik der Verunglimpfung sich darin nicht erschöpft. Die Invektive bedient sich im Beispiel vom blöden Studienrat der Tiermetaphorik und der Karikatur: Der Sitznachbar als Flossenträger streckt ringsum seine Flossen hin, gibt gleichsam aus souveräner Haltung Audienz und macht sich damit lächerlich.

Die Erzählerin tritt mit ihrer narrativen Darbietung und den empörungsgetragenen Prägnanz- und Karikatureffekten als moralische Autorität auf, die aus höherer Warte urteilt; und sie positioniert sich als unabhängige und selbstbestimmte Person, die weder der sozialen Geselligkeit noch des öffentlichen Musikbetriebs bedarf.

Der Rezipient der Erzählung, ihr Therapeut, soll Entrüstung, gerechten Zorn teilen. Der Duktus der Empörung gibt – wie bei Altmann – Freiheit für die entfesselte Schmährede. Vom Status moralischer Überlegenheit aus hat der Antagonist jede Respektabilität verloren.

Amalie wendet sich – wenn auch nicht öffentlich wie Fritz Zorn und Andreas Altmann – mit dem disqualifizierenden Porträt an ihr therapeutisches Gegenüber, und zwar in der Erwartung sympathisierender Parteilichkeit. In der professionellen Kommunikation der Psychotherapie und insbesondere der Psychoanalyse besteht freilich die Verpflichtung zu therapeutischer Neutralität und Abstinenz. Erzählungen mit Skandalisierungsrhetorik – dazu gehört das Entrüstungsnarrativ (Günthner 1999) – erschweren indessen den kommunikativen Resonanzverzicht, und so zeigt

auch Amalies Psychoanalytiker taktvoll flexibles Gebaren und unterstützt die Entrüstungserzählung nur mit dezent verhaltenem Echo.
Amalie ist aufgrund ihrer vulnerablen Verfassung konfrontiert mit sozialer Marginalisierungsgefährdung und Hemmungen auf dem Gebiet der Partnerwahl und sozialer Geselligkeit und zwar vor dem Hintergrund einer körperlichen Stigmatisierung (idiopathischer Hirsutismus, auffällige »männliche« Behaarung bei Frauen), einer damit verbundenen Selbstwertproblematik, sozialer und sexueller Gehemmtheit und einer rigiden, religiös geprägten Moralentwicklung. In der Situation des Konzertbesuchs war der Umstand, dass der Sitznachbar sie beim Konzertbesuch nicht erkannte und/oder ignorierte, mit Kränkung, Beschämung und Verletzung verbunden. Doch nicht davon erzählt sie, vielmehr wird das Verhalten des Kollegen zum moralischen Skandal. Amalie vollzieht sprachlich eine Bewegung von Passivierung zu Ermächtigung (Ciompi 2014). Der Duktus der Entrüstung ermöglicht Selbstermächtigung und damit die Selbstzuweisung einer Position der Stärke als urteilender Instanz.

Drei Erzählende sprechen die Sprache des Zorns

Drei Erzählende sprechen die Sprache des Zorns: Fritz Zorn, Andreas Altmann, Amalie. Drei Erzählende gelangen sprachlich von der Passivierung zur Selbstermächtigung. Die narrative Ausgangslage ist eine Situation der Entmächtigung, der Preisgabe an negative soziale Einflüsse, maligne Fremdverfügung, pathologisierendes Geschehen. Die sprachliche Artikulation von Leiden, Bedrückung, Angst, Belastung und Schmerz bleibt jeweils aus oder sie tritt in den Hintergrund. Stattdessen kommt es zu einer jeweils stark ausgestalteten Bewegung der Selbstermächtigung, in der das maligne Geschehen und vor allem die problematisierten Beziehungsfiguren zu Antagonisten werden und die Rhetorik der Skandalisierung sich farbenreich entfaltet. Die moralische Disqualifikation der Antagonisten, die durch Ironie, Sarkasmus, Schmähung, karikierende Zuspitzung erreichte Distanz sowie die Übernahme eigener epistemischer Autorität – wissen, was los ist, wissen, was mit mir los ist – bilden das kraftvolle narrative Zentrum und laden zur affirmativen Publikumsresonanz ein.
Geht es um Erzählen und Schreiben als Bewältigung (Boothe 2022, 2023), so versteht es sich, dass die narrative Selbstprofilierung als – zwar schwer gezeichnet, aber – letztlich siegreich für die Erzählenden eine bedeutende kurative Wirkung enthält, sogar das emotional beteiligte Publikum profitiert davon.

Die Herstellung von Unzugänglichkeit

An der klinisch-psychoanalytischen Abteilung des Psychologischen Instituts der Universität Zürich dokumentierte und explorierte man im Zeitraum von 2000 bis 2012 mithilfe eines spezifischen qualitativ-erzählanalytischen Verfahrens (»Erzählanalyse Jakob«; Luder & Schnell 2013) Transkripte von Patientenerzählungen, die im Kontext von Konsultationen, auch längerfristigen Behandlungen, an der psychotherapeutischen Beratungs- und Praxisstelle durchgeführt worden waren. Dazu gehören auch Erzählungen des Ratsuchenden mit dem Decknamen Paul. Er ist depressiv belastet und thematisiert eine dysphorische Gemütsverfassung (Boothe 2011). Zur Darstellung seines Leidens gehören Schilderungen einzelner Ereignisse oder Episoden, in denen sein von Düsternis und Trostlosigkeit bestimmtes Selbst- und Weltverhältnis im Bild einer konkreten Situation zur Anschauung gelangt. Paul ist ein berufstätiger Mann Anfang dreißig. Er suchte die Beratungsstelle auf, weil er die aktuelle ambulante psychiatrische Behandlung als wenig hilfreich erlebte. Bei der kurzen, ursprünglich schweizerdeutsch gesprochenen Erzählung – hier in Subjekt-Prädikat-Einheiten dargestellt – wird im Dienst der Lesbarkeit auf die transkriptgetreue Wiedergabe verzichtet.

> Ich bin einfach nach Hause gegangen
>
> Am Samstag habe ich aufstehen müssen / aber das ist dann schlecht gewesen / ich bin auf die elf Uhr hingegangen / um zwölf Uhr habe ich gedacht / oder / ich hätte noch einkaufen gehen müssen, das Minimale an Eßwaren und Lebensmitteln / und ich habe nicht mögen / ich bin einfach nach Hause gegangen, auf dem schnellsten Weg und ins Bett wieder.

Sinnfällig wird eine Dramaturgie vom erzwungenen Kontakt zum selbstvernachlässigenden regressiven Rückzug. Ein anonymer Imperativ setzt den Protagonisten in Bewegung hin zu einem Termin, und zwar – dies wird aus dem Kontext klar – mit jener für ihn problematischen Psychiaterin. Die Begegnung selbst wird nicht verbalisiert. Stattdessen wird *nicht mögen* in Konfrontation mit einem neuerlichen Imperativ relevant gesetzt. Es geht um den Imperativ der Selbstsorge, dem sich das Ich aus Unlust entzieht, um stattdessen das Refugium eines bergenden Alleinseins aufzusuchen. Die kurze sprachliche Episode darf als Musternarrativ gelten, was depressives Erzählen angeht. Die Protagonisten, passiviert und entmächtigt, schaffen einen kaum bevölkerten, tendenziell distanzierten, abweisenden, kaum belebten Kosmos. Es gibt keine Aussicht, keine Perspektive. Der narrative Kosmos vermittelt die eigene Existenz als trostloses, von Fremdbestimmung geprägtes Dasein im einsamen Rückzug.

Zugleich darf man das Narrativ als Beziehungsangebot an das therapeutische Gegenüber verstehen: Paul inszeniert den Rückzug – der Gang zur Psychiaterin ist lediglich ein Muss, der Weggang danach die reine Misere – erzählend und lädt sein therapeutisches Gegenüber ein, sich zum Dargestellten zu verhalten. Das schafft eine interessante Trias: Paul, die abwesende Psychiaterin, der Therapeut als neu hinzutretender Dritter. Das könnte in der Kommunikation zum – eher problematischen – Konkurrieren verführen, aber auch die Aussicht eröffnen, gemeinsam ein Bild der abwesenden Dritten entstehen zu lassen, sodass sie als Person und Persönlichkeit in Erscheinung tritt, zu der Paul sich im narrativen Vorstellungsraum und dann auch in der Realität auf neue Weise in Beziehung setzen kann.

Die Person verschwindet und wird zum Fall

Im konsultativen Gespräch (Daten der Person, Aufnahme und Ort der Konsultation anonymisiert) stellte eine Frau mittleren Alters sich erzählend vor, übernahm dabei eine diagnostische Etikettierung und verzichtete in ihrer Darstellung auf Selbstermächtigung, was die sprachliche Gestaltung ihrer Erfahrung und ihres Erlebens betraf.
Der Anfang ihrer ersten Selbst-Erzählung wird vorgestellt; die Ratsuchende – sie heiße Berta – positioniert sich im Erstkontakt als Fall: »Also, bei mir wurde mit 19 – wurde bei mir – die Diagnose gestellt: manisch-depressiv.« In dieser Formulierung wird die Ratsuchende zum Gegenstand – zu beachten ist das passivierende bei mir –, zu einer anonymen Experteneinordnung. Die psychiatrische Kategorisierung »manisch-depressiv« verweist auf eine Gemütsverfassung, die seinerzeit bei der Neunzehnjährigen vorgeherrscht habe. »Und zwar war das so / dass ich da in der 12. Klasse gewesen bin am Gymnasium / und ich hab aber gemerkt / dass es ab der 8. Klasse mit mir schwierig wird, also vom Lernen, der Druck.«
Das Ich positioniert sich als Beobachtende (»gemerkt«) in Bezug auf die eigene Person und nimmt wiederum eine passivierende (»mit mir«) Bewertung von außen vor, dabei geht es um ungenügende Lernleistungen. Die Leistungsbewertung in Beobachterperspektive setzt sich fort und gipfelt – wiederum positioniert sich das Ich unpersönlich registrierend – in der Konstatierung eines Defizits, das die Bewältigung der Leistungsanforderungen aussichtslos macht: »dann habe ich gemerkt, dass ich dem eigentlich nicht richtig gewachsen bin«. Die Erzählerin setzt die psychiatrische Diagnose an den Anfang; ihre negative Schulkarriere erscheint in diesem Licht als krankheitsbedingt.
Defizitär, dysfunktional, reparaturbedürftig: ein Narrativ vom Maschinenmenschen. Das Ich: eine Leerstelle. Dieses Krankheitsnarrativ vermittelt dem Gegenüber ein

Beziehungsangebot der Versachlichung und Technisierung. Doch kann die beratende Person der Erzählerin etwas entgegensetzen und der Sprache des persönlichen Erlebens eine Chance eröffnen.
Passivierung und Beziehungsdistanz machen sich bei Paul und Berta auf eindrucksvolle Weise geltend. Bei Paul wird die Passivierung durch das zweifach imperative Muss sinnfällig. Die Ebene des Befindens wird in der Sprachgestalt nur durch »keine Lust« lexikalisiert. Gleichwohl macht die Dramaturgie der machtvollen regressiven Bewegung »zurück ins Bett« deutlich, dass Leiden am Selbst und Leiden an der Welt das Thema sind. Ein direktes Gegenüber fehlt.
Bei Berta wird die Ich-Figur zur Leerstelle. Die Erzählerin überlässt die Ich-Protagonistin als unzureichend funktionsfähigen Apparat der objektivierenden anonymen Begutachtung. Ein direktes Gegenüber ist nicht vorhanden. Anonyme Expertenmacht tritt auf den Plan.

Klage, Passion und Ermächtigung des anderen

Ganz anders ist die Tonlage der Autorin Margarethe Akoluth (Erstpublikation 2004), die an den Folgen einer langjährigen maligne verlaufenden psychoanalytischen Therapie litt. Sie sah sich noch lange danach in quälender psychischer Abhängigkeit. Auch für sie wurde das Schreiben zu einer bedeutsamen therapeutischen Bewegung, die von der Misere maligner Entmächtigung zur Übernahme von Agentivität als Erzählende führte. Anders als bei den bisher thematisierten Narrativen kommt es hier zur sprachlichen Artikulation des Klagens, zum anklagenden Manifest einer Frau, die sich mit bemerkenswertem Nachdruck der Dramaturgie des charakteristischen Opfernarrativs bedient. Zur Illustration des Darstellungsduktus eine kurze Passage:

> »Ich, die alternde Frau, hatte ihn, den für mich jungen Therapeuten, einst demütig gefragt: ›... und ich darf Sie wirklich lieb haben?‹ Drauf hatte er, sich erbarmend, geantwortet: ›Aber das wissen Sie doch, Frau A.‹ [...] Mit dem Wunsch nach einem Kuss bat ich ihn gleichzeitig um seinen Segen für mein eigenes Leben. Wenn die Atmosphäre zwischen uns durch die vielen Umarmungen, das viele Geschwätz von Liebe und Gegenliebe, Zuneigung und gern haben nicht so aufgeladen gewesen wäre, hätte mein innerer Wächter gewiss einen anderen Weg gefunden, weniger spektakulär, gesellschaftsfähiger, angepasster, einer ›höheren Tochter‹ angemessener. Einfältig bat ich Ermutigte, endlich mutig Gewordene, ihn um einen Kuss« (Akoluth 2014, S. 121).

Die Konstruktion des charakteristischen Opfernarrativs ist augenfällig. Harmlos und arglos zeigt sich die weibliche Ich-Figur. Ihre Bitte um einen Kuss ereignet sich in einem Kontext, der ihr dieses Ansinnen als statthaft und ein Entgegenkommen als erwartbar finden lässt. Das Gegenüber verhält sich zunächst liebenswürdig resonant: »Aber das wissen Sie doch, Frau A.« Dann aber – hier ist in der Erzählung zunächst eine Leerstelle, was die episodische Weiterentwicklung betrifft – scheint es nicht zum Kuss zu kommen, vielmehr wird die vorangegangene Kommunikation mit dem Gegenüber als lügenhaftes »Geschwätz« disqualifiziert. Die Bitte um den Kuss aber wird explizit als »mutig« bewertet.

Der Hinweis auf einen »innere[n] Wächter«, der »gewiss einen anderen Weg gefunden« hätte, der »einer ›höheren Tochter‹ angemessener gewesen« wäre, verweist auf maligne Folgen des unguten Geschehens. Die höhere Tochter ist als ironische Selbstetikettierung zugleich Verweis auf ein Gefangensein in einer Rolle, die leiden macht. Auch »demütig« und »einfältig« sind Selbstzuschreibungen mit ironischem Anklang, die zugleich auf ein Leiden-Müssen verweisen, so, als wolle sie sagen: Ich Alternde musste mich gleichsam demütigen … Und, gleichsam hadernd: Dass ich so einfältig sein konnte, den Liebesklängen zu glauben. Aber auch: In aller Unschuld bat ich um einen Kuss.

Die Erzählerin ist Patientin in einer psychotherapeutischen Behandlung. Erotische Kontakte zwischen Patient und Therapeut sind standesrechtlich verwerflich und eindeutig tabuisiert. Dennoch gestaltet die Erzählerin eine Dramaturgie verschmähter Liebe. Sie verweist darauf, der Therapeut habe die Möglichkeit gewisser körperlicher Berührungen initiiert und damit signalisiert, dass es sich um eine legitime Kommunikationsform handle, er habe jedoch nicht oder nur unzureichend und auch erst später vermittelt, dass er neu erworbene körpertherapeutische Kompetenzen zum Einsatz bringen wollte, ohne jede Absicht, zu persönlich-zärtlicher Intimisierung einzuladen.

Passive Duldung und aktive Regieführung

Die Autorin Margarethe Akoluth gibt einer leidvollen Passivierung Ausdruck, sie spricht die Sprache der Passion. Der Darstellungsduktus ist appellativ. Helfende und Rettende, für Entschädigung und Genugtuung Sorgende sollen Partei für die Leidende ergreifen und sich für sie einsetzen. Die offensive Darbietung eigener Versehrtheit ist ein Akt der Anklage. Die offensive Präsentation von Beeinträchtigung durch Täterschuld überführt den aggressiven Akteur.

Ich erzähle, andere mögen handeln: Wer die Erzählung liest oder hört, soll sich moralisch empören und ermächtigt sehen, um für Genugtuung, Gratifikation und

Sanktion der malignen Akteure zu sorgen. Der Umgang mit der Opferkommunikation ist indessen ambivalent. Unterstützende narrative Parteilichkeit scheint geboten, denn wer bringt es über sich, der Leidenden und Verletzten das Mitgefühl zu versagen? Allerdings entsteht Unbehagen durch die moralische Nötigung, die mit der narrativen Persuasion verbunden ist (Breitenfellner 2013).
Wer vom eigenen Kranksein erzählt, teilt sich sprachlich in der Perspektive der Betroffenen mit. Betroffene schildern Beschwerden, Symptome, Krankheitskarrieren und Behandlungen in ihrem persönlichen Vokabular und im Rahmen der eigenen Relevanzen und Präferenzen. Sie artikulieren Kranksein als Schmerz und Qual, als Bedrohung, Siechtum, Bruch im Leben, aber auch als Aufbruch, Selbstverwandlung – manchmal im Angesicht endgültigen Abschieds – oder als Veränderung und Erneuerung von Beziehungserfahrungen. Nicht immer artikuliert sich eine Sprache des Verlustes, der Schwäche und Hilfsbedürftigkeit. Nicht immer geht es um eine Reduktion auf Defizienz. Personen, die von den Folgen einer Anomalie betroffen sind oder von der Chronifizierung eines Leidens oder den Einschränkungen, die ein fortschreitender Krankheitsprozess mit sich bringt, sind nicht nur herausgefordert, mit der kontinuierlichen professionellen medizinischen Expertise zu kooperieren und dabei selbst zu Experten ihrer Krankheit zu werden, sondern darüber hinaus wird ihr Kranksein Teil ihres Lebensentwurfs und eines neuen Selbstverständnisses.

Erzählen schafft Gegenwart und Anerkennung, Erzählen ermöglicht Bewältigung

Erzählen schafft auf der Ebene des Manifesten Kontur, Prägnanz und persuasive Wirkung. Das gilt für erzählende Patienten und Patientinnen, die sich im Kontext psychischen Leidens mitzuteilen vermögen, zu empathischer Teilnahme einladen sowie Form und Gestalt für ihr Leiden finden. Auf der Ebene des Latenten vermittelt sich das Nicht-Artikulierte oder Nicht-Artikulierbare, das jedoch in der Erzähldramaturgie angelegt, in narrativer Ko-Konstruktion erschließbar und in der therapeutischen Kommunikation bedeutsam werden kann.
Eigene Präferenzen und Relevanzen werden im Erzählen wirksam. Die narrative Inszenierung von Ereignissen macht für Erzählende und Hörende aus Vergangenheit Gegenwart; Erzählende werben um Anerkennung durch Hörende; Erzählende verschaffen sich – oft bleibt das freilich nur im erzählten Möglichkeitsraum – eine

wunscherfüllende Prämie; Erzählende versuchen, Leid, Erschütterung und Verstörung im Nachhinein erzählend zu bewältigen, dabei ist die emotionale Begleitung durch das »Publikum« bedeutsam (Boothe 2010).
Erzählen schafft Gegenwart: Erzählende Aktivität erlaubt, *Vergangenes zu aktualisieren* und auf diese Weise Anschluss an die gegenwärtige Situation zu schaffen. Die Trennung vom historisch Vergangenen wird durch die Herstellung von Präsenz in einer Beziehungsgegenwart aufgehoben.
Erzählen schafft Anerkennung: Erzählende verschaffen sich *Anerkennung* vor dem sozialen Gegenüber, das heißt, sie positionieren sich mit ihrer narrativen Offerte im sozialen Kontext. Die Erzählung wendet sich an ein Gegenüber im Dienst der Herstellung sozialer Integration und konturierter Identität; das ist beispielsweise den Autoren Fritz Zorn und Andreas Altmann im öffentlichen Raum eindrucksvoll gelungen. Das Interesse an Anerkennung durch bedeutsame Andere und an sozialer Integration fordert biografisch erzählende Personen zu einer narrativen Gestaltung heraus, die dem Glaubenskredit des wohlwollenden Publikums Rechnung trägt, ihn nicht strapaziert oder ausbeutet. Auch wirbt der Erzähler um die Gunst des geneigten Publikums und wählt einen möglichst passenden und erfolgreichen Zuschnitt der erzählerischen Darbietung, um günstige Resonanz zu erzeugen.
Erzählen ist wunscherfüllend: In der narrativen Dramaturgie ist eine *wunscherfüllende* Prämie enthalten. Denn erzähltes Leben bewegt sich in der Spannung zwischen Erfüllung und Katastrophe, zwischen Happy End und tragischem Ausgang. Lebenswirklichkeit wird erzählend verwandelt in einen Kosmos, in dem es um Glück und Unglück geht. Ereigniszusammenhänge fügen sich zwischen dem Wünschbaren und dem Aversiven. In diesem Sinne steht die Erzählung im Dienst eines Interesses an nachträglicher hedonischer Korrektur. Hörende verstehen sich gewöhnlich intuitiv auf die wunscherfüllende Tendenz. Sie wünschen sich mit den Erzählenden Fritz Zorn und Andreas Altmann den Sieg über ein toxisches Milieu und desaströse Familienverhältnisse. Sie sehnen sich mit Paul nach einer heilen, bergenden Welt freundlichen und pflegenden Willkommens. Mit Berta geht es ihnen um die Restitutio ad integrum, die Wiederherstellung intakter Funktions- und Leistungsfähigkeit. Dass Amalie und Margarete Akoluth Aufmerksamkeit als geliebte Personen erfahren möchten, ist leicht zu erahnen.
Erzählen ermöglicht Bewältigung: Erzählen steht im Dienst der psychischen Stabilisierung oder der psychischen Reorganisation. Erzählend kann man – die eingangs erörterten Beispiele erlaubten hier Einblick – von maligner Passivierung zu narrativer Regieführung gelangen. Es handelt sich eine Bewältigungsstrategie psychischer Destabilisierung, die in der klinischen Erzählforschung und Erzählpraxis breite Aufmerksamkeit erfahren hat. Erlittene Erschütterung, psychische Destabilisierung in negativer, traumatisierender, aber auch in positiver, euphorisierender Richtung

im Nachhinein kann durch wiederholtes Erzählen integriert werden. Der aktive Prozess des Gestaltens modelliert erregend-spannungsvolle und emotional-bewegende Situationen zu einem organisierten und kontrollierbaren Ganzen und führt zum Gewinn narrativer Regieführung und imaginativer Strukturierung. Doch gilt das nicht für jeden beliebigen Fall. Da die narrative Thematisierung des Traumatischen eben dieses Traumatische auch vergegenwärtigt oder aktualisiert – wie oben erwähnt –, kann es anstelle der allmählichen Integration zur Retraumatisierung kommen. Daher vermag die, vielleicht vorübergehende, Haltung einer Distanznahme vom malignen Geschehen in manchen Fällen empfehlenswert und für die Betroffenen durchaus hilfreich sein. Zu beachten ist außerdem, dass die Sprache selbst ein großes Repertoire an Distanzierungskommunikation bereithält; auch hier bietet Amalies Disqualifikationsmetaphorik ein gutes Beispiel, ebenso Fritz Zorns Ironie oder Andreas Altmanns drastische Rhetorik des Verwerfens.

Nicht jede Person ist erzählkompetent

Freilich verfügt nicht jede Person über Erzählkompetenz, und nicht jede Person kommt als Erzählende gut an, nicht jede erreicht ihr Publikum, und nicht oft findet traumatische Erfahrung kein Gehör. Doch wer nicht über Erzählkompetenz verfügt oder vor der Aufgabe, Traumatisches zu erzählen, kapituliert, dem oder der kann das empathische Gegenüber die eigene Stimme leihen; das empathische Gegenüber kann sich als narrative Begleitperson anbieten, so, wie das sich auch im gemeinsamen Erzählen ereignet, das zwischen Eltern und Kindern im Prozess des Spracherwerbs stattfindet, oder im Gespräch mit dementen Personen oder im einfühlsamen sprachlichen Begleiten von Menschen, die nach und nach versuchen, verstörendes Geschehen in Worte zu fassen.

Erzählungen, die irritieren, befremden, bizarr erscheinen, nicht als zuverlässig oder glaubwürdig ankommen, bieten eine riskante kommunikative Herausforderung. Gerade im psychiatrischen Rahmen kann hier kooperative Kommunikation und narrative Verständigung misslingen (Boothe 2015). Denn Psychiater, Psychotherapeutinnen und psychologische, seelsorgerische oder juristische Berater kennen Patienten, Patientinnen und Ratsuchende, deren Erzählen das Gegenüber nicht zu empathischem Engagement einlädt, sondern distanzierende Antworten provoziert wie Skepsis, Misstrauen oder Unglauben. Hier steht das Erzählen unter Verdacht. Das gilt traditionell für Erzählungen von Personen, die man als paranoid einschätzt. Man hält ihre Erzählungen, in denen sie verfolgt, belauert und infam geschädigt werden, für so unwahrscheinlich, dass sie keinen Glauben finden. Erzählungen von

Personen, deren Erfahrungen in hohem Maß erwartungswidrig sind, werden als wahnhaft, als Realitätsverkennungen eingeschätzt. Erzählungen von außergewöhnlichen Erfahrungen, etwa ungewöhnlich frühe Kindheitserinnerungen, wecken Skepsis; hier besteht hoher Plausibilisierungsbedarf, oder sie werden verworfen. Spektakuläre biografische Erzählungen mögen in hohem Maße beeindrucken, Erzählungen mit ausgeprägt sieghafter und prunkhafter Ich-Profilierung mögen amüsieren, aber sie setzen sich kritischer Beurteilung aus, was die Redlichkeit der Darstellung angeht. Personen, die andere des Missbrauchs, der Gewalt und maligner Manipulationen bezichtigen, fordern Glauben, finden empörte Parteinahme, führen aber auch zu zwiespältigen Reaktionen, laufen Gefahr, absichtlicher Falschbezichtigung verdächtigt zu werden. Um es nochmals zu betonen: Erzählen steht hier unter Verdacht. Zwar können sich die Narrative für Psychiater, Psychiaterinnen, Psychotherapeutinnen und Psychotherapeuten durchaus eignen, Aufschluss über die mentale Welt der Patientinnen und Patienten zu ermöglichen, doch anders als bei biografischen Narrativen, die man als ausreichend wirklichkeitsorientiert einschätzt, gilt der Faktenbezug nicht oder nur bedingt als tragfähig.

Achtung, Wohlwollen, Vertrauen und sprachliche Sensibilität

Patienten und Patientinnen, die psychotherapeutische oder psychiatrische Unterstützung suchen oder dazu genötigt werden, befinden sich in prekärer Lage. Angesichts psychischer, körperlicher und psychosozialer Belastung sehen sie sich einer professionellen Helferinstanz gegenüber und sollen einem Fremden gleichsam einen Offenbarungseid leisten. Für die Fachperson geht es darum, sich einzustellen auf die persönliche Perspektive der Kranken, auf die individuellen Bedingungen ihres Leidens und der nicht zuletzt unbewussten Konfliktdynamik, die sich oft sinnfällig in den narrativen Selbstthematisierungen erschließen lässt.

Achtung und Wohlwollen machen sich im psychiatrischen und therapeutischen Kontakt in besonderer Weise geltend: Therapeuten und Therapeutinnen, Psychiater und Psychiaterinnen engagieren sich für die Leidenssituation und das individuelle Anliegen der Patienten und Patientinnen. Idealtypisch formuliert machen sie sich als aktive Zuhörende, in besonderer Weise auch bei den narrativen Selbstthematisierungen ihrer Patienten und Patientinnen, geltend; sie sind transparent in der Verständigung, bei der Erläuterung von Diagnose und Indikation und der Beratung hinsichtlich möglicher Behandlung. Es braucht einen geeigneten Raum und ausreichend Zeit, um Patienten und Patientinnen Gelegenheit zu geben, sich

selbst mitzuteilen; es braucht die kommunikative Kompetenz der psychiatrischen oder therapeutischen Fachpersonen, um aktives Zuhören zu realisieren sowie aktiv im Dialog zu vermitteln, was man aufgenommen und verstanden hat. Das aktive Zuhören ist essenziell. Es ist der Königsweg, am persönlichen Erleben der Patienten und Patientinnen zu partizipieren und eine Verständigungsform zu finden, die feinfühlig dem Rededuktus und dem Redestil der Patientinnen und Patienten gerecht wird.
Da Vertrauen für helfende Praxis entscheidend ist, empfiehlt es sich, *mit* dem Patienten und der Patientin zu sprechen, statt über sie und ihn im fachsprachlichen Duktus zu urteilen. Auf diese Weise können Patienten und Patientinnen prüfen, ob ihr Gegenüber sie versteht und ob sie Resonanz für ihre persönliche Leidens- oder Krankheitserfahrung erhalten. Auch wird ihre Urteilskompetenz, Reflexivität und kritische Intelligenz im Dialog herausgefordert, wenn sie sich in partizipativer Einschätzung ein Bild ihrer Verfassung, ihrer Situation und der Behandlungsoptionen machen können. Patientinnen und Patienten wird es möglich, die Persönlichkeit und die fachliche Autorität des ärztlichen oder psychologischen Gegenübers zu testen und kritisch zu prüfen. Auf dieser Basis ist erwartbar, dass sie Mut zur Selbstoffenbarung und im Zusammenhang damit zum persönlichen Erzählen aufzubringen.

Erzählende Kommunikation in therapeutischer und psychiatrischer Praxis

Erzählende Kommunikation ist partizipativ. Es empfiehlt sich, mit der Patientin oder dem Patienten und nicht über sie oder ihn zu sprechen. Häufig kann es, gerade im psychiatrischen Kontext, darum gehen, sich als narrative Begleitperson anzubieten, um die Fähigkeit der Patientin bzw. des Patienten, sich narrativ mitzuteilen und sich zu entwickeln, zu fördern. Narrativ engagierte Therapeutinnen und Therapeuten sind aktive Zuhörende und identifizieren sich sympathisierend mit der Rolle (meistens) der Ich-Figur. Die Dynamik der Erzählung bestimmt sich auf der Basis von Erwartungen, die zu Erzählbeginn lebendig werden und auf ein gutes Ende hoffen, ein schlechtes fürchten lassen. In engagierter Spannung vollzieht man imaginativ das Geschehen mit.
Die Therapeuten übernehmen die Rollen der Hörenden, der Beteiligten und dann auch Kommentierenden aktiv im Gespräch. Falls es zur gemeinsamen Exploration kommt, kommunizieren sie im Erzählgespräch aus der Position der Rezipienten, welche die narrative Dynamik ko-konstruktiv mitvollzogen haben. Sie verbalisieren die eigene Resonanz auf das Erzählgeschehen. Zur Resonanz kann das

Nacherzählen in eigenen Worten gehören. Zuhörende bringen zum Ausdruck, wie sie die Situation der Protagonistin – gewöhnlich ist das die Patientin als Ich-Erzählerin – erleben und welche Eindrücke sie in Identifikation mit der Erzählerin und mit anderen Figuren in der Erzählung verbinden. Therapeuten haben die Möglichkeit, gemeinsam mit der Erzählerin oder dem Erzähler den Fokus auf den Beginn ihrer oder seiner Geschichte zu legen und gemeinsam mit ihr oder ihm zu imaginieren, wie es anders hätte weitergehen können oder auch wunschgemäß hätte weitergehen sollen. »Erzählen Sie die Geschichte so, dass es ein gutes Ende gibt«, würde eine Erzählanregung lauten, die den Blick auf narrative Ressourcen positiver Vorstellungen richtet.

Erzählende und Hörende setzen hier praktische Erzählkompetenz ein, die sie von früh an im Lernen durch Tun erworben haben. Narrative Intelligenz wird fruchtbar, wenn man sie zuhörend, mitvollziehend, explorierend systematisch einsetzt. Der narrative Mitvollzug eröffnet die dichte empathische Beteiligung an der erzählten Dynamik. Und der Zauber des Erzählens und Miterzählens liegt darin, dass die Beteiligten einander als Einzigartige würdigen. »Biologisch gesehen, unterscheiden wir uns nicht so sehr voneinander; historisch gesehen, als Erzählung, ist jeder von uns einzigartig«, schrieb einmal Oliver Sacks.

Brigitte Boothe, Jahrgang 1948, ist Psychoanalytikerin, Philosophin und Hochschullehrerin in Zürich. Sie arbeitet als Therapeutin und beschäftigt sich in ihrer Forschung mit Fragen zur Kommunikation, zur Narration in der Psychotherapie, zur Psychologie des Wünschens und zur Psychoanalyse der Weiblichkeit. Kontakt: b.boothe@psychologie.uzh.ch.

Literatur

Akoluth, M. (2004): Unordnung und spätes Leid. Bericht über den Versuch, eine misslungene Analyse zu bewältigen. Würzburg: Königshausen & Neumann.

Akoluth, M. (2014): Unordnung und spätes Leid. Über den Versuch, eine misslungene Psychoanalyse zu bewältigen. Neuauflage. Gießen: Psychosozial-Verlag.

Altmann, A. (2011): Das Scheißleben meines Vaters, das Scheißleben meiner Mutter und meine eigene Scheißjugend. München: Piper.

Boothe, B. (2010): Das Narrativ. Biografisches Erzählen im psychotherapeutischen Prozess. Stuttgart: Schattauer.

Boothe, B. (2011): »Aber das ist dann schlecht gewesen«. Depressive Personen erzählen. In: Faller, H. & Lang, H. (Hg.): Depression. Klinik, Ursachen, Therapie. Würzburg: Königshausen & Neumann, S. 51 – 74.

Boothe, B. (2015): Narrative persuasion and narrative irritation in psychotherapy: Biographical narratives, deferred dramaturgy, and narrative affirmation. In: Blume, H.; Leitgeb, C. & Rössner, M. (Hg.): Narrated communities – narrated realities: Narration as cognitive process and cultural practice. Amsterdam, New York: Rodopi, S. 105–114.

Boothe, B. (2022): Psychisches Leben und die narrative Selbstmitteilung. In: Jakob, P.; Borcsa, M.; Olthof, J. & von Schlippe, A. (Hg.): Narrative Praxis. Ein Handbuch für Beratung, Therapie und Coaching. Göttingen: Vandenhoeck & Ruprecht, S. 395–409.

Boothe, B. (2023): Narrationsanalyse. In: Wolfradt, U.; Allolio-Näcke, L. & Ruppel, P. S. (Hg.): Kulturpsychologie: Eine Einführung. Wiesbaden: Springer, S. 231–243.

Breitenfellner, K. (2013): Wir Opfer. Warum der Sündenbock unsere Kultur bestimmt. München: Diederichs.

Ciompi, L. (2014): Die Bedeutung von verletzten Selbstwertgefühlen und Scham in der Sozialpsychiatrie. Leading opinions. Iatros I. In: *Neurologie und Psychiatrie,* 1, S. 40–42.

DIPEx Germany: Projektwebsite: http://www.krankheitserfahrungen.de/ueber-uns/geschichte (29.04.2024).

Günthner, S. (1999): Entrüstung: Moral mit Affekt. In: Bergmann, J. & Luckmann, T. (Hg.): Kommunikative Konstruktion von Moral 1. Opladen: Westdeutscher Verlag, S. 242–274.

Thomä, H. & Kächele, H. (2006): Psychoanalytische Therapie: Forschung. Berlin: Springer.

Kächele, H.; Schaumburg, C. & Thomä, H. (1973): Verbatimprotokolle als Mittel in der psychotherapeutischen Verlaufsforschung. In: *Psyche,* 27, S. 902–927.

Luder, M. & Schnell, K. (2013): Die Erzählanalyse JAKOB. Entwicklung und Anwendung 1989 bis 2012. Norderstedt: BOD.

Mergenthaler, E. (1986 a): Das Ulmer Transkriptionssystem. Ulm: Ulmer Textbank.

Mergenthaler, E. (1986 b): Die Ulmer Textbank. Entwurf und Realisierung eines Textbankverwaltungssystems als Beitrag der angewandten Informatik zur Forschung in der Psychoanalyse. Berlin: Springer.

Petrow, E. & Passie, T. (2019): Wenn Krankheit das Leben verändert. Über den Umgang mit Brüchen im bisher Vertrauten. Gießen: Psychosozial-Verlag.

Sontag, S. (2003): Krankheit als Metapher. Aids und seine Metaphern. München: Hanser.

Zorn, F. (1977): Mars. Mit einem Vorwort von Adolf Muschg. München: Kindler.

Trialog und Sprache – ein gewaltfreier narrativer Raum

»Es wird Zeit, dass mal wieder ein Erzengel vorbeikommt«

Thomas Bock

Die Autorin Dorothea Buck (1917–2019) hatte eine gewaltsame und sprachlose Psychiatrie erlebt und hatte diese nur mit knapper Not und großen Verletzungen überlebt. Beides hing für sie zusammen: Die Psychiatrie konnte gewaltsam sein, weil sie sprachlos, beziehungslos, bürokratisch war. Das entsprach zugleich der nationalsozialistischen wie auch der herrschenden psychiatrischen Ideologie, war also nicht zufällig so. Für Dorothea Buck war die notwendige, sicher nicht hinreichende Konsequenz daraus, der Psychiatrie das Sprechen beizubringen: nicht »über andere sprechen«, das konnten wir immer schon, sondern »miteinander sprechen«, sich als Menschen wahrnehmen und als Subjekte begegnen. Das war die Grundidee des Trialogs: Wenn wir in diesem Sinne gewaltfrei miteinander sprechen, kann sich die Euthanasie nicht wiederholen, wird die Psychiatrie nicht mehr schaden.

Mit diesem Ansatz, der Wertschätzung von Sprache und Beziehung, waren wir uns nahe. Für mich war es selbstverständlich, auch die Angehörigen hinzuzuziehen. Die hatten gerade angefangen, sich zu organisieren, ihre Sprachlosigkeit zu überwinden und sich gegen ihre Diskriminierung zu wehren – nicht nur im Hinblick auf die Euthanasie, sondern auch im psychiatrischen Alltag. Das Buch *Freispruch der Familie* (Dörner u. a. 1982/2014) bereitete den Weg, dass sich auch die Sozialpsychiatrie besann, die Diskriminierung der Angehörigen zu hinterfragen und zu beenden. Mit reduktionistischen Begriffen wie der »schizophrenogenen Mutter« hatte die psychiatrische Sprache viel Schaden angerichtet. Und selbst die Vorstellung einer »High Expressed Emotion« musste erst mal wieder geerdet werden, um sie nicht als einseitige Ursache oder absolute, essenzialistische Eigenschaft zu verstehen, sondern als nachvollziehbare Wechselwirkung in einer konflikthaften Situation. Von Anfang an haben die Angehörigen den Dialog zwischen Psychoseerfahrenen und Psychiatriebeschäftigten bereichert und zugleich geerdet – so sehr und so überzeugend, dass sich ein Wort durchgesetzt hat, das es bisher nicht gab und eigentlich auch nicht braucht, da »Dialog« die Anzahl der Beteiligten nicht begrenzt (das altgriechische »dya« bedeutet »zwischen«, nicht »zwei«).

Wenn sich »Trialog« als Wort trotzdem durchgesetzt hat, kennzeichnet das die gesellschaftliche Notwendigkeit der sprachlichen Verständigung dieser drei Gruppen auch für die weitere Reformentwicklung der Psychiatrie. International geschah das auf dem Weltkongress für Soziale Psychiatrie 1994 in Hamburg, dem ersten auf deutschem Boden nach den Verbrechen der Nazi-Psychiatrie, zugleich dem ersten mit konsequent trialogischer Struktur. Der damalige Titel *Abschied von Babylon* sollte den Wunsch markieren, den Größenwahn der Psychiatrie hinter sich zu lassen und die Sprachverwirrung zu überwinden (Bock u.a. 1995).

Wesen und Sprache des Trialogs

Der Trialog stand von Anfang an vor der Herausforderung, sich wieder auf eine gemeinsame Sprache zu besinnen, Worte zu benutzen, die alltagsbezogen verständlich sind. Wie sollten wir sonst miteinander reden können?! Schon das zwang zu einer Dekonstruktion der psychiatrischen Terminologie und zu einer Besinnung auf die Kraft der Narration. Diese Herausforderung hält bis heute an und gilt immer wieder neu. Sie bezieht sich nicht nur auf Sprache, sondern auch auf die Akzeptanz verschiedener Erlebniswelten.

ABBILDUNG 3: Vergleich von Trialog und Psychoedukation
(angelehnt an Bock u.a. 2007)

	Trialog	**Psychoedukation**
Teilnehmer*innen	Erfahrene, Angehörige, professionell Tätige, Auszubildende	»schizophrene« Patient*innen
Inhalt	Geschichten, subjektive Perspektiven	Wissen, allgemeines Verständnis
Ziel	Empowerment	Compliance
Austausch	wechselseitig	einseitig
Themen	gemeinsam	medizinisch definiert
Rollen	offen	traditionell
Sprache	allgemein	klinisch
Anonymität	möglich	unüblich
Teilnahme	selbstbestimmt	Indikation

Im Psychoseseminar und analog in allen Formen trialogischer Foren – ob nun zu anderen Diagnosen bzw. Erfahrungen oder übergreifend – geht es nicht um Psychoedukation, sondern um einen wechselseitigen und übergreifenden Erfahrungsaustausch, um die Öffnung und Erweiterung der eigenen Perspektive. Es geht nicht um die vorgebliche Prägung normativen Wissens, sondern um das Erkennen der Vielfalt von Erfahrungen, die sich unter der gleichen Überschrift verbergen können. Hier war der trialogische Diskurs der Fachdiskussion weit voraus: Heute erkennen auch Weltverbände, dass die Menschen mit der Diagnosenüberschrift »Schizophrenie« oder »Borderline« genauso vielfältig sind wie diejenigen ohne, weshalb die Überschrift als nichtssagend oder zumindest als längst nicht mehr hinreichend erkannt werden kann (van Os 2016).

Der Trialog geschieht auf vielen Ebenen: Trialogische Foren und Psychoseseminare sind Übungsfelder für den psychiatrischen Alltag. Genesungsbegleitung und Angehörigen-Peerbegleitung stärken die Sprach- und Beziehungskompetenz dort. Der im Trialog mögliche Abbau wechselseitiger Vorurteile muss zu gemeinsamen Anstrengungen führen, um auch der öffentlichen Diskriminierung und Stigmatisierung sowie psychiatrischen Vorurteilen entgegenzuwirken. Die verschiedenen Projekte, die aus dem Trialog heraus entstanden (wie »Irre menschlich Hamburg«, »Irrsinnig menschlich Leipzig«, »BASTA München«), zeigen, dass ein Zugewinn an Sensibilität und Toleranz – sich und anderen gegenüber – möglich ist: beginnend in schulischen und betrieblichen Begegnungsprojekten, fortgesetzt in verschiedenen trialogischen Fortbildungen für Gesundheitsberufe, Jugendhilfe, Lehrkräfte, Polizei, Strafvollzug, Medien etc., ergänzt um eigene Gruppenangebote zur Förderung von Stigmaresistenz bei (jungen) Menschen mit eigener oder familiärer Krisen- bzw. Psychiatrieerfahrung.

Alle diese Angebote erfordern den Trialog, denn immer geht es um Sprache und darum, psychische Besonderheiten bzw. Störungen menschlicher zu verstehen und Hilfen beziehungsorientiert zu gestalten. Im Dialog bzw. Trialog zu sprechen, entlarvt vermeintliches Expert*innenwissen und gibt den Menschen die Hoheit über ihre Krisen, ihre Bewertungen, ihre Ausdrucksformen, ihre Narrative, ihr Leben wieder zurück.

Sehr häufig reden im Trialogforum die Psychoseerfahrenen und auch Angehörige freier über sich und auch über ihre enttäuschenden Erfahrungen mit dem Versorgungssystem. Ich verstehe, dass diese kritische Haltung uns psychiatrisch Tätigen manchmal auch wehtut, vielleicht auch zuweilen ungerecht erscheint, denn wir meinen es ja gut. Wir müssen uns nicht alles »gefallen lassen«, wir dürfen uns wehren, und es lohnt sich, im Trialog auch mit eigenen Grenzen und Verletzungen sichtbar zu werden. Mit etwas Abstand kann ich den Vorgang dialektisch sehen: Es kann sein, dass uns jene Anmaßung heimgezahlt wird, die unserem fachlichen Auftreten eigen war und ist, auch wenn wir uns persönlich davon mehr oder weniger glaubwürdig distanzieren.

ABBILDUNG 4 Ebenen des Trialogs

Psychoseseminar: wechselseitige Fortbildung, Übung

Praxis: Behandlungsvereinbarung, Offener Dialog

Antistigma-Projekte: etwa »Irre menschlich Hamburg«

Forschung: Hamburger SuSi-Projekt, EmPeeRie etc.

Theorie: Respekt vor Subjektivität, anthropologische Sicht

Lehre, Fortbildung, Zeitschriften: etwa die DGBS-Mitgliederzeitschrift *InBalance*

Vereine: DGBS, Netzwerk Stimmenhören etc.

Qualitätssicherung: trialogische Beschwerdestellen etc.

Psychiatrieplanung: Beiräte, PSAG, Integrierte Versorgung

Peerberatung: Experienced Involvement und Angehörigen-Peers

Trialogforen anderer Diagnosen: Borderline, Bipolar, Zwang

Sprachliche Alternativen finden

Der im Trialog entstandene und geprägte Begriff der »Psychoseerfahrung« war von Anfang an ein Kompromiss: »Psychose« steht für die Fähigkeit oder Notwendigkeit, Realität vorübergehend anders wahrzunehmen als üblich, sie sehr individuell zu prägen und das von westlicher Philosophie geprägte logische Denken durch assoziative Prozesse zu ersetzen bzw. zu erweitern. Das geschieht nicht ohne Grund und kann je nach sozialer Situation und Stimmungslage mal als mehr irritierend, verstörend und isolierend, mal als mehr erweiternd, kreativ und verbindend erlebt werden. Der Begriff »Erfahrung« erweitert und ersetzt den Krankheitsbegriff.

Heute geht die Suche nach neuen Begriffen und Überschriften weiter. So wäre es auch denkbar, den Aspekt der vorübergehenden, meist an Lebenskrisen gebundenen Durchlässigkeit der eigenen inneren Grenzen in den (sprachlichen) Mittelpunkt zu rücken: Innere Dialoge und Prozesse können zu äußeren werden – was phänomenologisch nur ein kleiner Schritt ist, aber je nach Kontext irritierend wirken kann. Die zeitliche Zuordnung von Erfahrungen und Ereignissen zu Vergangenheit, Gegenwart und Zukunft kann erschüttert werden – was neurologisch nicht unwahrscheinlich, aber dennoch unüblich ist. Und umgekehrt können äußere Eindrücke nahezu filterlos ins Innere dringen – was angesichts gewaltiger Veränderungen in der Welt nicht unbedingt überraschen muss, aber handlungsunfähig machen kann.

Eine andere sprachliche Assoziation für psychotische Erfahrungen könnte die Fähigkeit des Menschen, zu träumen, sein; auch in Träumen verändert sich die Zeitwahrnehmung, verschwimmen die individuellen Grenzen und verbinden sich Wünsche und Ängste unvorhersehbar – nur sind wir in Träumen durch den Schlaf geschützt, während wir den Schutz in Psychosen anders gewährleisten müssen. Schön wäre es, wenn es gelänge, den Respekt vor Träumen zu übertragen, denn selbstverständlich verdichten und vermitteln sich auch in Psychosen subjektiv wichtige biografische und soziale Erfahrungen. »Ich sehe mein Leben dann ein bisschen aus anderer Perspektive, auch vom Ende, vom Tod her ... Es ist alles ein Wunder, ein ungemeines Ineinander. Es gibt keine Grenzen, keine Unterschiede, es hat alles mit allem Verbindung, und das kann man spüren, das ist ganz großartig«, so beschrieb es einmal ein Patient (Bock 2007).

Gefahr des (sprachlichen) Reduktionismus

Niemand ist nur gesund oder nur krank. Statt der Polarität sollten wir von einem fließenden Übergang sprechen und zur Kenntnis nehmen, dass auch »Krankheitssymptome« zunächst funktional, sinnhaft, also »gesund« sein können. Unsere Diagnosen sind Hypothesen und Konstruktionen; nur als solche haben sie einen Sinn, damit wir uns verständigen können. Doch oft genug stehen sie der gemeinsamen Verständigung im Weg – zum Beispiel, wenn wir vergessen, dass es *unsere* Konstruktionen sind, und so tun, als würden sie eine Wirklichkeit herstellen oder gar begründen. Beispiele für einen solchen sprachlichen Reduktionismus sind:

- »Warum ist Herr A. psychotisch?« – »Er hat die Diagnose einer Psychose.«
- »Warum ist Frau B. schon wieder psychotisch?« – »Sie hat eine chronische Psychose.«
- »Warum nimmt Frau Z. Ihre Pillen nicht?« – »Sie ist noncompliant.«
- »Oh, nicht schon wieder Frau M., die ist Borderlinerin, die spaltet das Team.«

Niemand ist ohne Grund in einem seelischen Ausnahmezustand, egal, wie wir den Zustand nennen. Doch nicht unser Begriff ist der Grund für ein Verhalten, sondern eine Lebens-und Leidensgeschichte in Verbindung mit einem vielfach mitbedingten und natürlich begrenzten Fassungsvermögen, einer besonderen psychosozialen Lebenssituation, einer konflikthaften Zuspitzung widersprüchlicher Erwartungen, Belastungen, Ressourcen, Krisen ... Keiner dieser Faktoren wirkt monokausal, kaum einer ist irreversibel, die meisten wirken unspezifisch und sind kompensierbar, und fast immer sind die sogenannten Symptome nicht sinnlos, sondern durchaus und zumindest anfangs *funktional.*

ABBILDUNG 5: Psychische Reaktionen zwischen kranker und gesunder Reaktion

Angst zu haben, ist keine Krankheit, sondern eine überlebensfähige Fähigkeit des Menschen, um sich vor Gefahr zu schützen. Erst die Verallgemeinerung, Generalisierung oder Zuspitzung der Angst macht sie zur »Störung« und damit einer Psychotherapie zugänglich. Die Frage nach der Funktionalität bleibt.

Zwänge oder Rituale zu entwickeln, kann ebenfalls Ausdruck des Bemühens sein, (künstliche) Ordnung zu entwickeln, wo Chaos und Orientierungslosigkeit drohen. Und je unsicherer ein Mensch ist und je weniger ihm natürliche, soziale, biografische oder religiöse Rituale zur Verfügung stehen, desto eher mag es zu pathologischen Ausdrucksformen kommen.

Auch eine **Depression** ist zunächst als Schutzmechanismus der Seele – vor zu starken oder zu vielfältigen/verwirrenden Gefühlen, vor unlösbaren Konflikten oder Entscheidungen – bzw. als Totstellreflex zu verstehen. Erst eine vielfache – psychische, soziale und somatische – Eigendynamik macht daraus eine Erkrankung.

In diesem Sinne kann die **Manie** am Ende zwar zerstörerisch und belastend sein, zunächst ist sie jedoch auch »Flucht nach vorn«, Spiegel der Seele und der Versuch eines Auswegs aus Überanpassung.

Im anthropologischen Kontext ist die Selbstverletzung im Rahmen einer **Borderlinestörung** zunächst der verzweifelte Versuch, sich wieder zu spüren oder sich abzulenken vom unaushaltbaren seelischen Schmerz. Der radikale Umgang mit Beziehungen (»Du bist für mich oder gegen mich«) bleibt für alle Beteiligten anstrengend, ist aber im Ansatz vergleichbar mit Ausdrucksformen der Pubertät. Die zugespitzten Spannungsfelder zwischen Nähe und Distanz, Autonomie und Bindung, Anpassung und Widerstand sind grundsätzlich für jeden Menschen bedeutsam.

Psychosen können personale Grenzen auflösen – in einer Kultur, die diese maßlos heiligt. Ob diese Auflösung eher angstvoll oder spirituell wahrgenommen wird, ist nicht allein krankheitsbedingt, sondern auch kulturabhängig. Die psychologische Konsequenz der Durchlässigkeit: Innere Konflikte werden Person und Stimme (»Halluzination«), äußere Ereignisse treffen filterlos ins Innere (»Paranoia«). Entsprechend den Wunsch- und Angstanteilen eines Traums kann diese Beziehungssetzung verschieden aussehen: Beispielhaft vom Geheimdienst verfolgt zu werden, macht Angst, kann aber auch Bedeutung vermitteln. Wenn wir Psychoseerfahrene nur als Patient*innen wahrnehmen und behandeln, ihr Bedürfnis nach Bedeutung (wie jeder Mensch!) nicht wahrnehmen, wenn sie gesellschaftlich stigmatisiert und ausgegrenzt werden, dann handeln wir inhuman und antitherapeutisch; wir fördern den Wahn, indem wir die Bedeutungslosigkeit zementieren.

Um eine Ahnung von diesem komplexen Geflecht zu bekommen, brauchen wir Zeit und Vertrauen. Wir psychiatrisch Tätigen sind es, die auf diesem Wege *Krankheitseinsicht* entwickeln müssen, sodass daraus Kooperation im Sinne einer wechselseitigen *Compliance* erwachsen kann. Beides als Vorleistung der Patient*innen zu definieren, ist unfair und ungerecht, es schließt jene aus, die eine symmetrische Hilfe am meisten wünschen und brauchen.

Schon früh entstand im Austausch der deutschsprachigen Psychoseseminare die sogenannte Blaue Broschüre *(https://www.trialog-psychoseseminar.de/wp-content/uploads/blaue-broschuere.pdf)* mit dem Titel des Weizsäcker-Zitats Es ist normal,

verschieden zu sein. Ich zitiere hier sinngemäß nur einen Kerngedanken: »Wir Menschen müssen im Unterschied zu anderen Lebewesen um unser Selbstverständnis/-gefühl ringen. Es gehört zu unseren Möglichkeiten, an uns zu zweifeln und dabei auch zu verzweifeln, über uns hinauszudenken und uns dabei auch zu verlieren. [...] Wer darüber psychotisch wird, ist also kein Wesen vom anderen Stern, sondern zutiefst menschlich.« Mit dem Zweifel und dem Verzweifeln ist die Depression oder in der Flucht nach vorn auch die Manie in uns angelegt. Über uns hinauszudenken erlaubt uns, religiös zu sein, aber auch psychotisch zu werden. Daraus folgt weder Resignation noch Nihilismus, sondern eine eher angstfreie gemeinsame Suche nach individuellen Auswegen.
Die Idee des fließenden Übergangs von gesund und krank gilt für alle seelischen Ausnahmezustände, psychischen Störungen, psychiatrischen Diagnosen (Bock 2014). Sehr früh schon war ich beeindruckt von paradoxen Wirkungen des Trialogs und der Psychoseseminare (Bock u. a. 2007). Folgendes ließ sich nämlich beobachten:

- Psychoseerfahrene Menschen, die im gezielten diagnostischen oder therapeutischen Gespräch regelhaft verstummten, erwachten sprachlich zu unerwarteter Ausdruckskraft.
- Angehörige und Erfahrene, die sich nicht kannten und nicht miteinander verbandelt waren, konnten sich wechselseitig besser zuhören, ernst nehmen und voneinander lernen als diejenigen, die durch eine gemeinsame Geschichte verbunden waren.
- Ich selbst beobachtete bei mir und anderen psychiatrisch Tätigen, dass wir im Kontext des Trialogs vollständiger wahrnehmen und gelassener zuhören können als im klinischen Alltag, wenn wir permanent und manchmal auch mehr als angemessen Verantwortung tragen und unsere Wahrnehmung unangemessen institutionell überlagert wird.

Offensichtlich gilt für alle drei Perspektiven, dass wir eine gewisse Unabhängigkeit, Eigenmächtigkeit, Handlungs- und Sprachfreiheit brauchen, die im klinischen Alltag allzu leicht verloren gehen. Das hat mir die Augen geöffnet, dass die am Anfang fast jeder Therapie oder jedes psychiatrischen Aufenthalts stehende Prozedur der Anamnese auch (unbeabsichtigt? unbewusst?) eine fatale, Vertrauen blockierende Wirkung haben kann, indem sie ein sehr krasses Macht- und Informationsgefälle herstellt.

Ich erinnere mich an ein poliklinisches Erstgespräch mit einer jungen Frau, die mir innerhalb kürzester Zeit eine sehr harte und krasse Leidensgeschichte offenbarte, sodass mir nach einer Zeit eher unreflektiert herausrutschte, mehr könne ich jetzt nicht mehr aufnehmen; wir bräuchten und hätten mehr Zeit. Als sie wiederkam, teilte sie mir als Erstes mit, dass sie ohne diese meine Bemerkung nicht hätte wiederkommen können, weil sie dann zu beschämt gewesen wäre.

Narration, Resonanz und ihre Grenzen

Der Trialog lehrt, die Kraft der Narration wertzuschätzen; er gibt dem Erzählen Raum, nicht bedingungs- und uferlos, dafür aber halbwegs symmetrisch, in einem möglichst wenig institutionell geprägten Ambiente und im Sinne eines annähernd gewaltfreien Diskurses (Habermas 1981). Für mich spielen in diesem Kontext die Angehörigen eine bedeutende Rolle: Ihre Erzählung ist gleich wichtig. Für die der psychiatrisch Tätigen gilt das auch, wir haben nur leider oft die meiste Scheu, wirklich »narrativ« zu werden, also Einblick in unsere persönlichen Wahrnehmungen zu geben, und nicht nur rollenspezifisch zu reagieren.

Tendenziell ergänzen und erden sich die Erzählungen der drei Perspektiven gegenseitig. Die Subjektperspektive ist beim »Erzählen« wesentlich, doch sie braucht ein Gegenüber, einen Spiegel, sonst liefe sie Gefahr, sich zu verlieren. Wir brauchen Resonanz (Rosa 2016).

Resonanz kann auch bedeuten, an Grenzen des Verstehens zu stoßen und das offen zu bekennen. Vermutlich kennt jede Therapeutin, jeder Therapeut die unterschiedlichen Phasen von verstehendem Annähern und befremdendem Entfernen. Für Angehörige kann es besonders schmerzhaft sein, den geliebten Menschen nicht mehr oder noch nicht zu verstehen. Im Zusammenhang mit Psychosen können wir lernen, auch das Verstehenwollen zu entzaubern: Verstehen kann liebevoll sein und Nähe schaffen; doch bei brüchigen eigenen Grenzen kann sich das Verstandenwerden auch wie Enteignung anfühlen und entsprechend bedrohlich erscheinen.

Die Selbstentwürfe im Trialog sind verschieden, nie endgültig, oft ungefähr und manchmal nur eine Annäherung. Sie haben nicht den Tiefgang einer psychoanalytischen Erklärung, an deren Endgültigkeit und Vollständigkeit ohnehin Zweifel erlaubt sind. Der Anspruch ist viel bescheidener, bedeutet oft nicht mehr als die versuchsweise Anwendung des Grundgedankens, dass niemand ohne Grund psychotisch, depressiv oder manisch wird. In diesem Rahmen kann es genügen, eine Ahnung zu bekommen. Etwa:

- »An dieser Stelle musste ich aus der Realität aussteigen« (»Dissoziation/Psychose«).
- »Das habe ich in dem Moment nicht mehr fühlen können« (»Depression«).
- »Hier bin ich der Überanpassung entkommen; aber ab da habe ich mich selbst beschämt und auch mich erschöpft und die nächste Depression vorbereitet« (»Manie«).
- »Hier fühlte ich mich endgültig bedeutungslos und habe begonnen, Bedeutungen zu konstruieren« (»Wahn«).

Vielen Kolleginnen und Kollegen mit psychotherapeutischer Ausbildung mag das armselig vorkommen und als »zu wenig« erscheinen. Sie mögen recht haben, und es ist wichtig, mehr anzubieten. Doch die beispielhaften Zuschreibungen können der Befriedung dienen, sie können Selbstwirksamkeit stärken – und sie können Lust auf mehr wecken.

Sinnsuche und Genesung

Irgendwann wuchs im Hamburger Psychoseseminar die Neugier, ob das beschriebene Sinn-Bedürfnis, das wir festgestellt hatten, nur für jene galt, die teilnahmen, oder auch für die anderen, die (noch) nicht teilnahmen. So entstand eine partizipative trialogische Forschungsgruppe, die den Ehrgeiz hatte, einen Fragebogen zum »Subjektiven Sinn« zu entwickeln, das Hamburger SuSi-Pojekt. Ich gehörte anfangs eher zu den Skeptikern; doch Experteninterviews und Delphi-Verfahren belehrten mich eines Besseren. So entstand ein kurzer, sehr brauchbarer SuSi-Fragebogen mit guten formalen Werten (Klapheck u. a. 2011) und mit Items auf drei Zeitebenen zum Rückblick auf die Entstehung, zum Erleben und zu den subjektiven Wirkungen der Psychose.
Der Anteil der Psychoseerfahrenen, die die Psychose mit Lebenserfahrungen verbinden (wollen), nicht nur negativ erlebt haben und ihr subjektiv auch konstruktive Wirkungen zuschreiben, überraschte mich. Entscheidend war für mich der Zusammenhang folgender Faktoren: Je mehr die Menschen die Psychose- und Lebenserfahrung verbinden, desto angstfreier ist das Psychoseerleben und desto hoffnungsvoller der Blick in die Zukunft – in meinen Augen ein klarer Arbeitsauftrag für Psychotherapie und Genesungsbegleitung, zumindest aber für die Pflege einer vorurteilsfreien Sprache (Klapheck u. a. 2011, 2014; Bock u. a. 2014).
Die psychopathologische Fachsprache abstrahiert die Symptome von ihrem sozialen Zusammenhang und von ihren subjektiven Bedeutungen. Das kann zwar vorübergehend entlastend wirken, tatsächlich aber wird so die Integration schwieriger Erlebnisse erschwert und ihre Abspaltung vertieft, was dann wiederum oft per definitionem der Krankheit angelastet wird. Wenn aber Fach- und Alltagssprache kaum noch kompatibel sind, dann haben Patient*innen, Angehörige sowie psychiatrisch und psychotherapeutisch Tätige erhebliche Mühe, sich untereinander zu verständigen. Wie aber soll eine Therapie gelingen, wenn eine gemeinsame Sprache fehlt? Besteht so nicht die Gefahr, dass Diagnostik und Therapie eher zur Entfremdung beitragen? Schon in den Anfangszeiten des Hamburger Psychoseseminars hatte eine Gruppe von Psychoseerfahrenen das Bedürfnis geäußert, die Psychosekriterien der ICD-10 zu »übersetzen« (umfangreich wiedergegeben in Bock u. a. 2007). »Es wird Zeit, dass mal wieder ein Erzengel vorbeikommt«, wie es ein Patient einmal sagte.

Lehrreiche »Natur-Geschichten der Schizophrenie«

Weltliteratur wichtiger als Manuale: Sehr lehrreich waren für mich meine 34 Gespräche mit Psychoseerfahrenen, die alle mindestens ein Jahr Psychosen erlebt hatten, und zwar ohne oder kaum mit der Psychiatrie in Berührung gekommen zu sein: »Ich glaube, man könnte auf (einige) Medikamente verzichten, wenn man die Sprachdimension erweitern würde, also versucht die psychotischen Elemente noch mehr in Sprachen und Bildern rüberzubringen. [...] Das Eindimensionale, das halten wir Psychotiker nicht aus ... Lest Weltliteratur, nicht Manuale!« (Bock 2007).

Chronos versus Kairos – Doppelcharakter von »Zeit«: In der (Sozial-)Psychiatrie hat die Beschäftigung mit Zeit meist einen bedrohlichen Charakter: Jemand wird chronisch. Wer zu lange ohne Behandlung bleibt, verliert Chancen. Empirisch lassen sich diese Behauptungen meist nicht belegen und die zitierten Studien sind hoch selektiv und methodisch fragwürdig. Das folgende Zitat vermittelt eine andere Haltung: »Beim zweiten Mal hatte ich nur die Erfahrung vom ersten Mal, beim 14. Mal die Erfahrung von 13 Psychosen. Die Angst wurde immer kleiner. [...] Die großen Dinge im Leben – Geburt, Heirat, Trennung, Kündigung – habe ich hinter mir. Was kann jetzt noch kommen, das eine Psychose wert ist?« (Bock 2007). Statt Chronizität Erfahrung, statt Erstarren vor Schreck das Nachdenken über die potenzielle Psychosewertigkeit bestimmter Ereignisse. Wir dürfen uns erinnern: Die Griechen hatten für Zeit nicht nur den gewichtigen Begriff »chrónos«, sondern nebenbei auch das eher leichtfertige »kairós« für den richtigen, aber flüchtigen Moment, die geeignete Gelegenheit – auch für Psychosen. Können wir uns also vorstellen, in Zukunft von »kairistischen Psychosen« zu sprechen?

Wahn und Glaube: Jan Gross, mein geliebter erster Chef, fragte in Prüfungen oft nach dem Unterschied von Glaube und Wahn, um dann die mehr oder weniger mühsamen Antworten der Prüflinge zu unterbrechen: Er wisse es auch nicht. Das folgende Zitat (Bock 2007) gibt eine Ahnung von dem entsprechenden subjektiven Erleben: »Ich war vom heiligen Geist erfüllt. [...] ›Erleuchtung‹ würde ich es nicht nennen, weil das Bewusstsein fehlte, nur als Erscheinung, später auch als Offenbarung und schließlich als ›Wunder in meinem Kopf‹.«

»Negativsymptome«: Können Symptome wirklich »negativ« sein? Eine entsprechende Bewertung wäre diskriminierend. Und wenn damit Abwesenheit gemeint ist, bleibt fragwürdig, ob wir auch »nichthandeln« können. Haben nicht auch das Verstummen und Erstarren zunächst mal Sinn und Bedeutung? Von »Negativsymptomen« zu sprechen ist missverständlich und riskant. Als wir das Thema im Hamburger Psychoseseminar zum ersten Mal wählten, fürchtete ich Schweigen und Langeweile. Das Gegenteil war der Fall: Artikuliert wurden Wut, Enttäuschung, Erschöpfung, Resignation, die Nebenwirkungen von Medikation und das Erleben bzw. die Vorwegnahme von Stigmatisierung.

Wer hat die Sprach- und Deutungshoheit?

Wenn psychiatrisch Tätige im Psychoseseminar gefordert waren, ihre »Erklärungsansätze« offenzulegen und dann zum Beispiel von Vulnerabilität sprachen, weckte das meist nur ein müdes Lächeln: Gut, besonders verletzbare Menschen reagieren stärker auf Belastungen. Na, und? Gilt das nicht immer? Soll das »psychosespezifisch« sein. Oder wenn vom Hirnstoffwechsel die Rede war: Verändert der sich nicht bei jeder starken Belastung und Empfindung, zum Beispiel auch beim Verliebtsein? Bei der Genetik könnte man ähnlich argumentieren: Ja, das biologische Menschsein ist eine Voraussetzung für unser Leben, zugleich eine Vulnerabilität. Aber bleibt meine Psychose nicht doch unabhängig von Mutter oder Bruder meine eigene Kreation?

Wir haben kein Recht und keine Basis, eine Deutungshoheit zu beanspruchen; doch tun wir es nicht selten mit einer Unverfrorenheit und einer Selbstverständlichkeit, die beschämt. Wir haben ein Detailwissen über soziale, psychologische, biologische Teilaspekte, das wir nicht leugnen dürfen oder müssen. Doch nichts davon hat (monokausalen) Erklärungswert. Und alles, was wir therapeutisch ableiten – einschließlich der Medikation –, ist in seiner möglichen Wirkung individuell verschieden, subjektiv geprägt und beziehungsgebunden. Gerade wenn wir vorübergehend auch Neuroleptika einsetzen wollen und für nötig halten, um der Durchlässigkeit entgegenzuwirken, sollten wir uns vor monokausalen Behauptungen und vor Reduktionismus hüten, denn dies erschüttert das Vertrauen des Betroffenen, das wir brauchen. Wenn wir Antidepressiva (bei schweren Depressionen, sonst nicht!) für nötig halten, müssen wir wissen und sagen, dass die Suizidalität vorübergehend steigen kann – weil das Mittel womöglich den Aktivitätslevel vor der Stimmungsveränderung steigert; das heißt, wir brauchen erst eine Vertrauensbasis, bevor wir eine Medikation riskieren dürfen.

Als ich noch in der Poliklinik tätig war, kam ein junger Mann mit Liebeskummer zu mir – mit großem Schmerz und hoher Erwartung. Als ich Mitgefühl äußerte, aber trotzdem darauf verwies, dass er bei mir falsch sei, war er enttäuscht und erleichtert zugleich. Zum Glück gab es für ihn eine Alternative. Ich fürchte, dass die Verarmung unserer Kultur und die Entstigmatisierung der Psychiatrie gemeinsam schreckliche Nebenwirkungen haben: Plötzlich sind wir für alles zuständig: die

Jugendlichen mit Liebeskummer, die unzumutbaren Arbeitsbedingungen (Burnout), die Folgen von Vereinsamung (ob durch Covid oder Alter), die Folgen der Umweltzerstörung (»Existenzangst«). Die Angst vor Krieg, die bedrohliche Entsolidarisierung, die besondere Spanne von Arm und Reich – alles das sind wichtige Prävalenzindikatoren in transkulturellen Studien.

Hier könnte und sollte der Trialog eine gemeinsame Basis sein, um aufzuschreien: Psychiatrie ist nicht die Lösung für alle und alles! Wo sind die anderen gesellschaftlichen Ressourcen geblieben? Macht Ihr Politiker endlich Eure »präventive« Arbeit! Unsere Ressourcen sind begrenzt; wenn wir sie verschleudern, zahlen am Ende immer wieder die Gleichen die Zeche! Das Problem des Fachkräftemangels verdeutlicht, dass wir Prioritäten setzen müssen: Die alte Forderung von Klaus Dörner, »mit den Schwächsten zu beginnen«, bekommt eine hochaktuelle Bedeutung. Spannend ist, wen wir heute damit meinen: obdachlose psychisch erkrankte Menschen; Menschen mit Fluchterfahrung, bei denen eher die (kulturell und sprachlich isolierende) Ankunft über die erhöhte Wahrscheinlichkeit einer Psychoseerfahrung entscheidet; junge Menschen, denen die Corona-Beschränkungen nachhängen; mit Sicherheit alle diejenigen, die nicht als »Kunden« hinter jeder Hilfe nachjagen, sondern die Mühe haben, sich zu verständigen, die in ihrer eigenen inneren Welt gefangen sind und vorsichtig und geduldig »abgeholt« werden wollen.

Thomas Bock, Jahrgang 1954, ist emeritierter Professor für Klinische Psychologie und Sozialpsychiatrie sowie Psychologischer Psychotherapeut, seit vierzig Jahren am Universitätsklinikum Hamburg-Eppendorf, Autor von Fach- und Kinderbüchern. Er hat mit Dorothea Buck die Psychoseseminare und weitere trialogische Projekte gegründet und Auszeichnungen für Versorgung, Lehre und Forschung bekommen. Kontakt: bock@uke.de.

Literatur

Aderhold, V.; Alanen, Y.; Hess, G. & Hohn, P. (Hg.) (2003): Psychotherapie der Psychosen – Integrative Behandlungsansätze aus Skandinavien. Gießen: Psychosozial-Verlag.

Bock, T. (2003): Psychoseseminar – Ort, sich neu zu entwerfen. In: Sozialpsychiatrische Informationen, (Semiotik und Sozialpsychiatrie), 3, S. 34 ff.

Bock, T. (2007): Lichtjahre – Psychosen ohne Psychiatrie. Selbstverständnis und Lebensentwürfe von Menschen mit unbehandelten Psychosen. Bonn: Psychiatrie-Verlag.

Bock, T. (2014): Wird die Menschheit kränker oder die Krankheit menschlicher. Editorial. In: *Psychiatrische Praxis,* 41, S. 121 – 123.

Bock, T. (2023): Bock auf Dialog? Vorlesungsreihen – Doppel-Interviews mit beruflichen und persönlichen Expert*innen zum Verständnis (Mensch-Sein), zur Behandlung (Mensch-Bleiben) und zur Versorgungsstruktur (Wie sozial ist Psychiatrie?). https://lecture2go.uni-hamburg.de/l2go (24.04.2024).

Bock, T.; Buck, D. & Gross, J. (Hg.) (1995): Abschied von Babylon – Verständigung über Grenzen in der Psychiatrie (Dokumentation des XIV. Weltkongresses für Soziale Psychiatrie 1994 in Hamburg). Bonn: Psychiatrie-Verlag.

Bock, T.; Buck, D. & Esterer, I. (2007): StimmenReich. Mitteilungen über den Wahnsinn. Bonn: Psychiatrie-Verlag.

Bock, T.; Dörner, K. & Naber, D. (2004): Anstöße zu einer Anthropologischen Psychiatrie – philosophische Aspekte psychischer Erkrankungen. Bonn: Psychiatrie-Verlag.

Bock, T.; Klapheck, K. & Ruppelt, F. (2014): Sinnsuche und Genesung – Erfahrungen und Forschungen zum Subjektiven Sinn von Psychosen. Köln: Psychiatrie Verlag.

Dietz, A.; Pörksen, N. & Voelzke, B. (Hg). (1998): Behandlungsvereinbarungen. Vertrauensbildende Maßnahmen in der Akutpsychiatrie. Bonn: Psychiatrie-Verlag.

Dörner, K.; Egetmeyer, A. & Koenning, K. (1982/2014): Freispruch der Familie. Köln: Psychiatrie Verlag.

Habermas, J. (1981): Theorie des kommunikativen Handelns. Frankfurt a. M.: Suhrkamp.

Klapheck, K.; Lincoln, T. M. & Bock, T. (2014): Meaning of psychoses as perceived by patients, their relatives and clinicians. In: *Psychiatry Research,* 3, S. 760 – 765.

Klapheck, K.; Nordmeier, S.; Cronjäger, H.; Naber, D. & Bock ,T. (2011): Subjective experience and meaning of psychoses: The german Subjective Sense (SUSE) in psychosis questionnaire. In: *Psychological medicine,* 7, S. 1 – 11.

Mahler, L.; Wullschläger, A. & Oster, A. (2022): Nachbesprechungen von Zwangsmaßnahmen. Ein Praxisleitfaden. Köln: Psychiatrie Verlag.

Os, J. van (2016): Schizophrenia does not exist. In: British medical Journal, 352. DOI: 10.1136/bmj.i375.

Rosa, H. (2016): Resonanz – eine Soziologie der Weltbeziehung. Berlin: Suhrkamp.

Sprache in der dialogischen Psychiatrie
Der narrative Ansatz

Volkmar Aderhold & Stefan Weinmann

Der Offene Dialog (OD) ist ein Behandlungsmodell aus Finnland, bei dem Sprache und Sprachsensibilität eine zentrale Rolle spielen. Der OD ist eine besondere Form und Weiterentwicklung der an der Universität Turku entwickelten Bedürfnisangepassten Behandlung (»need-adapted treatment«). Dieses Modell mit dem Schwerpunkt auf ersterkrankte Menschen mit Psychosen war über mehrere Stufen bzw. Phasen entwickelt worden (Turku Schizophrenia Project: Alanen 2009).

Von der Bedürfnisangepassten Behandlung zum Offenen Dialog

Zunächst waren psychodynamisch orientierte psychotherapeutische Verfahren mit den Betroffenen in die von Anfang an vorwiegend ambulant organisierte Versorgung integriert worden. Mitarbeiterinnen – vor allem auch solche der Pflege – waren darin systematisch ausgebildet worden, sodass sie aktiv und unabhängig, jedoch unter Supervision, arbeiten konnten. Hierarchische Strukturen wurden abgebaut, was die Arbeitszufriedenheit erhöhte. Die Evaluation in dieser Phase in einer Verlaufsstudie über fünf Jahre erbrachte jedoch eher enttäuschende Ergebnisse für die einzelnen Patienten und Patientinnen. Daher wurden weitere milieutherapeutische Behandlungselemente in der Klinik hinzugefügt und später auch evaluiert.
Es erfolgte dabei auch eine zunehmende Integration familientherapeutischer Behandlungselemente. Ab 1980 wurden zusätzlich initiale Behandlungstreffen (»Therapieversammlungen«) mit der Familie, wichtigen weiteren Personen und den beteiligten Professionellen gleich zu Beginn der Akutbehandlung und fortlaufend bei Bedarf für diese Patientengruppe einführt und ebenfalls evaluiert. Praxisleitend war dabei der Vorsatz, nichts *über* die Patienten *ohne* die Patienten zu besprechen, weil deutlich wurde, dass diese Transparenz die Betroffenen realitätsorientierter und handlungsfähiger in ihrem eigenen Leben machte.
Durch diese rasch und in der Regel vor der Entscheidung über eine Klinikaufnahme einberufenen, individuell angepassten Treffen konnten die Teams früh

Informationen über die für die Psychose relevanten Entstehungs- und Umgebungsfaktoren, über familiäre Konstellationen und mit der Zuweisung zur Behandlung verbundene Faktoren sammeln und mit allen Beteiligten ein Behandlungskonzept und konkrete Behandlungsschritte erarbeiten. Diese Treffen wurden bei Bedarf später fortgesetzt. Erst jetzt stellten sich erstaunliche Erfolge ein. Bei der Verlaufsuntersuchung im fünften Jahr wurde eine Symptomfreiheit bei 61 Prozent, eine vollständige Arbeitsfähigkeit bei 67 Prozent, Freiheit von Antipsychotika bei 60 Prozent sowie eine Halbierung der Krankenhaustage im Vergleich mit der vorangegangenen Entwicklungsperiode erreicht (Alanen 2001; Alanen u. a. 2003).
Die philosophisch-therapeutische Orientierung geht zunächst maßgeblich auf Tom Andersen in Norwegen zurück, der die Methode des *Reflektierenden Teams* entwickelte und bereits die Verwendung der *natürlichen Sprache* der von einer Psychose Betroffenen und ihrer Familien und die Förderung von Dialogen und die Fokuserweiterung auf die sozialen Netzwerke in den Mittelpunkt seiner klinischen und theoretischen Arbeiten stellte (Andersen 1987). Er formulierte eine bis heute gültige Grundorientierung (Andersen 1995):

> »Ich verstehe Wittgenstein so, daß die Sprache nicht in uns ist, sondern daß wir in Sprache sind. Dementsprechend sehe ich, daß wir in Bewegungen, in Gesprächen, in Kollektiven sind. Ein Kollektiv existiert in einer Kultur, und die Kultur ist in einer Natur. […] Leben ist Sein in Bewegungen, Sein in Sprache, Sein in Gesprächen, Sein in Kollektiven, Sein in Kultur, Sein in Natur.«

Andersen entwickelte bereits maßgebliche dialogische Elemente für systemische Gespräche, so etwa die Art des Gesprächsbeginns, die Art des vertiefenden Fragens, in dem die Fragen bereits gesprochene Worte aufnehmen, die Bezugnahme zu oft nur kleinen Körperreaktionen, kurzem Innehalten und Pausen, das heißt den Wechsel zwischen inneren und äußeren Gesprächen und den Umgang mit Schlüsselwörtern und die reflektierende Reaktion der Therapeuten: Welche Vorgeschichte gibt es für unser Treffen heute? Wer hatte die Idee für dieses Treffen? Wie haben die anderen darauf reagiert? Wie wollen wir dieses Treffen nutzen? Können Sie mehr dazu sagen, was Sie gedacht haben, als Sie das sagten? Weiterhin entwickelte er einen sehr respektvollen Umgang mit Betroffenen als gleichwertige Gesprächspartner (»demokratische Beziehung«), in Anerkennung der Grenzen der anderen, die er nicht überschreiten wollte bei dem Versuch, sie innerlich zu berühren (Andersen 1995).
Der Offene Dialog wird von Jaakko Seikkula als eine netzwerkbasierte, sprachsensible Sicht- und Herangehensweise an die psychiatrische Hilfe bezeichnet (Seikkula & Olson 2003). Die dialogische Praxis hat ihren zentralen Ort in den Treffen mit der Familie und dem sozialen Netzwerk der Betroffenen, welche das Team

organisiert. Diese Treffen wurden als Behandlungstreffen (»treatment meeting«) und im Verlauf auch als Netzwerktreffen (»network meeting«) bezeichnet, da sie den sozialen Raum für die therapeutischen Veränderungsprozesse darstellen, ohne dass spezifisch »therapeutisch interveniert« wird. Vielmehr dienen die dialogischen Netzwerkgespräche dem langsamen, vielperspektivischen Verstehen, wobei auch die häufig unterschiedlichen professionellen Perspektiven transparent werden sollen. Alle Beteiligten kommen möglichst offen miteinander ins Gespräch und fällige Entscheidungen werden möglichst mit dem Konsens aller getroffen. Auch zentrale Erfahrungen der Lebensgeschichten sollen zur Sprache kommen und unmittelbarer Bestandteil des Diskurses werden. Die natürlichen sozialen Ressourcen werden genutzt und gefördert, was dem Risiko sozialer Exklusion entgegenwirkt.

Dialog ist damit die Kunst des Zusammen-Denkens. Im (sprachlichen) Dialog bezieht der Sprecher die soziale Welt um sich herum mit ein. Der Antwortende schließt diese Welt und die Kommunikation nicht ab, sondern lässt Raum für weitere Antworten und weitere Perspektiven. Dies ist eines der Geheimnisse des dialogischen Vorgehens.

Sprachtheorie im Offenen Dialog

In ihren philosophischen Ableitungen und Begründungen beziehen sich die maßgeblichen Autoren des OD vor allem auf die Dialog-Philosophie des russisch-sowjetischen Literaturwissenschaftlers, Linguisten und Kulturtheoretikers Mikhail Bakhtin. Nach Bakhtin ist ein Dialog als eine nie endende Aufgabe zu begreifen, denn er ist grundsätzlich unabschließbar und einzigartig (Bakhtin 1971). Bedeutung wird ständig neu erzeugt. Bakhtin machte in seiner Sprachtheorie deutlich, dass Sprache in sozialen Beziehungen entsteht und sich darin vollzieht. Zwischen den früher und jetzt gesprochenen Worten entstehen fortwährend komplexe Wechselbeziehungen. Die soziale Atmosphäre, in der der Gegenstand, das Thema, sprachlich aufgegriffen wird, ist mitentscheidend für die Gewichtung und die Aspekte des Themas, die erlebt und aufgegriffen werden. Jedes Wort ist laut Bakhtin auf eine Antwort gerichtet; es provoziert eine Antwort, nimmt sie vorweg und formt sich auf sie hin. Obwohl das Wort im Umfeld von schon Gesagtem Gestalt annimmt, ist es gleichzeitig vom noch ungesagten, aber notwendigen und vorweggenommenen Wort der Replik bestimmt. So vollziehe sich jeder lebendige Dialog (Bakhtin 1979, S. 172). Aus der Schwierigkeit, die vorweggenommene Replik von dem zu unterscheiden, was der andere tatsächlich denkt und dann antwortet, entstehen vielfältigste Missverständnisse.

Es gibt keine vollständige Kontrolle über die Bedeutung der Worte im Dialog. Das Gegenüber wiederum ist notwendig, um die eigenen Worte und ihre Bedeutungen zu konturieren, zu korrigieren, zu erweitern, um uns selbst überhaupt Bedeutung zu geben, jedoch verbunden mit einer bleibenden inneren Widersprüchlichkeit (»innere Polyphonie«). Im fortwährenden Gespräch wird unserem Denken, Fühlen und Handeln Sinn und Bedeutung verliehen (Bakhtin 1971, S. 90).

Jede Äußerung ist demnach gekennzeichnet von Begrenzungen durch die gegebene und erlernte Sprache, ihre Einmaligkeit und Unwiederholbarkeit, ihre Intentionalität und die vorweggenommene Replik, die Dialogizität und Intersubjektivität der Worte und Sprache, durch inneren Widerstreit bis zum Widerspruch der möglichen Bedeutungen und ihrer Sinn- und Wertzuweisungen und von ihrer Kontextualität als der konkreten Situation und atmosphärischen Einbettung der Äußerung.

Bakhtin beschreibt unser Selbst als einen inneren Dialog multipler Stimmen. Unser Selbst ist als dialogisches Selbst eine Ausformung der vielfältigen unmittelbar persönlichen, sozialen, gesellschaftlichen und kulturellen Einflüsse, denen wir über die Zeit unterliegen und ausgeliefert sind. Um uns selbst als ein ausreichend kohärentes Selbst zu erleben, sind wir auf die Wahrnehmungen und die sprachlichen Aussagen anderer angewiesen und somit auch leicht durch sie beeinflussbar.

Jede Rede ist also gerichtet auf ein Feld »fremder Worte« und fremder Werturteile. »Das antwortende Verstehen ist ein wesentlicher Faktor, der an der Formung des Wortes beteiligt ist« (Bakhtin 1979, S. 173). Ein aktives und engagiertes Verstehen der Rede der anderen nimmt dabei die Perspektive des anderen in den eigenen Denkzusammenhang auf, verändert dabei diese wieder geringfügig in Form und inhaltlichen Nuancen. Es ist diese Möglichkeit des Lernens aus dem Denken des anderen und dem sich Verbinden mit dem Gesprochenen des anderen, das Dialog und Neuheit in der Sprache möglich macht. Sie ist als Dialog auch auf die Perspektive des anderen hin orientiert und sucht nach Möglichkeiten, neue Elemente in seine Perspektive einzuführen, »ein aktives Verstehen, das als bereichernder Widerstand oder als bereichernde Unterstützung am Wort erfahren wird« (ebd.). Ein schöpferischer Dialog schafft wertvolle neue Bedeutungen, die sich von den ursprünglichen Bedeutungen unterscheiden.

Etwas Weiteres, nämlich eine Art *Außenseiterperspektive* bezeichnet Bakhtin als den wichtigsten Faktor des Verstehens, denn nur eine Außenseiterposition und der damit verbundene Überschuss an Vision und Verstehen schaffe die Möglichkeit eines bereichernden Dialogs. Damit findet ein echter Dialog quasi »auf einem fremden Territorium« statt. Es sind Worte und Intentionen, die den anderen tatsächlich erreichen wollen und sich umgekehrt auf ihn einlassen (ebd.). Jede einzelne Sichtweise erhellt immer nur einige Aspekte einer Sache, aber gleichzeitig verdeckt sie damit notwendig andere. Die einzelnen Perspektiven werden nicht als partielle Wahrheiten aufgefasst, vielmehr entstehen erst aus dem dynamischen Zusammenspiel und dem Umbruch der einzelnen Perspektiven neue Realitäten und Sichtweisen (Bakhtin 1971, S. 90). Dabei geben gerade diese Unvereinbarkeit und Unvergleichbarkeit der Perspektiven dem Dialog seine Kraft.

Zur Praxis des Offenen Dialogs in Netzwerkgesprächen

Indem der Offene Dialog die Dialogfähigkeit und Dialognotwendigkeit von Menschen in Krisen anerkannt und ernst genommen hat, konnten die Teams eine neue dialogische Praxis und ein neues Paradigma einer systemisch-psychotherapeutischen Psychiatrie entwickeln. Das beinhaltet anzuerkennen:

- die innere Dialogizität von Sprache in ihrer grundlegenden Mehrdeutigkeit,
- die biografische Gewordenheit der individuellen Sprache,
- die nach außen gerichtete Dialogizität mit ihrer unvermeidbaren Intentionalität,
- die intersubjektive Ausgestaltung von Worten und ihr dialogisches Weben (Ko-Konstruieren) von Bedeutungen,
- die Kontextabhängigkeit gelebter Sprache.

Auch entwickelten die Teams die Fähigkeit, diese Haltung und Praxis sogar bei Menschen in psychotischen Krisen aufrechtzuerhalten. Zentral geht es um die Herstellung von Kontexten, in denen echte Dialoge möglich sind, und um eine Überwindung bereits verinnerlichter psychiatrischer Praxis.

Im Vollzug dialogischer Arbeit wurde deutlich, dass Krisengespräche so früh wie möglich unter Einbeziehung bedeutungsvoller anderer Menschen aus dem Alltag in einem möglichst annehmenden und atmosphärisch wohlwollenden Kontext stattfinden müssen. Dies kann zu Hause, in einem Büro oder an einem öffentlichen oder sonstigen Ort stattfinden. Gleichzeitig bedarf es einer hohen Sensibilität für die Erfordernisse von Menschen in Krisen – wie Respekt, Aufrichtigkeit (Transparenz), Offenheit, Wohlwollen, Geduld und Sicherheit ohne Grenzüberschreitungen bei Berücksichtigung von Verletzlichkeit, Brüchigkeit, Ängstlichkeit –, um dialogfähig zu bleiben oder wieder zu werden.

Die Kernidee der Praxis von Netzwerkgesprächen – über 90 Minuten mit mindestens zwei ausgebildeten Therapeut*innen als Moderator*innen – ist die Förderung einer Atmosphäre von Offenheit und Spontaneität, in der ein wahrhaftiger dialogischer Austausch über alle von den Anwesenden für bedeutsam erachteten Themen möglich wird. Der Dialog wird verstanden als ein Forum für Familien und

Patienten, in dem durch *Diskussionen über Probleme und Lösungen eine größere Kompetenz für die eigene Lebensgestaltung* erworben werden soll.

Die dialogische Herangehensweise in Netzwerkgesprächen findet im Gegensatz zum systemisch-therapeutischen Familiengespräch in einem *absichtsfreien Raum* statt, in dem alle Stimmen willkommen sind. Dies ist Bedingung für das Aufkommen neuer Ideen. Bedeutung entwickelt sich in diesem Zwischenraum im dialogischen Prozess. Die Teilnehmenden des OD verwenden Wörter, die immer auch schon mit Bedeutung aus vergangenem Sprechen aufgeladen sind – und erzeugen Bedeutungen für die aktuelle Situation. Die Äußerungen im OD generieren Bedeutungen sowohl durch die Sprechenden als auch durch die Zuhörenden und Antwortenden. Der Prozess der Antwort auf die Antwort, die wiederum eine Antwort generiert, ist nie abgeschlossen. Je mehr Stimmen im OD präsent sind, desto mehr Möglichkeiten für das Verstehen gibt es. Daher sollten die den Dialog organisierenden Professionellen so viele Menschen wie möglich einladen und viele Stimmen ermöglichen.

Unter Bedingungen erheblicher Erregung beginnt der Dialog mit einem Zwiegespräch zwischen der Person im Zentrum der Krisen und einem Mitglied des Teams. Die weiteren Anwesenden werden dann später in das Gespräch mit einbezogen, oft indem sie um Kommentare gebeten werden. Ansonsten beginnt das Team nach einer Vorstellungsrunde und üblicherweise mit der Einleitungsfrage: Wie ist die Idee zu diesem Gespräch entstanden? Und danach: Wozu wollen Sie das Gespräch nutzen? Die zweite Frage wird allen Teilnehmenden gestellt.

Aufrichtiges Interesse drückt sich durch den Blick, die Mimik und den gesamten Körper aus. Am leichtesten ist es für die moderierenden Professionellen, wenn sie keine inhaltlichen Vorinformationen haben, insbesondere keine negativen zu einzelnen Personen, denn damit verwandelt sich schon die Intention der eigenen Fragen. Betroffene sprechen im Rahmen des OD Themen und Erfahrungen an, mit denen sie umgehen, und zwar in der Weise, die ihnen möglich ist. Sie nutzen ihren eigenen Ausdruck und ihre eigene Sprache, die nicht erst in die »Sprache der Psychiatrie« oder eine Expertensprache übersetzt werden muss. Die Professionellen sollten dem, was sie hören, zunächst keine neuen Bedeutungen zuschreiben, denn wenn man interpretiert, besteht das Risiko, dass der Sprecher sich verteidigen muss. Der Sprecher soll einen offenen Raum haben, ohne sich rechtfertigen zu müssen und ohne zu fürchten, zum Objekt zu werden. Dies kann zuallererst durch die Akzeptanz seiner Äußerungen und seiner Sprache vermittelt werden.

Berührt zu werden kann heilsam sein. Die professionellen Teammitglieder dürfen berührt werden von dem, was gesagt wird (was konträr ist zur früher geforderten Distanziertheit bzw. Abstinenz von Therapeut*innen). Die Teammitglieder sind wegen ihrer Ausbildung aber weniger vulnerabel und können die Spannung durch das Berührtwerden aushalten.

»Symptome« als psychiatrische Krankheitsmerkmale existieren in umfassenden verkörperlichten Emotionen und nicht in rationalen Erklärungen. Diese Emotionen und ihre Umstände sollten von den Professionellen erfasst werden. Dies kann durch die Benutzung eigener Worte erfolgen – und im Durchleben der gegenwärtigen Emotionen, die noch nicht mit Worten ausgedrückt werden konnten. Fassen die Netzwerkteilnehmenden Vertrauen, werden sie in die Lage versetzt, die eigene Sichtweise, zum Beispiel die eigene Not und Verzweiflung, in Worte zu fassen. Dieses Aussprechen wird erheblich dadurch unterstützt, dass einzelne bedeutsam erscheinende Worte der Redenden durch die Moderator*innen kurz und fragend wiederholt werden. Lange ununterbrochen gesprochene Aussagen können das Gefühl ausdrücken, nicht gehört zu werden und in der eigenen Erzählung verloren zu gehen.
Das Wiederhören der eigenen Worte wirkt wie ein die Emotionen verstärkendes und die eigene weitere Erzählung vertiefendes oder auch korrektives Moment, in dem die oder der Sprechende einen »widerstreitenden« Aspekt (»Ambiguität der Worte«) hinzufügt und den anderen die Gelegenheit gibt, besonders wichtige Inhalte verstärkt und vertieft zu hören, weil sie durch die Moderator*innen akzentuiert werden. Dies löst oft eigene Gedanken aus.
Die Gespräche und die einzelnen Fragen werden nicht im Voraus geplant; vielmehr entsteht die nächste Frage aus der Antwort des Klienten (Seikkula 2003). Indem diesen Worten durch eine mit ihnen verbundene Frage eine gewisse Richtung gegeben wird, können die Moderator*innen den Dialog erweitern, aber auch steuern.
Gleichzeitig antworten sich natürlich auch die Netzwerkteilnehmenden gegenseitig, reagieren auf zuvor gemachte Aussagen, ergänzend, widersprechend, aber auch unterbrechend (Seikkuka & Trimble 2005, S. 465). Oftmals ist es gar nicht erforderlich, dass andere Teilnehmer*innen um ihre eigene Sichtweise angefragt werden, weil sie spontan geäußert werden. Eher ist dies erforderlich bei Menschen, die sich überwiegend schweigend in sich zurückziehen. Kommen polarisierte Vorstellungen zu Wort, ist es von essenzieller Bedeutung, jegliche Andeutung, dass jemand aus dem Verständnis der Moderator*innen heraus etwas »Falsches« gesagt haben könnte, zu unterlassen und dies möglichst auch gar nicht zu denken. Denn vor dem Hintergrund einer polyphonen Wirklichkeitsvorstellung kann man davon ausgehen, dass jede mitgeteilte Perspektive einen Teil des Ganzen enthält.
Diese *allparteiliche Grundhaltung* gilt insbesondere für sogenannte paranoide Äußerungen. Polarisiert sich die Situation in Worten und Gefühlen, ist dies zu erwarten und bedarf keiner beschwichtigenden Moderation und auch keiner Kommunikationsregeln. Es kann als Ausdruck von Vertrauen gewertet werden, sich in dieser essenziellen Situation zu zeigen. Die einzige Aufgabe besteht jetzt darin, den Hintergrund der jeweiligen Sichtweisen mit weiteren Fragen in Worte fassen zu lassen.

So kann es sein, dass ein junger, noch zu Hause wohnender Mann von der Mutter als »aggressiv«, »zurückgezogen«, »in seiner eigenen Welt«, »total verkifft«, vom Vater hingegen als »faul«, »verrückt« oder »psychotisch« bezeichnet wird. Schulkameraden mögen ihn als »Mobbingopfer« oder »Sonderling« oder »verpeilt« ansehen. Hat man einen einheitlichen Namen für ein »Problem«, das man identifiziert, gefunden (etwa »Psychose«), heißt auch das aber noch nicht, dass wir mehr über das Problem wissen. Wer ein Problem zuerst benennt, hat allerdings oft eine gewisse Deutungsmacht darüber – künftige Bewertungen des »Problems« werden oft ohne die erste nicht mehr auskommen, und zwar im Bezug dazu oder aber in Abgrenzung davon. Daher gilt es zunächst einmal, keine sprachlichen Vorfestlegungen zu treffen, sondern auf die Sprache des jeweils Äußernden einzugehen, ohne sie zu korrigieren oder sie als die wesentliche anzusehen.

Diese Fragetechnik, sich nah an den Worten der Klient*innen zu orientieren, verhindert auch, dass in diesem Dialog professionelle Begriffe eingeführt werden oder persönliche Worte durch Paraphrasieren in gewisser Weise entfremdet, zumindest der Tiefe der eigenen Sprache entzogen werden. Damit besteht das Risiko, dass ein Gedanke nicht mehr weitergeführt wird, weil der neue Begriff der Professionellen wie eine abschließende Zusammenfassung und als höherwertiger erlebt wird. Beispiele sind etwa die Bewertung von Äußerungen des Betroffenen als »Fehlwahrnehmung«, »Halluzination«, »Ich-Störung«, »Verfolgungswahn«, »Positivsymptomatik«, »Verdrängung« etc. Auch wenn der Betroffene diesem neuen Begriff zustimmen würde, so wüsste man doch nicht, was er damit tatsächlich verstanden hat, wie er – in der Mehrdeutigkeit der Worte – diesen Begriff, diese neue Beschreibung innerlich verortet.

Viel wertvoller ist ein Hin und Her eines suchenden Dialogs, bei dem die betreffende Person das Gefühl hat, mit ihren eigenen Worten wirklich das auszudrücken, worum es ihr geht, um so »zum Akteur in der neuen Geschichte seines Leidens werden« (Seikkula 2003, S. 89). Dies gilt auch für Patient*innen in psychotischen Zuständen. Genügend Zeit zu haben, um mit den eigenen Worten das auszudrücken, was gedanklich und emotional das eigene Bewusstsein bewegt, kann auch dazu führen, dass Betroffene sich selbst besser verstehen und Antworten auf eigene Fragen finden. Zugleich werden Menschen neugierig auf die Erfahrungen und Meinungen anderer, wenn sie zuvor genug gehört wurden.

Behandlungssitzungen (also Netzwerkgespräche) können dann therapeutisch wirksam sein, wenn sie nicht »bemüht« und nicht zu früh ziel-, korrektur- oder therapieorientiert sind. Das heißt, neben dem Patienten und den anderen Netzwerkmitgliedern muss das Team die emotionale Last aushalten, die uns Professionelle die Betroffenen spüren lassen. Eine detailgenaue, durchaus »polyphone« Rekonstruktion wichtiger Begebenheiten hat sich als sehr bedeutsam erwiesen:

> »Indem das Team die Alltagssprache der Klienten verwendet und aufgreift, erleichtern die Fragen der Teammitglieder das Erzählen der Geschehnisse auf eine Art, in der die alltäglichen Details und die problematischen Emotionen der zu berichtenden Ereignisse enthalten sind. Indem sie dann die übrigen Netzwerkmitglieder um Kommentare zu dem Gesagten bitten, helfen die Teammitglieder ein vielstimmiges Bild des Ereignisses entstehen zu lassen« (Seikkula 2008, S. 481, eigene Übersetzung).

Es geht jedoch nicht um Daten oder Informationen, sondern vielmehr um die Fortführung eines sinnvollen Dialogs mit dem Klienten und seinem Netzwerk.

Psychotische Erfahrungen im Offenen Dialog

Im Ansatz des Offenen Dialogs wird eine Psychose – neben weiteren erklärenden Dimensionen – als eine prinzipiell verstehbare Reaktion auf unerträgliche Lebenserfahrungen und ungelöste Lebensprobleme aufgefasst. Grundsätzlich kann davon ausgegangen werden, dass die Betroffenen in der Psychose und mittels der Psychose etwas »noch nicht Gesagtes« und noch nicht Verarbeitetes einbringen. Sie haben offensichtlich eine Erfahrung gemacht, die von dem Rest ihrer Familie oder anderen nicht wahrgenommen wurde. Psychotische Erfahrungen beinhalten oft echte Begebenheiten, und die Patientin oder der Patient spricht über Themen, für die sie oder er zuvor keine Worte fand. Auch mittels extremer Emotionen wie Wut, Trauer, Angst oder durch »schwieriges« Verhalten »spricht« die psychotische Person über Themen, über die zuvor nicht gesprochen wurde: »Das Ziel der Zusammenarbeit ist es dann, einen Umgang mit und Worte für die Erfahrungen zu finden, für die es bisher keine Ausdrucksmöglichkeiten oder gemeinsame Sprache gegeben hat« (Seikkula & Arnkil 2022, S. 74 f.).

Daher wird eine psychotisch veränderte Mitteilung auch als *ein sinnhafter Versuch* verstanden, *Kommunikation* herzustellen, die auf andere Weise nicht mehr oder noch nicht möglich ist. Das Aussprechen macht Angst, durchbricht die gewohnten unausgesprochenen Regeln und nimmt eine Form und Sprache an, die verfremdet, andeutet und gleichzeitig Rätsel aufgibt, wie ein Brennglas übertreibt sowie symbolische und metaphorische Inhalte in konkrete Vorstellungen überführt (Konkretismus). Vor diesem Hintergrund können psychotische Mitteilungen als Angebot *und* als Selbstschutz aufgefasst werden, ein Sein in der Ambivalenz von Offenbaren und Verbergen, von Andeuten und Verrätseln.

Psychotische Halluzinationen oder Wahnvorstellungen werden daher als eine *Sichtweise* und als weitere Stimme(n) akzeptiert und zu Beginn nicht infrage gestellt; vielmehr wird der Patient gebeten, ausführlich von seinen Erfahrungen zu berichten. Aktives Zuhören steht zunächst ganz im Vordergrund. Ob sich die Betroffenen dann weiter öffnen können, hängt von der Vertrauenswürdigkeit und von der Aufnahmebereitschaft der Zuhörenden ab. Professionelle werden von Betroffenen dabei meist sehr genau wahrgenommen. Sie müssen sich gleichsam »bewähren«, damit Betroffene ihnen tiefere Einblicke in die eigenen Erfahrungen und Gefühle gewähren.

Menschen in Psychosen leben grundsätzlich in beiden Welten: in der Wirklichkeit der Psychose und auch in der Konsensusrealität. In akuten Zuständen ist diese gemeinsame Realität zumindest in kurzen, luziden Momenten (»Inseln«) zugänglich und sie wird sich dann erst im Zuge der Behandlung erweitern; dafür braucht es meist keine Psychopharmaka, jedoch das Gefühl des Angenommenseins und einen sichernden Rahmen. Durch einen dialogischen Prozess, in dem die andere Wirklichkeit vollständig angenommen wird und in dem durch die dialogische Verwendung der gesprochenen Worte die Details der Erfahrung nachgezeichnet werden (ohne mit den Fragen eine Art Realitätsprüfung in Gang setzen zu wollen), vertieft sich der Diskurs fast immer in Dimensionen des vergangenen Lebens jenseits der aktuellen Problemlagen und Symptome. Auch Lebenserfahrungen, von denen kein anderer wusste, werden bei ausreichendem Vertrauen in die Professionellen zum ersten Mal erzählt: »Die Aufgabe des Zuhörenden ist es in diesem Moment, die Worte des Sprechers ganz zu akzeptieren, ohne auch nur irgendein Wort der Interpretation oder eine alternative Perspektive anzubieten. In diesem Moment eine rationale Erklärung anzubieten kann bei dem Sprecher dazu führen, seine Äußerung zu verteidigen – und der Prozess wird gehemmt« (Seikkula & Trimble 2005, S. 471, eigene Übersetzung).

Dies kann oft dazu führen, dass bei den Klient*innen, die sich angenommen fühlen und schmerzhafte Lebenserfahrungen aussprechen konnten, das psychotische Erleben in den Hintergrund tritt. »Die Symptomsprache im Kontext der Versammlung wird nicht länger benötigt […]. Worte und zwischenmenschliche Verständigung stellen sich ein und treten an die Stelle von Symptomen« (Seikkula & Arnkil 2022, S. 145, 148).

In der Versammlung entsteht ein gemeinsamer Boden in der Konsensusrealität, Spannungen lösen sich und die Erzählungen der Klient*innen werden kohärenter. Diese Möglichkeit, eine verständliche Erzählung über die Erfahrung der Psychose auf der Grundlage eines authentischen Dialogs zu entwickeln, hat sich als wichtig für die Genesung erwiesen.

Wenn das psychotische Symptom allerdings, etwa durch die Medikation, zu rasch beseitigt wird, können gleichzeitig auch wesentliche Inhalte im Rahmen der Einordnung in einen Bedeutungszusammenhang verloren gehen. Die Kunst der Teams besteht darin, dialogisch Veränderungen anzuregen, die die Aufrechterhaltung der Symptome als Flucht und damit den Rückzug aus der sozialen Realität vermindern, sowie gleichzeitig den Patienten in seiner Autonomie und seinen Handlungskompetenzen zu unterstützen. Kann zuvor Ungesagtes ausgesprochen werden, gelingt eine neue Konstruktion der Wirklichkeit, die den Betroffenen (und auch andere) sozial, emotional und kognitiv re-kontextualisiert. Dann treten Wahn und Halluzination oft in den Hintergrund, und die eigene Identität kann sich ohne größere Brüche reintegrieren.

Wenn es um das gemeinsame Verstehen geht – eine Art Verständnis, mit dem die Betroffenen wieder die Kontrolle über ihr Leben gewinnen –, dann ist es nicht ausreichend, eine gemeinsame »Erklärung« (einen klaren Namen) für das zu haben, was passiert ist. Es braucht vielmehr eine Sprache für die erlebten Gefühle und die innere Spannung als verkörperlichte Erfahrung. Der sprachliche Ausdruck für diese inneren Zustände und weitere Äußerungen von anderen dazu verändern dann die emotionale Bewertung. Dieses ist der Kristallisationspunkt der Veränderung.

Tauchen im Zuge des weiteren Gesprächs erneut psychotische Äußerungen auf, so signalisiert dies meist eine emotionale Überforderung mit dem zuvor besprochenen Thema. Psychotisches Erleben ist in diesem Sinne als Schutz der eigenen Person oder auch anderer Menschen zu verstehen. Ob es dann gelingt, zu dem Thema in einer Form zurückzukehren, die für den Menschen in psychotischer Krise angemessen ist, oder ob das Gespräch besser mit weniger belastenden Inhalten fortgesetzt wird, hängt von der Situation und der Fähigkeit der Moderator*innen ab, dieses Thema noch zu erinnern und aufzugreifen sowie eine damit verbundene emotionale Reaktion respektvoll anzusprechen. Das ist in einem emotional aufgeladenen Gespräch keineswegs leicht. In einer Reflexion kann diese Beobachtung am leichtesten angesprochen werden: »Ist es möglich, über diese schmerzhaften Themen so zu reden, ohne dass es dadurch für Einzelne zu schwierig wird? Wenn nicht jetzt, wann und mit wem wäre das dann möglich?« Oft ist es danach hilfreich zu fragen: »Und was bedeutet diese Erfahrung für dieses Gespräch?« Denn letztlich vollzieht sich Veränderung im Hier und Jetzt.

Vor allem in den ersten Tagen einer psychotischen Krise scheint es möglich, über Dinge zu sprechen, die später nur schwer zu besprechen sind. Wenn es dem Team daher gelingt, eine sichere Atmosphäre zu schaffen, indem es schnell reagiert und allen Themen, die der Klient anspricht, aufmerksam zuhört, dann können wichtige Themen einen Raum finden, in dem sie bearbeitet werden können, und die Prognose verbessert sich.

Behandlungsverantwortung und Moderationsfunktion

Im Modell des Offenen Dialogs beginnt die Arbeit der therapeutischen Teams in der Regel mit der ersten Krise und meist mit sofortigen und fortlaufenden Netzwerkgesprächen. Dadurch ist der primäre therapeutische Bezug des Teams das Netzwerk, was nicht ausschließt, dass der Klient auch Einzelgespräche mit dem Team in Anspruch nehmen könnte, die dann ebenfalls von zwei Teammitgliedern durchgeführt werden. Diese Einzelgespräche werden jedoch als ergänzend für den Netzwerkprozess aufgefasst. Hier könnten zum Beispiel Erfahrungen zur Sprache kommen, über die die oder der Betroffene mit dem Netzwerk nicht sprechen möchte, und so besteht vielleicht die Möglichkeit, eine erlebte intrafamiliäre Traumatisierung geschützt zur Sprache zu bringen.

Wird der Offene Dialog in bestehende Systeme eingeführt, so sind die meisten Patient*innen bereits vorbehandelt, sodass die aktuellen Behandler*innen in der Regel nicht mehr eine ausreichende Allparteilichkeit für das gesamte Netzwerk leisten können. Übernehmen sie dann die Moderationsfunktion für solche mit deutlicher Verzögerung stattfindenden Netzwerkgespräche, dann kommen sie in der Regel in einen inneren Konflikt oder es führt zu einem dialogischen Prozess, der einseitig wird und in dem der Rahmen für alle Teilnehmenden nicht ausreichend gut gehalten werden kann. Das kann sehr nachteilige Folgen für die Behandlung mit sich bringen. Ausnahmen davon sind Behandlungssysteme, in die der Patient ganz neu aufgenommen wird, oder Projekte mit Ersterkrankten, die bereits stark auf die Netzwerkperspektive fokussieren.

Die Moderator*innen sollten daher im besten Fall nicht durch Vorkontakte vorbelastet sein und sollten vorab auch nur spärliche Informationen über das Netzwerk bekommen, denn jede inhaltliche Information über Diagnosen, Personen und Dynamiken erzeugt eine spezifische Intentionalität und einen Moderationsbias. Umgekehrt haben die Behandler*innen, die an den Netzwerkgesprächen teilnehmen, die Möglichkeit, aus der Unmittelbarkeit ihres Alltagshandelns und -erlebens herauszutreten, ein Stück weit in Distanz und Selbstdistanz zu sein und das eigene Bild des gemeinsamen sozialen Prozesses zu erweitern sowie festgefahrene Gefühle wieder zu öffnen. Das alles spielt sich in der Regel zunächst als innerer Prozess und innerer Dialog einer Selbstreflexion ab und bedarf des Mutes und der Erfahrung, einen Teil davon auch in dem Gespräch als subjektives Erleben auszusprechen und so dem Netzwerk zur Verfügung zu stellen.

Aus didaktischen Gründen ist es sinnvoll, zwischen Metakommunikation und üblicher Reflexion zu unterscheiden. Erstere ist eine Selbstreflexion des eigenen

Erlebens in der Rolle der Moderation im Austausch mit der zweiten moderierenden Person. Letztere ist die Reflexion der Themen und Dialoge des Netzwerkes und der eigenen Gefühle und Assoziationen in Bezug darauf.
Metakommunikation findet insbesondere in Momenten statt, in denen die Verunsicherung über das eigene Handeln als Moderator größer geworden, die Verbindung zum Co-Moderator brüchiger und das Gefühl entstanden ist, dass beide auf eine zu unterschiedliche Richtung im Gespräch fokussiert sind. Jaakko Seikkulas Beobachtung während der Arbeit mit den Familien war, dass in schwierigen Situationen im Rahmen der »Behandlung« die Interaktionen im Team oft die Interaktionsmodi des sozialen Systems im Umfeld des Patienten widerspiegeln. Oft ringt das Team dann um Kontrolle und auch um die richtige Sprache. Sprechen die Moderatoren dann aus den jeweils unterschiedlichen Perspektiven über ihre eigenen Gefühle und Gedanken zu ihrer Moderationspraxis, so finden sich Netzwerkmitglieder häufig selbst darin wieder, haben selbst schon analoge Gefühle entwickelt und fühlen sich nun besser verstanden. So führt diese Praxis zu einer Rückgewinnung der Verbindung zum Co-Moderator sowie zum Netzwerk.
Als Faustregel kann davon ausgegangen werden, dass je stärker die eigenen Gefühle dabei ausgedrückt werden, desto wirksamer diese Praxis für das Netzwerk ist – und für die Fortsetzung des Netzwerkgesprächs. Es könnten auch eigene, persönliche Erfahrungen der Vergangenheit, die assoziativ angestoßen wurden, in der Metakommunikation (oder auch in den inhaltlichen Reflexionen zu den Teilnehmenden im Netzwerkgespräch) benannt oder angedeutet werden (Seikkula 2008, S. 485). Dieses sprachlich auszudrücken ist für Therapeut*innen immer ein Wagnis, da sie aus ihrer Rolle als »Behandler*innen« auch sprachlich heraustreten und vorübergehend Teil des sozialen Netzwerks werden.
Metakommunikation sollte mit unterschiedlichen Ideen, die nebeneinander stehen bleiben, beendet werden. Es sollte kein Einvernehmen über das weitere Vorgehen erzielt werden, sondern im nächsten Schritt das Angebot an die Netzwerkteilnehmer*innen erfolgen, sich dazu zu äußern oder Themen aufzugreifen. Fast immer kommt das Netzwerkgespräch dann wieder in einen besseren Fluss, auch wenn gar nicht direkt auf die Metakommunikation Bezug genommen wird. Es ist dann trotzdem davon auszugehen, dass Inhalte und Gefühle von den Zuhörenden aufgenommen wurden.
Wenn es zu einer konkreten Neuabstimmung über die Art des Gesprächs mit dem Netzwerk kommt, dann wird die Ebene der Metakommunikation über das Gespräch als ein Reden über die Art des miteinander Redens explizit genutzt und kann zu konkret abgestimmten Veränderungen führen.

Reflektieren und reflektierendes Team

Reflektieren ist ein interessiertes lautes Nachdenken, Annähern, Öffnen von Möglichkeitsräumen ohne Macht- bzw. Deutungsanspruch und Zwang. Indem die Netzwerkmitglieder den reflektierenden Aussagen der Professionellen zuhören, fühlen sie sich gehört, empathisch verstanden und entdecken oft weitere Bedeutungen und eigene weiterführende Ideen zu ihrer Situation. Wenn sie den Reflexionen, die andere Netzwerkteilnehmer*innen betreffen, zuhören und dabei von einer unmittelbaren Antwort entbunden sind, können sie diese Personen in einer veränderten Weise sehen und in einen inneren Dialog mit diesen Personen treten. Dies kann neue Sichtweisen und Gefühle zu diesen Personen und ein erweitertes Problemverständnis hervorbringen. In den dann folgenden äußeren Dialogen werden oft neue Möglichkeiten miteinander entdeckt.

Es ist sehr hilfreich, die erste Reflexion schon relativ früh im Netzwerkgespräch einzurichten. Wenn alle Teilnehmenden schon einen eigenen Beitrag, eine eigene Aussage in dem Gespräch gemacht haben und sich der Dialog zunächst nicht weiter vertieft, ist ein guter Zeitpunkt dafür gekommen. Meist erleben beide Moderator*innen diesen Zeitpunkt gleichzeitig. Fast immer vertieft sich der Dialog nach einer Reflexionsphase. Die *grundsätzliche Form* besteht in einer Ankündigung der Idee, zu reflektieren, die durch das Netzwerk bejaht werden muss, einer Abwendung des Blicks von den Klient*innen, einem Sprechen über die Netzwerkteilnehmenden in der dritten Person und aus subjektiven Aussagen aus der Ich-Position. Alle Formulierungen sollten vorsichtig und möglicherweise *im Konjunktiv* gesprochen werden.

Bei jeder Reflexion hat der oder die Zuhörende die Möglichkeit, sie innerlich zurückzuweisen, ohne in einen emotionalen Konflikt mit der reflektierenden Person zu geraten. In jedem Falle sollte die erste Reflexion eine starke, authentische *Wertschätzung* enthalten.

Die Ideen sollten durchaus polyphon sein und sich nicht gegenseitig verstärken, sondern eine neue Perspektive eröffnen, sie sollten kein Entweder-oder-Denken fördern, sondern ergänzend besprochen werden. Kurze Sätze mit nur einem Gedanken und eine Pause (etwa fünf Sekunden) nach jeder Reflexion erhöhen deutlich die Aufnahmefähigkeit und die innere Reaktion der Zuhörenden. Nicht förderlich ist das Diskutieren zwischen den Reflektierenden, hilfreicher ist eher das monologische Sprechen wie mit sich selbst und mit der Eröffnung einer neuen Perspektive oder einer neuen Reflexion zu einer anderen Person.

Jede Person im Netzwerk sollte möglichst tief reflektiert werden und die Netzwerkteilnehmenden sollten nicht nur als Angehörige des Betroffenen gesehen werden, sondern auch mit ihren ganz eigenen Lebensfragen und ihrem Lebenshintergrund. Insbesondere »aufgeladene« Worte, sogenannte Schlüsselworte, haben meist eine tiefe Wirkung. Die Wiederholung dieser Worte ist keine Verdopplung, sondern eine *kaleidoskopische Brechung,* die weitere Perspektiven eröffnen kann. Über Gefühle der Empathie, aber auch über ausgelöste eigene Gefühle zu sprechen ist oft sehr wirksam. Auch eine innere Ambivalenz bei einzelnen Aspekten sollte zur Sprache kommen. Hier geht es darum, Ambivalenz aushaltbar zu machen, statt sie einseitig zu umgehen.

Reflektierende können sich auch gegenseitig in respektvoller Weise widersprechen. Gedanken als Fragen zu formulieren führt meist zu einer direkten Reaktion der angesprochenen Personen nach dem Ende der Reflexionen, manchmal sogar noch unmittelbar nach dieser Frage. Es gibt immer eine Unzahl von Anknüpfungspunkten, aber eine Auswahl sollte das aufgreifen, was die jeweilige reflektierende Person am meisten – auch körperlich – berührt hat, für sie am ungewöhnlichsten war und vielleicht den stärksten Bezug zum eigenen Leben hatte. Dies auszudrücken ist kostbar. Zu viele Reflexionen zu äußern führt dazu, dass nicht darüber gesprochen werden kann, weil es die Aufnahmefähigkeit des Netzwerks überschreitet und sich die Äußerungen dann gegenseitig »verdrängen«.

Eine große Chance besteht in der reflektierenden Phase darin, gerade Menschen, die im Zuge des Gespräches an den Rand geraten sind – und das betrifft fast immer eine anwesende Person –, mit empathischem Erfassen ihrer Innenperspektive wieder in den dialogischen Prozess zurückzuholen. Da die Polyphonie die grundsätzliche Erkenntnisidee für das möglichst komplexe Erfassen des Geschehens bedeutet, ist davon auszugehen, dass eine Person, die wir als störend oder in Gegnerschaft zu unserem eigenen Bild und zu unseren eigenen Positionierungen empfinden, wichtige Informationen und Perspektiven enthält, die uns bisher entgangen sind.

Reflexionen sollten grundsätzlich nicht bewertend sein, denn auch eine positive Bewertung kann ganz schnell den Charakter einer paternalistischen Haltung annehmen. Das hängt oft nur vom Tonfall ab. Erklärungen und Interpretationen sind nicht hilfreich, denn sie beanspruchen eine Dominanz und Wahrheit des Wissens, die nicht besteht. Vielmehr geht es um Beobachtungen und eigene subjektive Sichtweisen auf die Prozesse.

Unmittelbare Behandlungsideen aus dem Offenen Dialog

In der Akutbehandlung des Offenen Dialogs müssen die multiprofessionellen Teams aus dem Netzwerkprozess heraus Entscheidungen treffen, die ihr eigenes professionelles Handeln bettreffen. Hierfür gelten das Transparenzprinzip und auch das der Polyphonie bei flacher Hierarchie. In der Regel finden diese abgleichenden Diskussionen in reflexiver Form statt, also ohne Blick auf das Klientensystem und durchaus subjektiv. Es geht dann darum, eine Vielzahl von Entscheidungsmöglichkeiten zu erschließen. Auch bei der Entscheidung für eine bestimmte, von anderen, etwa der Familie, angestoßene Behandlung scheint es wichtig zu sein, dass unterschiedliche Meinungen und auch Meinungsverschiedenheiten über die Entscheidung offen geäußert und diskutiert werden können (siehe Seikkula u. a. 2003, S. 193).

Am Ende einer Sequenz von Reflexionen wird in das Netzwerk aller versammelten Personen übergeleitet, und dies mit sehr einfachen, eröffnenden Fragen: Vielleicht möchten Sie jetzt etwas dazu sagen? Hat Sie etwas angeregt oder Ihren Widerspruch erzeugt? Danach geht der Dialog im Netzwerk weiter. Wird nur ein Thema aufgegriffen, dann kann mit Verzögerung die Frage gestellt werden, ob andere Inhalte der Reflexionen aufgegriffen werden sollen. Oft kommt es noch zu weiteren Reflexionsrunden, die jedoch nicht zu spät begonnen werden sollten, um auch danach den Dialog mit dem Netzwerk noch weiterführen zu können.

Die bisher dargestellten »Schlüsselelemente« (Olson u. a. 2014) bilden das Hauptrepertoire der dialogischen Methode. Zusätzlich sind jedoch andere Formen des Fragens sinnvoll und werden häufiger praktiziert. Das sind zum Beispiel *zirkuläre Fragen an Anwesende*, die die angefragte Person darum bitten, aus der Sicht einer anderen Person zu antworten und sich damit in sie hineinzuversetzen. »Was glauben Sie, wie sich X hier gerade fühlt? Was glauben Sie, was X dazu denkt? Was glauben Sie, wie sieht X das? Wissen Sie, wie X sich das erklärt? Was glauben Sie, worüber sich X am meisten Sorgen macht? Was glauben Sie, wünscht sich X in dieser Situation?«

Solche Fragen schaffen eine schnelle Verbindung zwischen den beiden angefragten Personen, sollte es sich nun um eine Bestätigung oder um einen Gegensatz handeln. Und unter dem Aspekt einer inneren Polyphonie erhöht es die Stimmenvielfalt für beide Personen. Bei heiklen Fragestellungen wird natürlich nicht alles ausgesprochen, aber vieles wird so zum Teil des inneren, also nicht ausgesprochenen Dialogs.

Weitere Fragemöglichkeiten sind die ressourcenorientierten Fragen, die auf Gelungenes in Gegenwart und Vergangenheit fokussiert sind, und die *Skalierungsfragen*, die dabei helfen, etwas zu gewichten.
Auch Fragen oder Reflexionen aus dem Repertoire des *Reframings* können hilfreich sein. Hier geht es darum, die Perspektive bewusst zu ändern:

- Wenn Sie dem, was Sie hier erleben oder durchmachen, eine gute Seite abgewinnen könnten, was wäre das dann?
- Üblicherweise erlernen wir Verhalten, weil es einmal sinnvoll war. Trifft das auch auf diese Situation zu?
- Um das Verhalten so durchhalten zu können, muss man doch auch Fähigkeiten haben. Welche Fähigkeiten können Sie darin entdecken?

Ein derartiger Dialog verändert die Art und Weise, wie über psychische Probleme gesprochen wird. Er vermeidet auch Deutungshoheit und Vor-Festlegungen durch Professionelle, die ein breiteres Verständnis von Verhaltens- und Erlebensweisen von Menschen in psychosozialen Krisen behindern können. Die aus dem dialogischen Prozess resultierenden Handlungen und Veränderungen haben weniger den Charakter von »Interventionen« oder »Therapien« als vielmehr von Ermutigungen und Selbstbefähigungen.

Sprachliche Annäherungen

In der Regel kommt im letzten Drittel der Gespräche das Bedürfnis auf, *konkrete Schritte* zu formulieren und diese untereinander verbindlich zu verabreden. Damit die Ressourcen des Netzwerks aktiviert und gestärkt werden und natürliche Lösungen aus dem Lebensraum der Beteiligten entstehen, sollten sich die Professionellen mit ihren Lösungsideen weitgehend zurückhalten. Sollten sie das dringende Bedürfnis haben, sie doch zu äußern, dann nachrangig und als *subjektive* Idee und auf keinen Fall als bedeutsamer als jeder andere Vorschlag aus der Runde. Die Grundidee einer *gleichwertigen* Polyphonie sollte bis auf Risikosituationen aufrechterhalten werden. Sie führt zu mehr Selbstbefähigung und zu weniger Abhängigkeit vom Hilfesystem.
Gegen Ende einer Sitzung sollte die Frage gestellt werden, ob für heute alles Wichtige gesagt wurde. Werden dann ganz neue Themen eingebracht, können diese auch Thema eines Folgegesprächs sein oder es kann auf einen anderen sinnvollen Kontext verwiesen werden. Es empfiehlt sich außerdem, die erörterten Themen zusammenzufassen. Dies sollte jedoch von den Teammitgliedern nur in Form

eines subjektiven kurzen Rückblicks angestoßen werden, sodass die anderen Teilnehmenden ergänzen oder korrigieren können. »Haben wir noch etwas Wichtiges vergessen?« Verzichtet man zum Beispiel angesichts hoher Komplexität darauf, so sollten jedoch fest verabredete Vereinbarungen am Ende wiederholt werden, um sie so auch auf ihre Gültigkeit hin überprüfen zu können. Wurden Entscheidungen in andere Kontexte verwiesen, sollte dies ebenfalls erwähnt werden. Auch *Gefährdungen* oder die *Befürchtungen* werden noch mal angesprochen über die Frage, ob sich alle nun sicher genug fühlen, um jetzt so gut auseinandergehen zu können.
Zum Abschluss des Gesprächs folgen dann noch Fragen zur weiteren Gestaltung des Settings: Sollen wir uns zu einem weiteren Gespräch treffen? Was wäre ein guter zeitlicher Abstand bis zu unserem nächsten Gespräch? Bei Zögern des Netzwerks bzw. der Familie kann gefragt werden: Wollen Sie erst einmal darüber nachdenken und uns dann anrufen? Sollte jemand zusätzlich eingeladen werden?
Ein dialogischer Prozess kann wenige Treffen beinhalten, aber auch über Jahre andauern. Der gesamte Rahmen, die Arbeit und die Haltung im Offenen Dialog dienen letztendlich dem Ziel, sich sprachlich, begrifflich und emotional einer neuen »gemeinsameren« Sicht des Problems zu nähern. Sprachsensibilität und sprachliche Annäherung spielen eine große Rolle in der Mobilisierung von Ressourcen für eine systemische Lösung.

Volkmar Aderhold, Jahrgang 1954, ist Arzt für Psychiatrie, Psychotherapie und Psychotherapeutische Medizin und arbeitet seit 1982 in der Psychiatrie. Er war zehn Jahre Oberarzt in der Klinik für Psychiatrie und Psychotherapie des Universitätsklinikums Hamburg-Eppendorf. Aktuell trainiert er eine Vielzahl von multiprofessionellen Teams in Deutschland und im Ausland in Open Dialogue. Kontakt: v.aderhold@gmx.de.

Stefan Weinmann, Jahrgang 1971, ist Psychiater und Gesundheitswissenschaftler und arbeitet am universitären Zentrum für Integrative Psychiatrie in Lübeck.. Eines seiner Bücher wirbt für eine breite gesellschaftliche Diskussion und Einbettung der Psychiatrie: *Die Vermessung der Psychiatrie* (2019), Köln: Psychiatrie Verlag. Kontakt: stefan.weinmann@yahoo.de.

Literatur

Alanen, Y. O (2001): Schizophrenie. Entstehung, Erscheinungsformen und die bedürfnisangepasste Behandlung. Stuttgart: Klett-Cotta.

Alanen, Y. O. (2009): Towards a more humanistic psychiatry: Development of need-adapted treatment of schizophrenia group psychoses. In: *Psychosis*, 1, 2, S. 156–166.

Alanen, Y. O.; Lehtinen, V.; Lehtinen, K.; Aaltonen, J. & Räkköläinen, V. (2003): Das integrierte Modell der Behandlung schizophrener Psychosen. In: Aderhold, V.; Alanen, Y.; Hess, G. & Hohn, P. (Hg.): Psychotherapie der Psychosen – Integrative Behandlungsansätze aus Skandinavien. Gießen: Psychosozial Verlag, S. 65 – 88.

Andersen, T. (1987): The reflecting team: Dialogue and meta-dialogue in clinical work. In: *Family Process,* 26, S. 415 – 428.

Andersen, T. (1995): Acts of forming and informing. In: Freidman, S. (Hg.): The reflecting team in action: Collaborative family therapy. New York: Guilford Press.

Bakhtin, M. M. (1971): Probleme der Poetik Dostojevskijs. München: Hanser.

Bakhtin, M. M. (1979): Das Wort im Roman. In: Ders.: Die Ästhetik des Wortes. Frankfurt a. M.: Suhrkamp, S. 154 – 300.

Olson, M.; Seikkula, J. & Ziedonis, D. (2014): The key elements of dialogical practice in open dialogue: Fidelity criteria. https://www.umassmed.edu/globalassets/psychiatry/open-dialogue/keyelementsv1.109022014.pdf (29.04.2024).

Seikkula, J. (2003): Dialogue is the change: Understanding psychotherapy as a semiotic process of Bakhtin, Voloshinov, and Vygotsky. In: *Human Systems: The Journal of Systemic Consultation & Management,* 14, S. 83 – 94.

Seikkula, J. (2008): Inner and outer voices in the present moment of family and network therapy. In: *Journal of Family Therapy,* 30, 4, S. 478 – 491.

Seikkula, J.; Alakare, B. & Aaltonen, J. (2003): Offener Dialog in der Psychosebehandlung – Prinzipien und Forschungsergebnisse des West-Lapplandprojekts. In: Aderhold, V.; Alanen, Y.; Hess, G. & Hohn, P. (Hg.): Psychotherapie der Psychosen – Integrative Behandlungsansätze aus Skandinavien. Gießen: Psychosozial Verlag, S. 89 – 102.

Seikkula, J. & Arnkil, T. E. (2022): Offener Dialog. Die Vielfalt der Stimmen im Netz. Köln: Psychiatrie Verlag.

Seikkula, J. & Olson, M. (2003): The Open Dialogue Approach to Acute Psychosis: Its Poetics and Micropolitics. In: *Family Process,* 42, S. 403 – 418.

Seikkula, J. & Trimble, D. (2005): Healing elements of therapeutic conversation: Dialogue as an embodiment of love. In: *Family Process,* 44, 4, S. 461 – 475.

Sprache schafft Wirklichkeit
Sprache finden – Erleben integrieren

Gwen Schulz

Genesungsbegleiter*innen sind viel näher an ihrer eigenen Krisenfähigkeit, viel näher an ihren Erfahrungen sowohl mit sich selbst als auch mit dem psychiatrischen System. Sie müssen psychische Verstörungen nicht zum Phänomen erklären und haben deshalb auch oft eine viel alltagsnähere Sprache dafür. Wörter, die nicht abgrenzen und so tun, als hätten sie mit dem normalen Menschsein nichts zu tun. Sie haben weniger Angst davor, zu benennen, was hinter Diagnosen steckt: Verzweiflung, unendliche Einsamkeit, ein Gefühl von Scham und versagt zu haben, nicht aushaltbare Konflikte, die zerreißen und oft allein erst mal nicht gelöst werden können. Sie haben es nicht nötig, für diese zutiefst menschlichen Zustände Fremd-Wörter zu benutzen. Sie wären ja nicht Genesungsbegleiter*innen, wenn es ihnen nicht gelungen wäre, sich ihren Konflikten zu stellen, sie zu integrieren und meist auch immer wieder von Neuem damit umzugehen. Nicht deshalb, weil sie nicht »stabil« oder »gesund« wären, sondern weil Krisen zur Lebendigkeit gehören.
Psychiatrisch Tätige, die ich im Übrigen als unglaublich normal erlebt habe mit ihren persönlichen Eigenwilligkeiten, erhöhen sich ein Stück damit, dass sie eine Sprache erfinden, die deutlich machen soll, dass es unüberbrückbare Unterschiede zwischen ihnen und Betroffenen gibt. Professionelle haben damit Macht und müssen sich ihren eigenen Brüchigkeiten nicht stellen. Dies drückt sich auch durch das allgemein große Bedürfnis der Abgrenzung, der Diagnostik und der daraus folgenden Behandlung aus. Da hat der Betroffene oft gar nicht mitzusprechen. Die Sprache der Professionellen spaltet Krisen ab, ist so gekünstelt, oft in der Beschreibung so stigmatisierend, dass es für Betroffene schwer ist, sich mit den eigenen Widersprüchen anzufreunden. Das aber ist eine unbedingte Voraussetzung für die Genesung – im Sinne von sich kennenzulernen, zu sich zu stehen und Verantwortung für sich selbst zu übernehmen.

Unterschiedliche Sprachwelten

Unterschiedliche Sprachwelten zwischen Expert*innen aus Erfahrung und Professionellen können am ehesten durch gegenseitigen Respekt überbrückt werden:

durch Transparenz der eigenen Person. Für Betroffene ist es unerträglich, dass ein Team immer als ein *Wir* auftritt, sich die einzelnen Personen fachlich dahinter verstecken und unkenntlich machen können. So gibt es kein wirkliches Gegenüber, mit dem Betroffene sprechen und sich auseinandersetzen können in einer Situation, in der beide Seiten erst mal Menschen sind, sich auf dieser Ebene bewegen und niemand mehr recht hat als der andere.

Als Erstes wäre es wichtig, normale Umgangsregeln und das Bedürfnis nach Diskretion, was persönliche Erfahrungen betrifft, zu achten. Die Mitarbeitenden haben immer ein Recht, alles zu besprechen und dadurch auch zu sortieren. Betroffene haben kein Recht, mit einzelnen Mitarbeitenden etwas zu besprechen, ohne in der Gefahr zu sein, dass sie der Spaltung bezichtigt werden. Vermutlich ahnen Mitarbeitende nicht, wie viel innere Verwirrung im Betroffenen ausgelöst wird durch die Sprache eines Teams, durch Zuschreibungen, die vorher nicht erfragt wurden, die aber oft Grundlage für die »Behandlung« sind.

Zum Sprechen gehört auch das Fragen. Fragen ist die Grundvoraussetzung für Verstehen. Das kommt in der Psychiatrie nach wie vor viel zu kurz. Es ist ein Irrtum, zu glauben, dass Behandelnde irgendetwas über eine Person wissen, nur weil eine Diagnose vergeben wurde. Diagnosen sagen nichts über den individuellen Menschen und seine Erfahrungen aus, sie dienen nur der Orientierung für psychiatrisch Tätige und in der Regel leider auch zum Wegsortieren in eine oft erst passend gemachte Schublade. Fragen bedeutet, erkennen zu wollen, in Beziehung zu gehen, nicht zu wissen, das »Hoheitsgebiet« des Wissenden zu verlassen. Es hätte auch zur Folge, sich berühren zu lassen und das Credo in der Psychiatrie »Sie müssen sich abgrenzen« zu verlassen. Auch diese Regel verhindert menschliche Begegnung.

Abgrenzung entsteht durch das Erkennen, dass wir zwei verschiedene Menschen sind, aber nicht dadurch, dass der eine krank und der andere gesund ist.

Brücken bauen durch bewusste Sprache

Sprache ist die Eintrittskarte in eine wie auch immer geartete Beziehung. Am hilfreichsten ist wohl die Überlegung: Wie würde ich selbst gerne angesprochen werden, wenn ich in Not wäre? Das sollte der kategorische Imperativ der Psychiatrie sein. Selbst wenn die Antwort sehr unterschiedlich ausfallen sollte, gibt es sicher insgesamt Wünsche nach Würde, Respekt, nach Schutz im Eigensein, das heißt im Einhalten von Grenzen, nach der Freundlichkeit, gefragt zu werden, mitsprechen zu dürfen.

Allein das Bewusstsein der eigenen Verletzbarkeit und die sehr wünschenswerte Fähigkeit, die Perspektive zu wechseln, bauen Brücken.

Daher braucht es vermutlich eine gemeinsame Sprache, um das System Psychiatrie gesünder, normaler und menschlicher zu machen. Sprache geht weit über die Wörter hinaus. Sie ist auch Gradmesser für den Umgang untereinander. Es braucht eine gemeinsame Basis, auf der sich Menschen begegnen, jede Person in ihrer Rolle, etwa als Ärztin und Patient. So kann man das nennen. Dieses Modell entspricht der bezahlten Beziehung. Es geht existenziell darum, was der psychiatrisch Tätige in seiner Rolle daraus ableitet. »Frau B., Patientin, 58 Jahre alt, F 39.26, F 94, Behandlung mit Medikament X, kann ihre Gefühle nicht steuern, spaltet, ist kataton, ist ›schlecht‹« – was bedeutet das? Was hat das mit der individuellen Persönlichkeit von Frau B., Patientin, 58 Jahre alt, und dem Behandler Herrn V., 61 Jahre alt, Sozialarbeiter, verheiratet, zwei Kinder und sieben Enkel, zu tun? Wie begegnen sie sich als Menschen in ihren verschiedenen Rollen? Wer ist Frau B. außer Patientin? Was kann sie? Was steht gerade an, was ist der gegenseitige Auftrag?
Je klarer die Rollen in der Funktion sind, desto leichter die Orientierung. Auch das muss besprochen werden. Wer übernimmt Verantwortung in einer Krisensituation, warum und wie lange? Warum wird sie den Betroffenen abgesprochen? Was tut er oder sie, dass es notwendig ist, sich einzumischen und stellvertretend Verantwortung zu übernehmen? Und welche Rolle hat der oder die Betroffene? Das alles muss abgesprochen werden.
Die Grundlage für eine gemeinsame Sprache ist eine Haltung, in der Behandler*innen sich für die Persönlichkeit des Gegenübers interessieren und nicht sprachgewaltig bereits alles zu wissen glauben und damit Begegnung verhindern. Dazu gehört auch, sich selbst als Behandler*in sichtbar zu machen und ansprechbar zu sein.

Sprache und gegenseitiges Verstehen

Es stellt sich die Frage, welche sprachlichen Veränderungen erfolgen sollten, damit Vorurteile und nicht hilfreiche Machtverhältnisse abgebaut werden. Solange nur Psychiatrieerfahrene nur eine Sprache verändern können, stimmt etwas nicht. Psychiatrieerfahrene wollen eine *Haltung* ändern, die in der Sprache ihren Ausdruck findet. Sie wollen Gleichberechtigung in der Fähigkeit, auch das Gegenüber zu erleben, sie haben das Recht auf eine eigene Wahrnehmung. Sie wollen zum Behandler beispielsweise sagen dürfen: »Ich erlebe Sie aggressiv / diskriminierend / ermutigend / beleidigend / machtvoll / einfühlsam. / Ich habe den Eindruck, Sie haben heute schlechte Laune. / Es ist heute angenehm, mit Ihnen zu reden, Sie sind viel freundlicher als gestern. / Darüber möchte ich mit Ihnen nicht sprechen. Das ist mir zu privat. / Warum glauben Sie mir nicht? / Wie kommen Sie darauf? / Sie

irren sich, ich fühle mich nicht gesehen. / Jetzt kann ich mit Ihnen darüber reden, weil ich das Gefühl habe, Sie verstehen etwas von dem, was mich ausmacht…«
Es ist nicht die Fachsprache, die es abzulehnen oder zu bekämpfen gilt. Es ist die sehr ungleiche Machtverteilung, die die oft folgenschwere und von den Betroffenen passiv zu ertragende Behandlung nach sich zieht. Zuhören ist die Voraussetzung für Verstehen. Zu erkennen sein, fragen, fragen, fragen. Das passiert nicht nur in der Psychiatrie viel zu wenig. Ein echtes Interesse am Gegenüber haben, sich überraschen lassen, sich befragen lassen. Seine Grenzen deutlich machen. Nicht glauben, irgendetwas zu wissen, weil es eine Diagnose gibt. Uns selbst auf der Schliche sein in dem Sinne, dass wir nur vermeintlich uns selbst kennen und wüssten, wann wir nicht mehr zuhören, und dass wir uns bewusst sind, was uns am meisten interessiert und am meisten nervt… Offen sein in der Begegnung und sich Gefühle wie Anteilnahme, Ungeduld, Wut, Sympathie erlauben.

Wie kann sich Sprache verändern – die Rolle von Genesungsbegleitung

Entscheidend ist es, sich nicht als Genesungsbegleiterin vereinnahmen zu lassen, sondern sich selbst treu zu bleiben: nicht aufgeben und sich daran erinnern, wie wichtig es in der Rolle der ehemaligen Patientin war, auch sprachlich wertschätzend behandelt zu werden, mit Wörtern angesprochen zu werden, die Interesse und Anteilnahme ausdrücken. Es ist nicht leicht für Genesungsbegleiter*innen, im Team immer wieder diskriminierende Sprache anzumahnen, nachzufragen. Mitarbeitende sollten sich das allgemein zur Aufgabe machen, sich gegenseitig korrigieren oder auch befragen, was gerade los ist, aufmerksam sein, was sich in der persönlichen Sprache an eigener Haltung ausdrückt.
Leider besteht auch die Gefahr, dass Genesungsbegleiter*innen selbst eine seltsame Fachsprache annehmen, vielleicht ohne es zu merken, vielleicht auch, um zum Team zu gehören. Es gibt Kolleg*innen, die auch von »meiner« Patientin sprechen, die in der Beschreibung der Betroffenen Begriffe übernommen haben, die mich persönlich erschrecken. Genesungsbegleiter*innen sind manchmal in der Gefahr, sich anzupassen, um eine gewisse Rehabilitation zu erfahren und aus der Rolle als ehemalige*r Patient*in zu entkommen.
Wie sehr Sprache auch Haltung deutlich macht, ist an diesem Beispiel zu erkennen: Heute hat eine Ärztin gesagt, die neuen Patienten müssten sofort »eingenordet« werden. Das ist ein Sprachgebrauch, der von vornherein so wenig wohlwollend klingt, so viel Macht ausdrückt, so autoritär ist, dass man sich nicht vorstellen kann, wie eine *vertrauensvolle* Beziehung gelingen kann. Und das ist eine Bezeichnung, die

sehr bewusst verwendet wird und genau das transportieren soll. Eine verheerende Haltung Menschen in Not gegenüber ist da nicht wegzureden. Das hat nichts mit dem Vorwurf zu tun, dass Genesungsbegleiter*innen alles auf die Goldwaage legen. Mich als Genesungsbegleiterin macht das so wütend, dass ich dann gar nichts sagen kann im Team. Ich würde explodieren. Das allerdings wäre wenig hilfreich für alle, vor allem auch für mich nicht. Die eigene erlebte Unwürde in der vergangenen psychiatrischen Behandlung kommt dann wieder hoch. Ich stelle mir die Frage: »Haben die auch so über mich geredet?« Überhaupt geht es mir oft so, dass ich nichts sagen kann – aus zu hoher Emotionalität und weil ich damit allein bleibe. Da rollt etwas zurück. Und ich würde mir wünschen, dass da auch andere Behandler*innen korrigieren und dass nicht immer ich diesen Job habe, also entweder damit nerve oder mich selbst gefährde.

Änderung der Haltung durch andere Sprache

Letztendlich ist es egal, auf welche Weise und mit welcher »Methode« eine Haltungsänderung stattfindet. Es kann hilfreich sein, sich selbst bestimmte Worte zu verbieten (»schlecht«, »gut«, »spalten«, »einnorden« …) und damit Erfahrungen zu machen. Ein anderer Blick auf sich selbst, eine bewusstere Wahrnehmung der eigenen Bedürftigkeit, der Marotten, Verletzlichkeiten (die stelle ich bei allen psychiatrisch Tätigen zum Glück fest, weil auch sie Menschen sind) und Ängste ist sicher die wirkungsvollste Möglichkeit, mit Menschen in Not anders in Begegnung zu gehen. Es ist auch viel einfacher, »normaler«. Und im besten Fall gibt es auch den Betroffenen die Möglichkeit, sich selbstwirksamer zu erleben, weil sie bemerken, dass eine Schwäche oder Krise zum Leben gehört.
Es ist wünschenswert, dass ein ganzes Team darüber nachdenkt: Wie funktionieren wir gemeinsam, wie denken wir über Krisen – auch bei uns selbst? Wie viel Platz haben Andersartigkeit, Schwäche, Freude bei uns im Team? Was muten wir uns gegenseitig zu? Was können wir den Betroffenen zumuten und sie damit eventuell auch aus einer Rolle herausnehmen, die immer nur schwach ist. Wo sind wir unzufrieden, wo fühlen wir uns selbst in unserer Arbeit und in unserer Belastung nicht gesehen und wo wäre es gut, sich zu wehren? Wie ist die Hierarchie im Team, in der Klinik?
An der Haltung den Betroffenen gegenüber kann man oft ablesen, wie der Umgang insgesamt untereinander ist. Wertschätzung, Ermutigung und Menschlichkeit können Menschen auf die Dauer nur weitergeben, wenn sie sie selbst erfahren.

Gwen Schulz, Jahrgang 1956, ist psychiatrieerfahren, arbeitet seit über zwölf Jahren in der Psychiatrie und hat mit dem Thema Sprache aus der Perspektive der ehemaligen Patientin und Genesungsbegleiterin zu tun. Kontakt: gwennoxx@gmx.net.

Dem Sprechen ein Zuhause geben
Offener Dialog mit ehemals wohnungslosen Menschen und im Team

Dagmara Lutoslawska

Ich möchte mit einer Geschichte beginnen. Diese habe ich verfremdet und aus mehreren echten Geschichten zusammengesetzt, um die Identität unserer Projektteilnehmenden zu schützen. Doch so und so ähnlich spielen sich Situationen in meinem Arbeitsalltag immer wieder ab.

Ich besuche eine Klientin auf ihrer Parkbank an einer großen Straße im Norden von Berlin, auf der sie seit mehreren Jahren ihr Leben eingerichtet hat. Drei Mal ist es ihr bisher – ermuntert durch eine Nachbarin und mit der Aussicht auf eine Wohnung – gelungen, zu uns ins Büro zu kommen. Danach nicht mehr. Sie hat aber zugelassen, dass wir sie besuchen – monatelang. Mal bin ich sie besuchen gekommen und mal meine Kollegin, die sie als Sozialarbeiterin mit ihrem »Papierkram« unterstützt. Ohne Ausweis keine Wohnung. Unsere Besuche strengen sie an, und irgendwann lächelt sie, zunächst nur dann, wenn wir uns nach einer kurzen Weile wieder verabschieden. Meistens beantwortet sie unsere Fragen mit einem kurzen: »Mir geht es gut. Ich brauche nichts.« Bei Sonne, Schnee und Regen und ohne jede andere Unterstützung lebt sie hier auf der Parkbank. Nachbarn bringen ihr Essen und was sie sonst noch für brauchbar halten.

Die ersten beiden Male, als wir sie abholen wollten, um einen Ausweis zu beantragen, war sie nicht da. Sie musste, sagte sie später grimmig, arbeiten, nämlich Flaschen sammeln. Sie bekam zu dieser Zeit keinerlei Transferleistungen, weil sie nicht wusste, dass das möglich ist. Vielleicht hatte sie es auch vergessen, denn früher hatte sie schon mal von Hartz IV gelebt. Oder es war in ihrer Wirklichkeit eben nicht möglich. Vor vielen Jahren hat sie ihre Wohnung verloren, als man sie mit kafkaesken Formularen zwischen Sozialamt, Jobcenter und Arbeitsamt hin- und herschickte. Dann hat sie sich auf einer Parkbank »zwischen den Fronten« niedergelassen. Auf dieser Bank haben wir sie ein paar Jahre später gefunden.

Ich fragte sie, ob sie sich vorstellen könne, einige Stunden ihrer Arbeitszeit zusammen mit uns dafür zu nutzen, monatlich Geld zu erhalten. Sie schaute mich zunächst mit großen ungläubigen Augen an, willigte dann aber ein. Der nächste Termin klappte, und mittlerweile wohnt sie seit mehr als zwei Jahren in ihrer Wohnung.

Ich arbeite als Psychologin seit etwa drei Jahren im Projekt Housing First Berlin (in Trägerschaft der Neuen Chance gGmbH und der Berliner Stadtmission e.V.) und möchte im Folgenden unseren Umgang mit Sprache und Kommunikation in den Fokus nehmen. Dabei stütze ich mich auf die praktische Arbeit und erzähle von unseren Erfahrungen im Projekt. Wir arbeiten auf sehr eigenwillige Weise in einem multiprofessionellen Team mit ehemals wohnungslosen Menschen. Bei uns herrscht immer Krise. Ich werde zunächst die Prinzipien, nach denen wir arbeiten, und den Prozess beschreiben, den Mieterinnen und Mieter erleben, wenn sie bei uns aufgenommen werden. Beginnend mit den Kennenlerngesprächen, während derer sie häufig schon der Methode des *Offenen Dialogs* (siehe dazu auch den Beitrag von Volkmar Aderhold und Stefan Weinmann in diesem Buch) begegnen, zum Beispiel dem *Reflektierenden Team.* Auch für uns als Team war die Einführung des Offenen Dialogs in unser Setting eine spannende Reise. So etwas wie eine neue Sprache, die wir brauchen, um einem Dilemma zu entkommen, auf das ich an späterer Stelle eingehen werde.
Wir bemühen uns mittlerweile, Fallbesprechungen möglichst oft im Beisein unserer Klient*innen durchzuführen, was für beide Seiten eine ziemliche Herausforderung bedeutet und auch nicht immer funktioniert. Wir werden wohl immer nur am Ideal kratzen können, ohne es zu erreichen, wollen es aber auch nicht aufgeben. Diesen Prozess der Implementierung des Offenen Dialogs möchte ich an ausgewählten Beispielen verdeutlichen.

Housing First Berlin

Housing First ist ein Konzept von Sam Tsemberis, das die Bereitstellung einer Wohnung – die geeignet ist, zu einem Zuhause zu werden – an die erste Stelle der Zusammenarbeit mit wohnungslosen Menschen stellt (siehe auch Padgett 2016). Jeder Mensch, der im Projekt aufgenommen werden möchte, wird von uns zu Kennenlerngesprächen eingeladen. Meistens sind es zwei Gespräche, bevor die Aufnahme ins Projekt erfolgt und die Wohnungssuche beginnt. Nachdem alle Papiere zusammengetragen wurden, bieten wir innerhalb von sechs Wochen die erste Wohnung an, sodass in vielen Fällen in diesem Zeitraum auch schon der Einzug erfolgen kann.
Unsere Prinzipien leiten unser Handeln und erlauben uns, in jedem Einzelfall ein wenig anders vorzugehen. Deshalb möchte ich an dieser Stelle die acht Prinzipien nach Sam Tsemberis kurz erläutern: Wir finden, dass *Wohnen ein Menschenrecht* ist und alle folgenden Schritte erst mit dem sicheren Rückzugsort möglich werden.

Wir *trennen Wohnen und Betreuung* strikt voneinander. Daher vermitteln wir die eigene Wohnung mit einem unbefristeten Hauptmietvertrag ohne jede Bedingung. Das bedeutet konkret, dass die Klient*innen weder abstinent sein noch diese Absicht haben müssen – kurz: *Harm Reduction.* Wesentlich ist, den Schaden in Zusammenhang mit Drogenkonsum zu reduzieren. Und – ganz anders als fast alle anderen Projekte der Wohnungsnotfallhilfe in Deutschland – wir fordern keine Pflicht zur Mitwirkung: *Aktive Beteiligung ohne Druck und Zwang.* Das bedeutet, dass alle Angebote für die aufgenommenen Projektteilnehmer*innen freiwillig sind. Wir geben ihnen also *Wahlfreiheit und Entscheidungsmöglichkeit.* Umgekehrt heißt das aber nicht, dass wir warten, bis Hilfe eingefordert wird, sondern wir gehen proaktiv mit allen uns zur Verfügung stehenden Mitteln auf die Menschen zu und machen Angebote, aber solche, die für sie passen, denn wir bemühen uns um *personenzentrierte Hilfeplanung.* Wir sind Spezialisten der aufsuchenden Arbeit und bieten *flexible Hilfen so lange wie nötig.* Auf das Thema *Recovery,* unser achtes Prinzip, werde ich an späterer Stelle zurückkommen (siehe auch Pleace 2016).

Unser Modellprojekt ist Ende 2018 in Berlin als eines der ersten Housing-First-Projekte in Deutschland mit zunächst vierzig Plätzen für die ersten drei Jahre gestartet. Die Evaluation zum Ende der Modellprojektphase hat eine 95-prozentige Wohnstabilität erwiesen (Gerull 2021). Für unsere Zielgruppe, der schwer zu erreichenden Langzeitwohnungslosen, die viele verschiedene Probleme haben und selten lange irgendwo fest bleiben, ist dies ein enormer Erfolg (siehe auch Giertz 2020). Deshalb ist Housing First Berlin seit 2022 durch eine Zuwendungsfinanzierung des Berliner Senats verstetigt worden. Aktuell arbeiten alle Akteure an der möglichen Ausgestaltung einer bundesweiten Regelfinanzierung, die die wesentlichen Wirkfaktoren beibehält und eine gesetzliche Grundlage bekommt. In diesem Beitrag soll es um den kleinen Bereich der psychischen Gesundheit und die Methode des Offenen Dialogs in unserem Projekt gehen.

Psychologische Beratung

Vor Beginn der Modellprojektphase von Housing First Berlin ist man davon ausgegangen, dass nach Einzug in die eigene Wohnung eine Vermittlung ins bestehende Regelsystem der Gesundheitsversorgung erfolgen kann. Formal steht dem auch nichts im Weg. Deshalb war für die Umsetzung des Housing-First-Konzepts in Berlin zunächst auch keine Psychologin im Team vorgesehen. Die Klient*innen haben nicht darum gebeten, ins gemeindepsychiatrische Netz vermittelt zu werden. Schon nach einem Jahr wurde klar, dass die Vermittlung zu Psychiatern und

Therapeutinnen in der Realität nicht funktioniert und keiner so wirklich sagen kann, *warum* eigentlich nicht. Obwohl die Antwort im Grunde auf der Hand liegt: Wir arbeiten mit Menschen, die im Laufe ihres Lebens Traumata erlebt haben. Manche tragen Spuren dieser Erlebnisse am Körper, leiden an posttraumatischen Belastungssymptomen oder an anderen somatoformen Beschwerden. Viele hatten im Lauf ihres Lebens bereits Kontakt mit dem Gesundheitssystem und häufig auch mit der Psychiatrie. Vielen ist gemeinsam, dass sie aufgrund ihrer Erfahrungen dort entschieden haben, diesen Bereich des Systems zu meiden – selbst um den Preis, ihr Leben auf der Straße zu verbringen.

Weil sie in der Gesellschaft und im Gesundheitssystem Verletzungen erlitten haben (siehe dazu Weinmann 2019), begegnen diese Menschen den Angeboten der sozialen Arbeit oder der gesundheitlichen Versorgung mit großem Misstrauen. Deshalb üben wir die Balance zwischen dem Anbieten und dem Loslassen immer und immer wieder, um keinen Druck auszuüben. Schon indem wir den Prinzipien von Housing First folgen und Klient*innen selbst über den Hilfeverlauf und die Annahme unserer Angebote entscheiden lassen, geben wir ihnen ein Stück Kontrolle über ihr Leben zurück. Meine Aufgabe als Psychologin ist, auf eine traumasensible Ausgestaltung (siehe dazu auch Hantke & Görges 2021) unseres Housing-First-Angebots hinzuarbeiten. Wie genau das geht, beschreibe ich weiter unten.

Außerdem ist es wichtig, dass wir sogar antipsychiatrischen Ideen gegenüber offen sind, sodass wir auch Wege begleiten, die uns überraschend oder sogar fremdartig erscheinen. Es hätte nicht geholfen, der Frau vom Anfang des Textes zu erklären, dass sie eine Psychose hat und aufgrund ihrer Noncompliance auf der Straße gelandet ist – auch wenn es sicher Menschen in den verschiedenen Hilfesystemen gibt, die das gerne glauben würden. Trotzdem kann sie sich hervorragend mit uns über ihre Anforderungen an eine Wohnung und die Ausgestaltung einer Betreuung austauschen, und zwar dann, wenn wir ihr die Wahlmöglichkeiten explizit vortragen. Das fällt sicher mehr in den Bereich von Haltung, spiegelt sich aber auch in der Sprache. »Möchten Sie dies oder wollen Sie lieber das?« Es fällt ihr leichter, sich für das eine oder das andere oder auch für etwas ganz anderes zu entscheiden, wenn es benennbar ist und fassbar wird.

Weil wir so flexibel arbeiten und unseren Nutzer*innen ihre Wahlmöglichkeiten quasi auf einem Tablett präsentieren, klafft eine Lücke zwischen uns und dem herkömmlichen Gesundheitswesen. Das macht eine Vermittlung ins Regelsystem für unsere Klient*innen oft unattraktiv und langwierig. Obwohl wir nicht »wegvermitteln« müssen und ansprechbar bleiben, lernen wir gerade mithilfe des Offenen Dialogs, das in uns gesetzte Vertrauen auch auf andere Bereiche des Systems zu übertragen. Das ist ein wesentliches Ziel meiner psychologischen Beratung.

Es gibt in Deutschland zwei Fälle, in denen Zwang nach richterlicher Anordnung angewendet werden darf: Das sind die akute Selbst- und die Fremdgefährdung. Viele Menschen, die im Verlauf ihres Lebens an einer Psychose erkranken, wurden deshalb schon mal in eine Psychiatrie zwangseingewiesen. Wahrscheinlich wollte man ihnen dabei helfen, die eingebildeten Stimmen oder Gedanken loszuwerden, häufig mithilfe von Medikamenten – und das oft, ohne ihre Wünsche zu berücksichtigen. Häufig werden die Medikamente dann nicht oder nur unregelmäßig eingenommen und die Menschen finden die Maßnahmen nicht hilfreich. Damit beginnt ihre Flucht aus dem System. Begegne ich ihnen dann, zucken viele schon zusammen, wenn ich mich als Psychologin vorstelle. Alles, was mit »Psych…« beginnt, macht ihnen Angst. Deshalb bekommt man bei uns zuerst einmal immer einen Kaffee oder Tee angeboten, und wir versuchen, in unserem Büro einen sicheren Raum zu schaffen, und zwar weil wir wissen, dass es nur zum Teil auf das Gesagte ankommt und auch der nonverbale Teil zur Sprache gehört. Entscheidend ist, welches *Gefühl* wir bei den Menschen auslösen. Wer sich sicher fühlt, tut sich auch leichter mit dem Reden und in der zwischenmenschlichen Begegnung.

Traumasensibles Arbeiten

Unsere Prinzipien legen es uns nahe, traumasensibel zu arbeiten. Gerade dies ist für die Nutzer*innen ganz wichtig, da sie häufig »unschöne« Erlebnisse in ihrem Leben hinnehmen mussten, teils im Zusammenhang mit der Wohnungslosigkeit und teils schon viel früher. Nicht alle diese Erlebnisse haben Traumafolgestörungen ausgelöst, aber auf die meisten unserer Nutzer*innen trifft zu, dass sie vom Regelsystem der gesundheitlichen Versorgung wahrscheinlich als *noncompliant* abgetan würden. Sie tun einfach nicht, was man ihnen sagt.

In ihrem Ringen um Autonomie steigen sie aus. Viele Klient*innen haben für sich die Konsequenz gezogen, dass sie lieber auf der Straße leben wollen, als den für sie nicht nachvollziehbaren und vielleicht kurzfristig nicht hilfreichen Anweisungen der Ärzte und Ärztinnen zu folgen. Deshalb halten wir die Freiwilligkeit als unser höchstes Gut hoch. Entsprechend schule ich unser Team von Housing First Berlin regelmäßig zu Fragen traumasensibler Vorgehensweisen.

Wir hegen bei Housing First Berlin ein Interesse an subjektiven Erklärungsmustern. Wir sind flexibel und dazu bereit, die Art und Weise der Zusammenarbeit ehrlich und immer wieder aufs Neue auszuhandeln. Wir beziehen diejenigen mit ein, die dazugehören. Wir verzichten auf Diagnosen und, wenn möglich, auf alle stigmatisierenden Begriffe. Wir sprechen so, als wären die, über die wir sprechen, anwesend, auch wenn sie gerade nicht da sein können. Wir sind bereit, das »Heimspiel« (Thomas Bock) des eigenen Büros zu verlassen, um den Klient*innen an einem Ort ihrer Wahl zu begegnen.

Thomas Bock (2006) hat angeregt, ehrlich zu hinterfragen, was es bedeutet, wenn sich ein Patient der Kooperation entzieht. »Compliance wird oberflächlich definiert als die Bereitschaft des Patienten, das zu tun, was der Arzt für richtig hält« (ebd., S. 41). Menschen haben aber – bewusst oder unbewusst – gute Gründe, so zu handeln, wie sie handeln. Vielleicht sagt ja ihr »Eigensinn« (ebd.) etwas über ihre psychosoziale Situation und über ihre Erkrankung aus? Was man in der Medizin »Krankheiten« nennt, könnte man aus anderer Perspektive auch als »Selbstschutz« verstehen. Diese Haltung anzunehmen kann in der Begleitung belasteter Menschen sehr hilfreich sein. Traumasensibel zu arbeiten bedeutet eben vor allem, einen sicheren Rahmen anzubieten, in dem der besondere (unsichtbare) Schutzmantel nicht mehr gebraucht wird. Eine Einladung ins Hier und Jetzt.

Indem wir unseren Nutzer*innen die Wahl lassen, geben wir die Führung aus der Hand. Wir tun das bewusst. Dennoch hat das auch Konsequenzen, die uns nicht behagen, wenn wir zum Beispiel viel Zeit investiert haben, um einen Therapieplatz möglich zu machen, und eine Klientin diesen dann entweder nicht antritt oder nach einer Woche die Klinik fluchtartig verlässt. Dann stehen wir manchmal hilflos daneben, weil uns keine Alternative mehr einfällt. Oder – viel unscheinbarer – wenn wir immer und immer wieder Angebote machen und der Klient diese immer wieder ablehnt. Das und der Verzicht auf Regeln machen uns verletzlich und erfordern einen sehr bewussten Umgang mit der eigenen Kraft und den eigenen Grenzen, kurz: Psychohygiene. Wir haben zwar als Team eine regelmäßige Supervision, aber wir haben darüber hinaus unseren Teamsitzungen auch einen Teil hinzugefügt, in dem wir uns erlauben, über unsere Gefühle, unsere Hilflosigkeit und unsere Gedanken zu reflektieren. Diese Zeit nutzen wir auch dazu, das Reflektieren des Offenen Dialogs zu üben und darin sicherer zu werden.

Implementierung des Dialogischen

Schon die Umsetzung der Housing-First-Prinzipien kann einen sicheren Rahmen schaffen, in dem psychische Herausforderungen angesprochen und die Wünsche der Teilnehmenden ganzheitlich gehört werden können – was in psychiatrischen Einrichtungen oft gescheitert ist. Eine eigene Wohnung ist die Voraussetzung dafür, sich sicher zu fühlen und überhaupt zugehende Hilfen annehmen zu können. Der Offene Dialog hilft uns, bisher nicht ausgesprochene Themen der Beeinträchtigung unserer Klient*innen mit in den Blick zu nehmen. So entwickeln alle im Team ein Verständnis für die Herausforderungen, mit denen sich Menschen konfrontiert sehen, die von Wohnungslosigkeit und psychischen Problemen betroffen sind. Durch die Einbeziehung von Praktiken des Offenen Dialogs können wir unsere Begleitung noch personenzentrierter und ganzheitlicher gestalten. Damit werden wir den komplexen Bedürfnissen der von Wohnungslosigkeit Betroffenen und ihrem Wunsch nach einem selbstbestimmten, wenn auch eigensinnigen Leben besser gerecht.

Der erste Schritt zur Einarbeitung des Offenen Dialogs war die bewusste Gestaltung der interdisziplinären Zusammenarbeit im Team. Wir arbeiten mit mehreren Sozialarbeitenden, einem Wohnungsscout und mir als Psychologin sowie mit Sozialbetreuenden; darunter zwei Peers, die selbst mal wohnungslos waren. Peers reden auf eine bestimmte, unverstellte Art mit den Klient*innen. Damit beeinflussen sie auch, wie wir anderen mit den Klient*innen reden, und sogar die Art, wie wir über sie denken. Unsere Unterstützung bieten wir freiwillig an und wir sagen auch offen gleich im ersten Gespräch, dass wir nichts sanktionieren werden, obwohl wir natürlich Grenzen ziehen, wenn wir uns selbst bedroht fühlen. Manchmal erschwert es die Zusammenarbeit, wenn ein Klient unser Büro nicht mehr betreten darf, weil er zum Beispiel gewalttätig gegen eine Mitarbeiterin geworden ist. Wir fragen uns jedoch in solchen Momenten: Wie können wir ihn trotzdem weiter beraten? Wir wissen schließlich, wie wesentlich die Kontinuität der Betreuung für den Erfolg unserer Arbeit ist und dass unser Angebot für die meisten Nutzer*innen vielleicht ihre letzte Chance ist, weil sie mit den Regeln und Anforderungen des sonstigen Gesundheitssystems überfordert sind.

Wie können Helferinnen und Helfer mit so vielen verschiedenen Perspektiven gut miteinander arbeiten, sodass alles zusammen mehr ergibt als nur die Summe seiner einzelnen Teile? Ist das eine Frage der Papiere oder eine der Motivation? Darf ein Mensch seine Wohnung verlieren, weil er die Stromkabel aus der Wand reißt, um nicht abgehört zu werden, und nicht bereit ist, das als Symptom einer Krankheit zu verstehen? Kommt jemand zu spät, weil er respektlos ist oder weil er nicht anders kann? Dazu galt es, eine offene Kommunikation und Zusammenarbeit auch und erst einmal zwischen den Teammitgliedern zu fördern, um ein gemeinsames Verständnis der Herausforderungen von wohnungslosen Menschen bezüglich ihres psychischen Wohlbefindens zu entwickeln.

Gleiches gilt für die Vorstellung von der Augenhöhe verschiedener Perspektiven im Team. Augenhöhe heißt, dass jede Interpretation denselben Stellenwert hat, egal, von wem sie kommt. Die Diagnose selbst ist nicht mehr wert als das Gefühl der Diagnostizierten. Die Absicht des Sozialarbeiters, der eine Frist wahren will, steht gleichwertig neben der Idee der Klientin, die das Formular erst im Frühling schicken will, weil sie fühlt, dass das besser ist. Und wie man am Ende trotzdem zu einer gemeinsamen Handlungsweise kommt, die weder den Wohnraum noch die Autonomie gefährdet, das muss ausgetragen werden.

Wir haben uns im gegenseitigen Feedback geübt, weil wir gemerkt haben, dass es uns schadet, wenn wir unsere Konflikte nicht austragen, sondern versuchen, sie unter den Teppich zu kehren. Die Ausbeulungen unter unseren Teppichen hatten nämlich mit der Zeit riesige Ausmaße angenommen, über die wir immer wieder gestolpert waren. Deshalb arbeiteten und arbeiten wir an unserer Kommunikation miteinander und gleichen damit die eigenen Werte immer wieder ab. Das Ziel ist, eine Augenhöhe herzustellen, die das informelle Macht- und Beziehungsgefüge und die Arbeitsautonomie jedes und jeder Einzelnen transparent sichtbar und damit verhandelbar macht. Mit der Zeit ist uns deutlich geworden, dass ein offener Dialog mit den Klientinnen und Klienten nur dann gut gelingt, wenn auch im Team ein offener Dialog gelebt wird.

Wir gemeinsam ergeben eine ziemlich bunte Mischung und bringen sehr unterschiedliche Perspektiven ein, die oft erst einmal nicht als gut miteinander vereinbar erscheinen. Mittlerweile versammeln wir uns in solchen Fällen im Büro an jener Stelle, an der die Prinzipien von Housing First an der Wand angebracht sind, und versuchen, vorzugsweise gemeinsam mit den betroffenen Menschen passende Lösungen zu finden, die den Prinzipien *und* den Menschen im Projekt entsprechen. Sollen wir zum Beispiel jemanden aufnehmen, der chronisch krank ist und seine Medikamente nicht einnimmt? Jemanden, dem wir vermutlich – ohne eine Vermittlung ins Gesundheitssystem – nicht ausreichend Hilfe werden anbieten können, weil wir aktuell keine Krankenpflegerin, keinen Ergotherapeuten und keine Psychiaterin im Team haben? Der betroffene wohnungslose Mensch verweigert im Augenblick jegliche medizinische Versorgung und lässt keine andere Hilfe als aufsuchende Straßensozialarbeit zu. Was tun? Wenn wir ihn nicht aufnehmen würden, gibt es womöglich kein uns bekanntes Projekt, in dem er eine Chance hätte, einen Platz zu finden, während er chronisch krank und unbehandelt auf einem gentrifizierten Berliner Platz sein Leben von Tag zu Tag auf sich zukommen lässt.

In so einer Situation kann die Aussicht auf eine eigene Wohnung einen sehr großen Einfluss haben. Aber das müssen wir ihm erst einmal plastisch vermitteln. Plötzlich wird eine Zukunft denkbar. Zuerst fühlt es sich oft wie ein großer Erfolg an, aber dann steckt auch ganz viel Gefahr darin, denn jetzt hat man wieder etwas zu verlieren, was die Gefahr des Scheiterns birgt, etwa bei kniffligen Fragen, die für jeden einzelnen Menschen eine andere Lösung erfordern. Daher bereite ich in den Kennenlerngesprächen auch darauf vor, dass die eigene Wohnung nicht nur positive Gefühle mit sich bringen wird, sondern auch viel Unruhe, Druck und Pflichten, die man vielleicht nicht erwartet. Und möglicherweise auch unangenehme Gefühle, die im Überlebensmodus auf der Straße untergegangen sind, die aber in den eigenen vier Wänden wieder auftauchen können. Und genau dafür bieten wir unsere Unterstützung an.

Fallbesprechungen

Eine stabile Arbeitsbeziehung ist die Grundlage unserer Arbeit mit den Menschen. Um diese zu stärken, nutzen wir den Offenen Dialog. Die Nutzer*innen steuern ihre Hilfeprozesse selbst und verfolgen ihre eigenen Ziele. Zu diesem Zweck bieten wir ihnen immer an, bei ihren Fallbesprechungen dabei zu sein und selbst das Wort zu ergreifen. Bei Krisen laden wir dazu ein, an Krisenplänen mitzuwirken und diese im Offenen Dialog mit dem sozialen Netzwerk ganz bewusst zu gestalten. Wobei dieser Aspekt noch nicht gut gelingt, weil es schwer ist, die Kooperationspartner*innen an einen gemeinsamen Tisch zu bekommen. Wir versuchen, in alle Themenbereiche zu vermitteln, um Wege in die Regelsysteme zu eröffnen, und kooperieren sowohl mit der Eingliederungs- als auch mit der Wohnungslosenhilfe. Dabei spielt es keine Rolle, ob psychiatrische oder pflegerische Bedarfe vorliegen. Ebenso beraten wir akzeptierend bei Drogenmissbrauch oder unterstützen die soziale Integration. In den jeweiligen Hilfesystemen ist die Zeit knapp und das Bewusstsein für die Vorteile des Offenen Dialogs sehr unterschiedlich verbreitet.
Das Schwierigste an dieser Form des Arbeitsdialogs ist, das Angebot zur Mitsprache zu unterbreiten und den Klient*innen zu erklären, wie so ein Netzwerkgespräch vonstattengeht und wozu es nützlich sein kann. Zu unseren Kennenlerngesprächen bringen viele Menschen sowieso jemanden mit, weil sie sich davon Unterstützung versprechen. Das sind manchmal Streetworker oder Freund*innen, manchmal auch rechtliche Betreuer*innen oder Familienangehörige. Von unserer Seite sitzen immer eine Sozialarbeiterin oder ein Sozialarbeiter und ich als Psychologin dabei. Die Sozialarbeitenden fragen relevante Informationen ab, um alle Unterlagen für die Anmietung der Wohnung zusammenzutragen. Und wir fragen auch nach den Ressourcen, Veränderungspotenzialen und Wünschen.
Wir gestalten diese Kennenlerngespräche bewusst als Netzwerkgespräche und nutzen sie auch dazu, den Menschen unsere Arbeitsweise vorzustellen. Im ersten Gespräch fragen wir, was wir unserer Meinung nach für eine gute Zusammenarbeit wissen müssen, betonen aber auch hier, dass man unsere Fragen nicht beantworten *muss*. Wir klären alle offenen Fragen, unsere und die der potenziellen Nutzer*innen. Meistens bieten wir im zweiten Gespräch unsere Methode des *Reflektierenden Teams* oder auch die Erstellung einer *Netzwerkkarte* an. Beides sind klassische Bestandteile des Offenen Dialogs.

Was an der Umsetzung des Offenen Dialogs oft unterschätzt wird, ist das dialogische Moment. Es ermöglicht, in dem Dilemma von »Zwang anwenden oder nicht?« eine neue Haltung einzunehmen. Auch wir Helfenden können unsere Wünsche und Problemverständnisse einbringen, aber nicht mehr mit dem Anspruch auf »Wahrheit«, sondern als Möglichkeiten. So entsteht Polyphonie (siehe auch Seikkula & Arnkil 2022). Über die Brauchbarkeit der einen oder anderen Möglichkeit können die Nutzer*innen dann selbst entscheiden.

An diese Freiheit muss man sich zuerst gewöhnen. In unserer traumasensiblen Arbeitsweise haben wir zudem einige Anpassungen des Offenen Dialogs vornehmen müssen. Eine unbekannte Person für die Funktion der Moderation zu gewinnen ist in der Arbeit mit sehr misstrauischen Menschen nicht unbedingt erstrebenswert. Ich als konstante Mitarbeiterin lerne die Nutzer*innen schon in den ersten Gesprächen kennen, und das ermöglicht ihnen, meine Moderation zu akzeptieren. Gleichzeitig bin ich im alltäglichen Betreuungsprozess nicht involviert, sondern werde auf Wunsch der Klient*innen oder Sozialarbeiter*innen zu einzelnen Gesprächen über psychologische Themen dazugeholt. Das Reflektieren findet hierbei aus dem Team heraus statt, und durch die vorhandene Arbeitsbeziehung können die Menschen unsere zur Verfügung gestellten Gedanken leichter annehmen oder ablehnen und neu denken.

Erstes Netzwerkgespräch

Die ersten Netzwerkgespräche haben uns verdeutlicht, dass man am Anfang im Offenen Dialog viele Unsicherheiten aushalten muss. Zunächst wirkte die Einführung von Netzwerkgesprächen in unserem Setting aus vielen Gründen geradezu unerreichbar. Viele Menschen kommen sehr vereinsamt in unser Projekt, und oft wollen sie frühere Kontakte erst mal gar nicht wieder aufnehmen. Da gibt es zudem sehr viele Hemmungen auch aufseiten der Professionellen, die noch keine Erfahrungen mit dem Offenen Dialog haben. Sie fühlen sich unsicher damit, vor Klient*innen zu reflektieren, und zwar insbesondere wenn für sie das Potenzial noch nicht klar erkennbar ist. Daraus ergibt sich die zentrale Frage, auf welche Weise man die Gespräche so bewerben kann, dass für beide Seiten der Mehrwert erkennbar wird.

Unser allererstes Gespräch führten wir mit einem Klienten, der zu Hause Besuch von seiner Fallmanagerin aus dem Jobcenter bekommen sollte. Er hatte davor Angst und bat uns, bei diesem Besuch dabei zu sein. Auf dem Weg zu ihm haben wir uns spontan entschieden, den Besuch wie ein Netzwerkgespräch zu strukturieren und

den beiden unser Reflektieren anzubieten. Zunächst begann alles wie erwartet. Der Klient durfte seine Wünsche äußern, die Fallmanagerin wollte sie im Rahmen ihrer Funktion gerne erfüllen. Schon holte sie ihren Laptop aus der Tasche, um alles einzufädeln, aber der Klient wurde sofort wütend und fuhr sie an, weil ihn das Jobcenter vor Jahren in seine prekäre Situation gebracht habe. Seine Wut darüber wurde in dieser Situation an die Oberfläche gespült.
Ich versuchte ihn zu beruhigen, was ihn aber noch mehr aufbrachte. Wir alle waren erst mal hilflos und hockten ratlos in seiner kleinen Wohnung, aber definitiv waren wir alle in Beziehung. Er nahm schließlich selbst die Situation in die Hand, erklärte den Besuch der Fallmanagerin für beendet und bat seine Sozialarbeiterin und mich darum, mit ihm spazieren zu gehen. Ganz in Ruhe sind wir dann alle aufgebrochen und noch gemeinsam zu viert ein Stück gegangen. Auf diesem Spazierweg konnten wir alle weiteren Verabredungen treffen, und zum Abschied konnten sich die beiden dann doch noch mal anlächeln. Wahrscheinlich haben beide in diesem Moment verstanden, dass der emotionale Ausbruch nicht an die »Dame vom Amt« persönlich gerichtet war, dass er aber für den Klienten wichtig war, um seiner früheren Hilflosigkeit Ausdruck zu verleihen und um nicht erneut in eine solche Hilflosigkeit hineinzugeraten. Wir haben daraus viel gelernt und daran anschließend noch viele weitere Netzwerkgespräche geführt.

Die größte Schwachstelle im Offenen Dialog ist »das erste Mal«. Deswegen ist es überaus wichtig, welche Worte wir dabei gebrauchen. Weil wir annehmen, dass die Kennenlerngespräche die ersten Netzwerkgespräche im Sinne der Systematik des Offenen Dialogs sind, nennen wir Netzwerkgespräche seitdem »Fallbesprechungen mit Klient*in«. Die nämlich hat jede und jeder schon einmal erlebt, wenn auch meistens als To-do-Gespräch. Dieses positive neue Erleben einer »Fallbesprechung« bietet eine gute Grundlage, um zu entscheiden, ob ein solches Gespräch auch für ein weiteres Treffen hilfreich sein könnte. Auch dieser Titel macht zwar ein wenig Angst, aber den meisten macht es nach kurzer Zeit doch Spaß, mitzureden und zuzuhören, was wir über sie sagen. Und danach können sie eine informierte Entscheidung darüber treffen, ob dieses Format für sie taugt oder nicht.
Auch Hausbesuche oder andere Gespräche in größerer Runde bezeichnen wir als »Fallbesprechungen«, weil dies die passende Umschreibung ist. Dabei hat der oder die Betroffene die Führung, Emotionen sind bei allen Beteiligten erlaubt und werden im Reflexionsteil auch von den Moderierenden benannt und zur Verfügung gestellt, wenn sie im Raum stehen. Alles, was zur Sprache kommt, darf sein. Man kann gemeinsam einen Plan entwerfen, der anschließend aber nicht starr zur Überprüfung der Zielerreichung genutzt wird, sondern ein Ansporn zu weiteren Veränderungen werden kann.

Eigensinn und Recovery – Fazit

Ein wesentliches Thema bei Housing First – und jetzt komme ich zu unserem achten Prinzip – ist *Recovery*. Oft wird es unglücklich übersetzt mit »Verbesserung der Gesundheit«. Genau das meint Recovery eben nicht. Es bedeutet, die Veränderungen im eigenen Leben zu akzeptieren, die eine Krankheit mit sich bringen kann, mit ihnen zu leben und daran zu arbeiten, damit auch glücklich werden zu können (Zuaboni u. a. 2019). Wir im Team finden, jeder Mensch darf und soll eigensinnig sein. Und wir Helfenden sollten offen sein für den Sinn einer Krankheit, statt versessen darauf zu bleiben, den »braven« Patienten und Patientinnen das eigene Krankheitsmodell aufzudrängen. Gerade bei den schwierigsten und psychisch stark beeinträchtigten bzw. verunsicherten Personen, zu denen viele Wohnungslose gehören, braucht es eine andere Beziehungsgestaltung, um Vertrauen in Hilfeangebote zu ermöglichen.
Psychologische Beratung für wohnungslose Menschen und überhaupt in Teams der Wohnungsnotfallhilfe ist nicht üblich. Auch im Rahmen von Housing First ist dieser auf Recovery abzielende Aspekt leider noch die Ausnahme. Meines Erachtens ermöglicht aber erst diese perspektivische Weitung durch die verschiedenen Sichtweisen eine traumasensible Gestaltung des Angebots. Deshalb sollten Psycholog*innen zum Kernkonzept von Housing First gehören und idealerweise auch in anderen Bereichen der Arbeit mit wohnungslosen Menschen einbezogen werden, denn die traumasensible Vermittlung ins Gesundheitssystem geschieht eben nicht von allein, sondern bedarf für diese schwer erreichbaren Menschen einer besonderen Aufmerksamkeit und Gestaltung.
Im Fokus der psychologischen Beratung steht nun nicht mehr die Einzelberatung, sondern die Moderation des Arbeitsprozesses an Stellen, die von der einen oder anderen Seite als krisenhaft erlebt werden. Die Fallbesprechung in Anwesenheit der Klient*innen macht es allen Beteiligten möglich, ihre Anliegen vorzubringen, den Klient*innen *und* den Helfenden. In der Regel führt das im Sinne des Offenen Dialogs zu größeren Runden, die einer Beziehungslogik folgen und die ihren Fokus nicht auf die Unterschritte im Hilfeplan verengen. Deshalb bieten wir diesen diagnosefreien Raum an und setzen in unserem Projekt auf die Bereitschaft der Menschen, die Veränderung ihrer Situation in die eigenen Hände zu nehmen. Auch entgehen wir so in unserem sehr flexiblen Setting dem Dilemma von »Zwang versus Freiheit«.
Wir ermutigen Klient*innen zur Eigensinnigkeit. Wir begleiten sie sogar dabei. Wir feuern sie an. Wir kritisieren sie aber auch. Gleichwohl feiern wir mit ihnen, wenn es gut läuft. Wir sind *da*. Von der Straße kommend, haben nur sehr wenige eine Idee, wohin die Reise gehen soll. Meistens ist da nur Nebel, weil im Überlebensmodus zuallererst die Zukunft ausgeblendet wird. Die ist nicht so wichtig. Das

Ziel ist nicht Gesundheit in so einem nostalgischen Sinn von »Zurück zu einem Früher«, sondern ein neuer Umgang mit dem, was gerade ist. Leben mit Symptomen. Und wenn sie denn weggehen, die Symptome, umso besser. Aber wenn nicht, dann ist es auch in Ordnung. Unser Ziel ist, die Menschen in einen Zustand zu begleiten, aus dem heraus sie gute Entscheidungen für ihr Leben treffen können. Dieser Zustand entspricht dem Gefühl, das ein Zuhause geben kann. Und um den herzustellen, nutzen wir Sprache. Wir stellen viele Fragen und stellen dabei die Entscheidungsmöglichkeiten heraus, die die Menschen haben. Das hilft dabei, ein Gefühl von Sicherheit und Handlungsfähigkeit herzustellen.

Dagmara Lutoslawska, Jahrgang 1975, ist Psychologin im Housing-First-Projekt in Berlin und systemische Therapeutin, außerdem Mitautorin in dem Buch *Wohnungslos und psychisch erkrankt,* herausgegeben von Henning Daßler im Psychiatrie Verlag, Köln. Kontakt: d.lutoslawska@housingfirst.berlin.

Literatur

Bock, T. (2006): Eigensinn und Psychiatrie. »Noncompliance« als Chance. Neumünster: Paranus.

Gerull, S. (2021): Evaluation des Modellprojekts »Housing First Berlin«. Endbericht. Berlin: Alice Salomon Hochschule. https://www.berlin.de/sen/soziales/besondere-lebenssituationen/wohnungslose/wohnen/hfb_evaluationsendbericht_2021_final.pdf (29.04.2024).

Giertz, K.; Grosse, L. & Gahleitner, S. (2020): Hard to reach: schwer erreichbare Klientel unterstützen. Köln: Psychiatrie Verlag.

Hantke, L. & Görges, H.-J. (2021): Traumasensible Supervision. Paderborn: Jungfermann Verlag.

Padgett, D.; Henwood, B. & Tsemberis, S. (2016): Housing First. New York: Oxford University Press.

Pleace, N. (2016): Housing First Guide Europe. Deutsche Übersetzung online: https://housingfirsteurope.eu/wp-content/uploads/2021/12/housing-first-guide-deutsch.pdf (29.04.2024).

Seikkula, J. & Arnkil, T. (2022): Offener Dialog. Die Vielfalt der Stimmen im Netz. Köln: Psychiatrie Verlag.

Weinmann, S. (2019): Die Vermessung der Psychiatrie. Köln: Psychiatrie Verlag.

Zuaboni, G.; Burr, C.; Winter, A. & Schulz, M. (2019): Recovery und psychische Gesundheit. Köln: Psychiatrie Verlag.

Sprache als gemeinsamer Körper des Dialogs

Andreas Jung

»Laub voll Trauer«
Friedrich Hölderlin, Der Kirchhof

Sprache ist nicht nur ein Mittel der Kommunikation und Verständigung, sondern darüber hinaus auch ein wichtiges Kulturgut – wollen wir über die reine Verständigung hinaus uns eins fühlen mit der Welt und ihren Bewohner*innen. Das gesprochene wie auch das geschriebene Wort ermöglicht es uns, einerseits eigene Erfahrungen mit Gefühlen, künstlerischer Kreativität und Kontemplation zu sammeln und andererseits diese gemeinsam mit unseren Gesprächspartner*innen zu reflektieren.

Sprache als Kulturgut des Menschen und ihre sinnliche Kreativität

Spätestens seit Sigmund Freuds Psychoanalyse und insbesondere dessen Traumdeutung aber ist Sprache auch das bis heute wichtigste, immer wieder aufs Neue erprobte therapeutische Mittel, um Menschen in seelischen Krisen Verarbeitungsmöglichkeiten zu eröffnen. Glaubt man selbst unterschiedlichen – nicht miteinander kompatiblen – therapeutischen Angeboten, können wir vor allem durch Sprache erfahren, wer wir als Menschen sind und wohin unsere Reise führt. Sprache hat von daher immer auch mitteilenden Charakter und ist auf ein Publikum und auf andere Formen der Öffentlichkeit bezogen. Die Welt der Bücher und des Lesens ist dafür wohl das bekannteste Beispiel. Durch unsere eigene, bereits über Jahrhunderte entwickelte und sich weiter entwickelnde Sprache, die immer auch Veränderungsprozessen unterliegt, unterscheiden wir uns von allen anderen Lebewesen, ja wir geben damit hör- und sichtbar einen entscheidenden Souveränitätsanspruch kund.
Nicht immer ist das sofort sichtbar. Gerade dann aber, wenn wir die Auswirkungen einer Schrumpfung der Sprache durch zunehmende Verdinglichung (wie in der Werbung, die oft keine Informationen mehr enthält) wahrnehmen, wird uns diese

Problematik deutlich bewusst. Wenn wir uns diesen problematischen gesellschaftlichen Entwicklungen der Sprache nicht vollständig unterworfen haben, empfinden wir dabei Schmerz und Scham. Sprache formt Wirklichkeiten und stellt sie vor, indem sie unser Wahrnehmungssystem schult und dabei immer wieder versucht, die Echtheit unserer eigenen Existenz zu dokumentieren. Dabei spielt ihre Sinnlichkeit eine wesentliche Rolle. Sie bringt Gefühle hervor und ist selbst Ausdruck von Gefühlen. Der Philosoph Georg Wilhelm Friedrich Hegel hat deshalb auch Sprache den »Leib unserer Gedanken« genannt. Der Akt des Sprechens ist insbesondere dann ein sinnlicher Vorgang, wenn wir aus dem eigenen Selbst heraustreten und wir ihn von Person zu Person in einem zwischenmenschlichen Akt am Leibe spüren.
Wenn Menschen miteinander sprechen, kommunizieren im übersetzten Sinne auch ihre Körper. Gestik und Mimik unterstreichen dies häufig auf eindrucksvolle Weise. In der Sprache auf Augenhöhe mit jemandem zu sein, wie wir uns das alle immer wünschen und wie dies gerade in der Psychiatrie vonseiten der Betroffenen immer wieder aufs Neue und oft vergeblich eingefordert wird, entspricht nicht nur dem Wunsch nach Herrschaftsfreiheit (und damit Gleichheit), sondern ist immer auch eine Geste menschlicher Nähe und Wertschätzung. Liebe auf den ersten Blick erfordert Augenhöhe. Sie konstituiert für die Subjekte eine Form der Objektivität, die auf subjektiver Zuneigung beruht.

Erfahrungen in der Psychiatrie oder zarte Empirie

Für uns Erfahrungsexpert*innen, die wir in der Behandlung unseres Leidens oft sehr unangenehme, manchmal gar zudringliche Erfahrungen gemacht haben, sind es zumeist nicht nur die einsilbigen Krankheitsbilder in Gestalt von Diagnosen, die uns sprachlos zurücklassen, sondern auch die Form ihrer herablassenden Vermittlung, die oft die Folge vager Spekulationen bzw. von »Verdachtsphilosophie« ist. In diesem Fall geht es vonseiten des behandelnden Personals dann oft nicht nur darum, Kompetenz zu vermitteln, sondern auch, durch Rituale den Schwächeren einzuschüchtern und dadurch bei der Stange zu halten. Sind beide Seiten nicht in der Lage, sich als jeweils eigenständige Subjekte von Erfahrung und Wissen anzuerkennen, dann kann das für den Behandlungsverlauf von Menschen mit schweren seelischen Krisen unabsehbare Folgen haben. Die Behandlung wird asymmetrisch, weil die damit einhergehende scheinbar fürsorgliche Belagerung die Möglichkeit ausschließt, sich kennen-zu-lernen und dadurch sich auch in der zwischenmenschlichen Beziehung beidseitig zu entwickeln.

Es gibt viele Patient*innen, die darauf hoffen, dass die von Ärzten oder Psychotherapeutinnen gestellten Diagnosen und die damit einhergehende Erfassung ihres Krisenverlaufs endlich einer Wirklichkeit entsprechen, in der sie sich selbst wieder-finden und in der sie an ihre Nächsten herantreten können, ohne vorher abgewertet worden zu sein. Die Methode und Haltung, die dadurch eine Chance bekommen würde, hat Johann Wolfgang Goethe an einer bekannten Stelle in *Wilhelm Meisters Wanderjahren* »zarte Empirie« genannt. Dort schreibt er: »Es gibt eine zarte Empirie, die sich mit dem Gegenstand innigst identisch macht und dadurch zur eigenen Theorie wird« (Goethe 1991, S. 532).

Was in Peerkreisen im Unterschied und im Gegensatz zur professionellen Distanz einer Medizin und einer Psychiatrie, die oft schablonenhaft arbeiten, *Erfahrungsnähe* genannt wird, hat in einer Haltung, die sich Goethe in seinen Beobachtungen zu eigen gemacht hat, ihre professionelle Seite. Sie betrachtet jeden einzelnen Menschen zugleich auch immer mit dem Auge des zu Erkennenden, um der ganzen Person in ihrem Beziehungsgeflecht gerecht zu werden.

In der Philosophie ist diese Erkenntnismethode als Subjekt-Objekt-Verkehrung seit den 1920er-Jahren bekannt. Dadurch entsteht nicht nur für beide Seiten eine eigene sinnvolle Erklärung der Wirklichkeit, sondern es wird gleichzeitig ausgeschlossen, dass der jeweils andere durch von außen herangetragene – scheinbar objektive – Maßstäbe in seinem Wissensanspruch übergangen wird. Goethe bewertet diese alte Methode herablassend: »Am widerwärtigsten sind die kricklichsten Beobachter und grilligen Theoristen, ihre Versuche sind kleinlich und kompliziert, ihre Hypothesen abstrus und wunderlich« (ebd.).

Die Sprache, die den Erkenntnisgegenstand nach den Maßstäben einer zarten Empirie zu verstehen und zu erklären versucht, sollte, wie Goethe dies einfordert, nicht von außen ein abstraktes Gebäude (Theorie) an das zu Erkennende herantragen, sondern hingegen mit ihm selbst innigst identisch werden. Der Stoff gibt die Methode vor und nicht umgekehrt. Dies wertet ein Wissen, das erfahrungsgeleitet ist, in erheblicher Weise auf.

Zentral für dieses Verständnis ist allerdings, dass diese Methode genau wie die Sprache einem dauernden Entwicklungsprozess unterliegt, der nie völlig abschließbar ist. Diagnosen haben immer nur vorläufigen Charakter und können daher auch im Medium der Sprache nicht mehr als Hilfskonstruktionen sein. Oft werden sie vom Klinikpersonal mit einer Selbstgewissheit vorgetragen, sodass sie die Patient*innen stark erschüttern und es keinen Ausweg mehr aus dem dadurch festgelegten Krankheitsbild zu geben scheint. Mit Theodor W. Adorno nennt man die Praxis, ein komplexes Problem auf einen Begriff reduzieren zu wollen, ein »Aufspießen mit Begriffen«. Mit Aufklärung, die die Philosophie einst für sich reklamierte, hat das nicht mehr viel zu tun.

Der in der heutigen Sozialpsychiatrie noch vielen bekannte ehemalige Direktor der Marburger Universitätspsychiatrie Wolfgang Blankenburg, für den dies nicht nur in seinen Forschungen, sondern auch in seiner täglichen Arbeit als Arzt eine wichtige Rolle spielte, war vor allem in seiner Erklärung von Psychosen nachhaltig von Goethes Vorstellungen, die ich hier versucht habe anzudeuten, geleitet. Auch aus diesem Grund wurde ihm nachgesagt, ein umsichtiger Diagnostiker zu sein, der den Respekt vor den Patient*innen vor deren Etikettierung stelle.

Heilsame Sprache und Sprache als Bevormundung

Wollte man durch den eigenen Erfahrungsschatz genährte Erkenntnisse über Erkrankungen als professionelle Haltung sowohl in der stationären Psychiatrie als auch in der Sozialpsychiatrie geltend machen und durchsetzen, wären Zeit und Raum notwendig, die als wichtige Ressourcen für die Genesung jedoch verknappt werden. Diese Verknappung ist Folge der mittlerweile durchgängigen Erfordernis von Kosteneinsparungen im Gesundheitswesen. Die Nutzer*innen der psychiatrischen Einrichtungen können sich dadurch nicht mehr als gewünschte Gäste empfinden.
Die Stationsäquivalente Behandlung (StäB) mit ihren multiprofessionellen Teams ist ein erster Versuch, auf dieses Problem eine Antwort zu geben. Gelassenheit durch Kollegialität wäre die Haltung, die dem entspräche. Als weiteres Beispiel sei erwähnt, dass mittlerweile in Schweizer Kliniken Peers (Genesungsbegleiter*innen) mit dem Auftrag eingestellt werden, zusätzlich zu ihren Gruppenangeboten so viel Zeit für die Patient*innen zu haben, wie diese tatsächlich brauchen.
Das hat einen enormen stressmindernden therapeutischen Effekt. In Deutschland wäre eine derartige Ausschreibung für Genesungsbegleiter*innen ein Novum. Nur dadurch aber könnten Prozesse eingeleitet werden, die die Patient*innen vor voreiligen Etikettierungen und Schubladendenken schützen. Gleichzeitig würde verhindert, dass sie sich in dem System Klinik dauerhaft einrichten und zu kostspieligen Drehtürpatient*innen werden. Stigmata, wie wir sie heute erleben und wie wir sie als Psychiatrieerfahrene häufig unbemerkt auch gegen uns selbst richten, äußern sich zumeist in Form von sprachlicher Gewalt. Nicht nur eine Diagnose auf einer psychiatrischen Akutstation kann sprachlos machen, sondern es kann auch sprachlos machen, wenn es aus Zeitgründen nicht mehr möglich ist, mit dem behandelnden Arzt gemeinsam zu schweigen, sich gegenseitig ohne Worte auszuhalten, und wenn schon das Bedürfnis danach entweder als unangemessene Form von Nähe oder gar als Ratlosigkeit im Sinne mangelnder Fachkompetenz des Professionellen verstanden wird.

Sprache auszusetzen ist auch eine Form von Sprache. Es wird Zeit, dies einzufordern. Da tickt jemand nicht mehr richtig, nur weil bei ihm die Zeit stehen geblieben ist und er ihrem weiteren Verlauf nicht mehr zu folgen vermag. Dieses Gefühl, nicht mehr auf der Höhe der Zeit zu sein, hat als Ergebnis zur Folge, dass in der Alltagswelt der Psychiatrie eine der Behandlung angemessene Sprache häufig durch Floskeln ersetzt wird, die dann folgenreich in der Sozialpsychiatrie infantilisiert werden. »Schätzelchen« müsste eigentlich seit Langem das Unwort des Jahres im Betreuten Wohnen heißen.

Das ist die Abwertung der Zeit, die man mit einem Klienten verbringt, der sich oft selbst nicht mehr zu helfen weiß.

Die Beschämung, die in der Folge bei den Hilfesuchenden so unvermeidbar wirksam wird, führt zu einer kaum noch zu überwindenden, weil in der Regel undurchschaubaren Barriere, hier gespeist von Begriffen einer patriarchalen Kultur, die zudem als vermeintlich notwendiger Bestandteil von Psychohygiene verharmlost wird. Man traut sich als Nutzer nicht mehr, Stellung zu beziehen, weil die anderen es doch offenkundig gut mit einem meinen, und man vermag es auch auf Dauer nicht mehr, ihren bevormundenden Charakter zu erkennen, an den man sich in seiner Hilflosigkeit gewöhnt hat. Psychiatrie und Sozialpsychiatrie folgen in ihrem Sprachgebrauch oft einer Logik, die Ausdruck fehlender Gleichheit und Bestandteil von Bevormundung ist.

»Unsere Klienten sind noch nicht so weit.« So fiel die erste Reaktion nach einem Angebot an ein Übergangswohnheim aus, mit ersterkrankten jungen Menschen zu sprechen, die dort eigentlich auf ein anderes Leben als das einer Drehtürpsychiatrie vorbereitet werden sollen, um in Würde zu sich stehen zu können. Eine solche Überheblichkeit Psychohygiene zu nennen, scheint mir eine Verkennung der eigenen Probleme zu sein. Durch Überbehütung regrediert mit den Klient*innen oft die ganze Einrichtung. Genesung, die ein gegenseitiges Vertrauen und selbstverständlich auch beidseitige Anerkennung erfordert, kann auf dieser Grundlage kaum noch stattfinden.

Dem entgegen wäre es sinnvoll, darauf zu achten, was der eigene biografische Hintergrund des Erkrankten, der sich immer auch in dessen Sprache äußert, als Ressource bereithält, um Behandlungen aktiv und nachhaltig zu unterstützen. Wo können wir dieser Ressource im Medium der Sprache etwas entlocken, das Krankheit und den Prozess ihrer Heilung als Herausforderung einer Zivilgesellschaft versteht und dadurch für den Patienten Hilfreiches und seinen eigenen Wünschen und Entscheidungen Entsprechendes in Bewegung setzen kann? Sprache könnte durch ihren selbstkritischen und subversiven Gebrauch versteinerte Verhältnisse zum Tanzen bringen und helfen, dadurch andere Genesungspotenziale als das der oft einsilbigen Psychoedukation in den Blick zu bekommen.

Vögel im Kopf

Vielleicht wäre es, um bei obigem Beispiel über die Zeit zu bleiben, erforderlich, dass alle an dem Gesundungsprozess Beteiligten einmal nicht mehr richtig ticken, um einen Verständigungsprozess in Gang zu bringen, der den Patient*innen gerecht wird. Bücher können insbesondere als Vermittlung von Erfahrungswissen dabei hilfreich und heilsam sein.

Vögel im Kopf (Gomeringer u.a. 2020) heißt ein ebenso ungewöhnliches wie beeindruckendes Buch, das die Erfahrungen von Patient*innen in der Kinder- und Jugendpsychiatrie in Tübingen in ihren Krankheits- und Genesungsgeschichten beschreibt und in erzählender Form auch den Gebrauch der Sprache als Instrument üblicher Belehrungen in den Blick nimmt. Auch die Angehörigen waren aufgefordert, sich bezüglich ihres Rollenverständnisses zu äußern.

Diese Aufzeichnungen entbehren nicht einer gewissen Brisanz und eines eigenen Humors, auch weil einige der anonymen Autor*innen trotz und vielleicht auch aufgrund ihrer Krisenerfahrungen einen ärztlichen oder anderen helfenden Beruf im Gesundheitssystem für sich gewählt haben.

Eine ehemalige, mittlerweile in der medizinischen Forschung angekommene Patientin beschreibt ihr Aufeinandertreffen mit einem Teil des psychiatrischen Fachpersonals akribisch genau und mit zeitlichem Abstand wie folgt:

> »Als wir uns setzen, ist eine tiefhängende orangene Lampe zwischen uns; ihr langes Kabel teilt das Blickfeld. Die Ärztin balanciert eine Schreibunterlage auf den übereinandergeschlagenen Beinen, in der rechten Hand hält sie einen Füllfederhalter. Ihre Blicke kommen von unten, mal flüchtig, mal musternd; der Kopf bewegt sich dabei nie, bleibt gesenkt auf das Papier, auf das sie jedes meiner Worte schreibt. Meine eigenen Blicke sind unruhig misstrauisch, flüchten vor ihnen. Wir weichen uns geschickt aus; auch mit Worten kommt es selten zu einer Begegnung.
>
> Wir reden einander vorbei; ich spüre, wie meine Worte ins Leere gehen, nur aufgefangen von der Spitze ihres Füllers, mit dem sie sie für immer auf Papier festhalten will. Trotzdem frage ich mich, ob sie überhaupt etwas von dem mitbekommt, was ich sage. Ihre Fragen sind weit weg von dem, wie es mir geht und wie ich lebe, sie machen mich verzweifelt und wütend. Ich fange an, schnippische Antworten zu geben, ertappe mich dabei, wie ich die Augen verdrehe und den Kopf schüttele:
>
> ›Was wollen Sie eigentlich von mir?!?‹ Dabei bin ich diejenige, die hier etwas will, aber nicht weiß, was. Ich wollte doch hierher. Ich – will ich? Wer will hier

was. In dieser eisig kalten Atmosphäre wirken wir alle wie erstarrt. Ich friere in meinem schwarzen Pulli. […]
Es sieht aus wie bei brav gewordenen Spät-Hippies in einer Kommune. Später merke ich, dass auch die Menschen irgendwie ›hängen geblieben‹ sind. Dass auch ich hängen bleiben werde, obwohl ich das nie wollte. […]
Meine Fantasie vom ›rettenden‹ Ort, von einem Ort der Wärme und Geborgenheit, voller Verständnis, löst sich in nichts auf. Ich falle. Ich habe nichts mehr« (Gomeringer u. a. 2020, S. 26 ff.).

Betrauerbarkeit von Menschen und ihre Recovery

Was im vorangegangenen Zitat gezeigt wird, ist die Erfahrung einer beziehungsarmen Psychiatrie, die Sprache vor allem als ein Instrument der Unterwerfung gebraucht. Die Atmosphäre des Orts erzeugt aber – und das ist das Bemerkenswerte – eine gesunde Abwehrreaktion, die sich wiederum in Sprache artikuliert. Dabei steht etwas auf dem Spiel, nämlich die Deutungshoheit über das eigene Geschick. Sich dessen bewusst werdend, mobilisiert die Patientin mit zeitlichem Abstand ihre eigenen Ressourcen, die ihr später auch den Weg zur Genesung geebnet haben. Sprache als Chance, sich gegen Übergriffe zu wehren. Der Ort der Wärme und Geborgenheit, der in der Psychiatrie keinen Platz hat, wandert dorthin, wo er vor einem bedrohlichen Außen sicher ist, nämlich ins eigene Schreiben. Er wird wie in diesem besonders geglückten Fall zur Poesie. Der zu empfehlende Band enthält viele solcher Geschichten und dokumentiert eine Ehrlichkeit und Authentizität, die man in der Psychiatrie nur selten findet.
Die Darstellung ehemaliger Patient*innen der KJP Tübingen erinnert in ihrer lobenswerten Verständlichkeit sehr an die Genesungsgeschichten, die Peers vor ihrer Gruppe in der EX-IN-Ausbildung vortragen. Das, was dort oft eindrucksvoll vollzogen wird, ist die Verwandlung einer Kranken- in eine Recoverygeschichte. Es sind Geschichten von einem beschädigten hin zu einem gelungenen Leben. Dabei geht der kritische Blick auf die Barrieren des Hilfesystems und auch auf die dadurch erlittenen Verlusterfahrungen nicht verloren. In diesem Prozess entdecken die Vortragenden durch die Fokussierung in der eigenen Biografie auf die Genesung auch die fördernden Anteile – Sprache erscheint hier als wichtige Ressource zur Wiedergewinnung der eigenen Autonomie und Entscheidungsmacht.
Aus der Ohnmacht angesichts der Erkrankung entsteht durch den veränderten Blick eine andere Bewertung des oft schrecklich erlebten Vergangenen.

»Wozu wird die Erkrankung einmal gut gewesen sein?«, fragt Wolfgang Blankenburg (2007, S. 23) und hat das in einem Aufsatz »Futur-II-Perspektive« genannt. Das Wissen um die Krise wird durch eine veränderte Fragestellung ganz nachhaltig gedacht als Erfahrungswissen zu einer Art Zukunftsinvestition. Durch das Teilen der eigenen Lebensgeschichte mit der Gruppe kann eine andere Wahrheit entstehen, die unabhängig von der eigenen psychiatrischen Diagnose darauf ausgerichtet ist, die eigene Krisenerfahrung mit einer auf die absehbare Zukunft hin orientierten Lebensklugheit zu verbinden.

Was hier ins Spiel kommt, ist die Forderung nach der Betrauerbarkeit aller Menschen als gemeinsame und gleichberechtigte Bewohner*innen dieser Erde. Betrauerbarkeit ist auch eine Antwort auf die Kriegslogik des Faschismus, die mit den bekannten Folgen der Euthanasie »lebenswertes« von »lebensunwertem« Leben geschieden hat, denn diejenigen, die wir nicht betrauern können, können wir auch nicht verlieren. Sie stehen jenseits des Verlusts, sind schon verloren, haben nie gelebt oder hatten sogar nie einen Anspruch darauf. Eine Philosophie hingegen, die alles menschliche Leben als grundsätzlich für alle betrauerbar ansieht, ist dessen aufklärerische Gegenposition. Dies setzt die Anerkennung und Wertschätzung von Verlusten und die Gleichheit der Betrauernden voraus, denn das potenziell betrauerbare Leben ist das Leben, das eine Zukunft verdient, eine Zukunft allerdings, die sich nicht vorhersagen lässt und für alle erst einmal offen ist.

Das »Reflecting Team«, das zentraler Bestandteil der EX-IN-Ausbildung und besonders des Rituals nach dem Vortrag der Genesungsgeschichten ist und ursprünglich der systemischen Therapie entliehen wurde, vermag es mittels der ausnahmslos wertschätzenden Äußerungen seiner Mitglieder, eine Anerkennung der Lebensleistung des oder der Vortragenden herzustellen. Es zielt darauf ab, Schuldgefühle, die für die Teilnehmenden oft ein wichtiges Problem bei der Bewältigung ihrer Krisen sind, zunächst erkennbar zu machen, sie dann zu benennen und dadurch wie Schlacke abfallen zu lassen. Die achtsame Sprache, die dabei für alle entsteht, vermag es, das Selbstbewusstsein der Betroffenen nach der Trauerarbeit so zu stärken, dass Glücksgefühle nicht nur im gegenwärtigen Augenblick, sondern auch als Bestandteil des zukünftigen Lebens wieder zugelassen werden können. Derjenige, der erzählt und vorträgt, hält nicht nur für sich selbst die Hoffnung auf eine umfassende Genesung aufrecht, sondern zeigt auch allen anderen, wo sie überall schon stattgefunden hat. Sprache wird durch das Erzählen zum Bürgen für eine auf die Zukunft ausgerichtete Lebensqualität.

Erzählen in der Psychiatrie und Dialog mit der Gesellschaft

Narrative Psychiatrie nennt man ein kulturwissenschaftliches Angebot, das die Psychiatrie aus der Sicht der Betroffenen, aber auch der helfenden Berufe zum Sprechen wie auch zum Schreiben bringen will. Sie motiviert durch eine anleitende Unterstützung die Patient*innen dazu, sich zu artikulieren und durch die Begleitung einer Gruppe auf Klinikstationen in Beziehung zueinander zu treten. Eine engagierte Vertreterin dieser Praxis ist die New Yorker Schriftstellerin Siri Hustvedt (2020, S. 205 ff.), die auch durch ihr Engagement in der amerikanischen Frauenbewegung in der hiesigen Öffentlichkeit bekannt ist.

Vier Jahre lang bot sie ehrenamtlich auf einer psychiatrischen Akutstation Kurse im kreativen Schreiben für Patient*innen an, die aufgrund dieses gemeinsamen Interesses, obwohl zum Teil psychisch schwer angeschlagen, den Weg dorthin fanden. Die Teilnehmenden stammten aus ganz verschiedenen sozialen Schichten und hatten daher zumeist einen unterschiedlichen Bildungshintergrund. Auch Menschen mit allen wichtigen Diagnosen waren, wie dies auf Akutstationen üblich ist, vertreten.

Hustvedt gab kleinere, gut verständliche Texte wie etwa Gedichte den Patient*innen zum Lesen und Vortragen und forderte sie dazu auf, eigene Überlegungen dazu niederzuschreiben. Wichtig war ihr, mit den Patient*innen über die Gefühle zu sprechen, die sie in der Auseinandersetzung mit dem geschriebenen Wort empfanden.

Was in jedem literaturwissenschaftlichen Diskurs oft eher als Makel angesehen wird, entwickelte durch diese eigene Form des Realismus eine heilsame Kraft. »Emotionen können nicht fiktiv sein. Wenn ich beim Träumen oder beim Lesen eines Buches ängstlich oder fröhlich bin, sind die Liebe und die Angst, die ich empfinde, wirklich, obwohl die Figuren es nicht sind« (Hustvedt 2020, S. 209). Dabei entdeckte sie einen Erzählraum, in dem durch die im Fortgang von den Patient*innen selbst vermittelte Literatur ein Dialog möglich war mit einer Gesellschaft, die solchen Menschen oft längst nicht mehr zuhört.

Dieser Dialog erdet nicht nur und holt die Patient*innen auf empfindsame Weise in die Realität zurück, sondern verhindert auch unbedachte Zuschreibungen, die oft durch einseitige Behandlung entstehen. Er beugt Stigmatisierungen auch deshalb vor, weil er die Bedürfnisse der Menschen in ihrer Erkrankung ernst nimmt und in einer dadurch veränderten Praxis sich ganz konkret auf sie einlässt. Dabei kann durch die soziale Heterogenität auf Klinikstationen eine milieuübergreifende Solidarität entstehen, die auch zu schwierigen Themen wie beispielsweise der

Sexualität Stellung nimmt. Was zählt, ist die einzelne Person mit ihren Gefühlen in der Gruppe.

> »Es ist wichtiger zu wissen, welcher Mensch die Krankheit hat, als welche Krankheit der Mensch hat.«

Dieser berührende Satz des Hippokrates könnte an der Eingangstür einer Klinikstation stehen, die solche Schreibkurse ihren Patient*innen unaufdringlich anbietet. Auch Schreibkurse als Angebot einer mit verschiedenen Gruppen arbeitenden Ambulanz wären gut vorstellbar.

Was aber ist wesentlich beim Schreibprozess? Diese Frage stellte sich aufgrund ihrer Erfahrungen in der Klinik für Siri Hustvedt neu. Wenn wir schreiben, sprechen wir zu jemandem und der Text wird zwischen mir und diesem imaginären anderen gemacht. Für die amerikanische Schriftstellerin spielt der mitteilende Charakter der Sprache eine zentrale Rolle.

»Dialog setzt nach meinem Selbstverständnis die Notwendigkeit des Unvorhergesehenen voraus, und sein Grundverständnis ist überraschende Wechselseitigkeit«, schreibt der Philosoph Martin Buber in einem Brief an den Schweizer Psychiater Ludwig Binswanger. Genau dies aber ermöglicht eine Weiterentwicklung der Sprache, führt zu einer Beziehungsarbeit, die nicht mehr in einer Einbahnstraße endet. Die Behandler*innen würden im übertragenen Sinn selbst behandelt und die zu Behandelnden würden selbst behandeln. Dafür bietet Sprache, wie das Beispiel von Hustvedt und ihren Teilnehmer*innen zeigt, Möglichkeiten an.

Inniges Schweigen und Hilfe als Doppelfunktion

Wie aber sieht die Praxis in der gegenwärtigen Psychiatrie aus?

Während meiner ersten eigenen psychotischen Krise machte ich nach einem richterlichen Beschluss, dem ich mich aufgrund großer Ängste und Vorbehalte gegenüber einer »Irrenanstalt« – so hieß das einmal – zu entziehen versuchte, die einschneidende Erfahrung, von zwei Polizisten in der Mensa der Universität aufgegriffen, in Handschellen abgeführt und auf dem Rücksitz des Polizeiwagens in die Klinik gefahren zu werden. War ich das wirklich oder war dies nur ein anderer in Gestalt meiner eigenen Person? Diese Frage war meine erste Reaktion darauf. Mein Körper zitterte. Der Schreck machte mich sprachlos. Ich war nach meiner Flucht vor den Behörden in meiner Empfindung endgültig geschlagen.

Nach meiner Ankunft in der Klinik nahm mich eine junge Ärztin in Empfang, zog mich fürsorglich auf eine Pritsche und half mir, ohne mir nähere Fragen zu stellen oder gar Antworten zu erwarten, mich meiner verunreinigten Kleidung zu entledigen. Ich hätte das nicht mehr alleine gekonnt.

Das war ein kurzer Moment von Scham, der in einem Szenario einer behördlich angeordneten Beschämung aufkam. Ich fühlte mich für diesen Augenblick zurück in einer zivilen Gesellschaft.

Schweigend einer jungen Frau zu begegnen, die mir saubere Kleidung gab, war im Gegensatz zur erlebten Gewalt der Einweisung keine Entwürdigung. Es war ein gemeinsames Einverständnis, weder sprechen noch um Hilfe bitten zu müssen, sondern sie einfach und selbstverständlich zu bekommen. Ohnmacht hingegen, die ich auch erlebt habe, ist Ausdruck einer Sprachlosigkeit, die kein Gehör mehr findet und aufgrund erlebter Gewalt auch selbst keine Worte mehr finden kann. Was dabei immer zurückbleibt, ist Angst.

Gehör in Form tätiger Hilfe fand ich zunächst weiterhin bei der jungen Ärztin. So unterbrach sie das Getriebe des Klinikalltags dadurch, dass sie bei den allwöchentlich stattfindenden Visiten ihre ärztliche Funktion wie in einem Kammerspiel parodierte.

»Man muss den Verhältnissen ihre eigene Melodie vorpfeifen«, schrieb einmal ein bekannter Kritiker.

Psychiatrische Hilfen haben auch immer eine Doppelfunktion – und das ist ihr großes Dilemma. Sie erfüllen den aus der Sicht der Patient*innen sich widersprechenden gesellschaftlichen Auftrag von Hilfe einerseits und von behördlicher Kontrolle andererseits. Das Verhältnis zu der mit achtsamer Fürsorge behandelnden Klinikärztin entwickelte sich durch die Fortdauer meines Aufenthalts zu meinem Bedauern in eine andere Richtung.

Gehörte sie nun zum Personal oder stand sie auf meiner Seite?

Das wollte ich in dieser Situation, die für mich mit der großen Scham besetzt war, ein eingeschlossener Patient auf einer Akutstation zu sein, und in der alles infrage gestellt war, was kurz vorher normal schien, unbedingt herausfinden. Im Hintergrund meines Dreibettzimmers hörte ich durch die dünnen Wände Patient*innen, die dort abgeschottet und/oder gleichzeitig fixiert wurden. Mein Zimmerkollege kam aus einer Wochenenderprobung nicht mehr zurück. Er hatte Zuflucht auf den Gleisen gesucht.

Durch die vielen Menschen in den beengten Zimmern waren die Räume energiegeladen und die Stimmung war bis aufs Äußerste angespannt. Wirkliche Rückzugsmöglichkeiten ohne Störung von außen gab es damals nicht. Ein Lichtblick, an dem ich mich festhielt, war für mich diese junge Frau, die als Assistenzärztin

(allerdings nur sehr begrenzten) Einfluss auf die übliche Behandlungspraxis auf einer Akutstation haben konnte.
Ich hoffte, durch ihre Präsenz von einer für mich unerträglichen Situation, nämlich vor den Augen anderer aus dem universitären Alltag gezogen worden zu sein, endlich erlöst zu werden, und stellte sie wegen dieser oben beschriebenen Doppelfunktion der psychiatrischen Behandlung, die ich durch den Klinikalltag auch spürte, auf eine Probe. Ich verlangte als damals privat versicherter Patient vom Chefarzt der Klinik bei einer Visite eine unverzügliche Diagnose.

Schuld und Strafe in der Psychiatrie

Wie ein beschuldigter Straftäter fragte ich in der Klinik nach meinem Vergehen und warum man mich dort festhalte. Der äußere Zwang, behandelt werden zu müssen, gibt eine Sprache vor, die dem entspricht. Sie heißt fast immer: Gericht und Urteil. Diagnosen haben unabhängig von der Qualität des behandelnden Personals oft diese andere Seite. Vor allem hatte ich ständig das Gefühl, mich behaupten und mich auch vor mir selbst verteidigen zu müssen.
Aufgrund der hilfsbereiten Ärztin lebte ich allerdings in dem Glauben, diese Hilfe unabhängig von den Regeln an diesem für mich finsteren Ort auch tun zu können. Ich fühlte mich stark und bekam von ihr eine vorläufige Diagnose ausgehändigt, die, wie ich später durch meine Einsicht in die Psychiatrieakten erfuhr, sie ausgestellt hatte, obwohl sie von der Richtigkeit des Unterfangens nur wenig bis gar nicht überzeugt war.
Ich stellte ihr ärztliches Selbstverständnis durch den Wunsch nach einer raschen Diagnose, die mir mit dem Etikett einer paranoiden Schizophrenie auch vorläufig von ihr ausgestellt wurde, infrage. In meiner Empfindung war das vor allem ein unerhörtes Urteil über meine Person. Es war zudem, auch noch aus heutiger Sicht, eine Herabsetzung, die meine Vernunft erlitten hatte und gegen die ich mich nicht wehren konnte. Zum Dritten war es eine Verletzung durch eine sympathische und kluge Frau, die ich als Mann erlitt und damals als unglaubliche Demütigung empfand.
Man kann Patient*innen nicht mehr stigmatisieren, als ihnen ohne ausführliche Begründung eine Schizophrenie-Diagnose mit dem Hinweis zu überreichen, es liege eine entsprechende, oft biologische Vulnerabilität vor. Das machte die Ärztin aber nicht, sondern sie schwieg stattdessen, weil der Vorgang von Beginn an unerhört war. Es war der Versuch eines gemeinsamen Schweigens. Wer nämlich aus diesen unterstellten Gründen einer Schizophrenie-Erkrankung von seinem Verstand nur noch eingeschränkt und temporär Gebrauch machen kann, kann dann auch nicht

mehr selbstständig und für sich selbst entscheiden und entsprechend handeln. Ich erhielt später eine gesetzliche Betreuung. Sie, die Vernunft, vermag es nur noch, außer sich zu sein, und darf sich dann nur noch vor sich selbst schämen. Als Schutz vor dieser unerträglichen Außenwelt der Psychiatrie verfiel ich in eine Art Schockstarre. Das Verhältnis zur behandelnden Ärztin war durch die Diagnose in eine unerträgliche Schieflage geraten, sodass ich zunächst nur noch unberechenbar und wütend reagieren konnte. Ich machte, ohne dies zu merken, im Rückblick die Behandlerin selbst für den Polizeieinsatz, der mich in die Klinik gebracht hatte, verantwortlich. Ich versuchte sie festzuhalten, wenn sie auf Station an mir vorbeilief. Über den Rest möchte ich lieber schweigen.

Aber wie schwierig auch immer die Situation damals war, blieb der besondere Draht, den ich zu ihr hatte, in meiner Erinnerung auch weiter bestehen. Zwar musste sie mich wegen des Vorfalls an einen Kollegen abgeben, aber ich erfuhr durch Akteneinsicht Jahre später, dass sie mich, obwohl nicht mehr zuständig, versucht hatte vor einer Fixierung oder Zwangsmedikation zu bewahren. Ich kam bei meinem zweiten Klinikaufenthalt in eine andere – Wolfgang Blankenburgs ehemalige – Klinik und wurde dort von einer Kollegin behandelt. Ich habe dort Solidarität erfahren, aber konnte sie durch die vorherige Misstrauenskultur nur begrenzt annehmen.

Die Frage, die ich mir danach stellte, war: Wie können wir im Medium der Sprache die sich in der Psychiatrie immer wieder selbst bestätigenden Regeln der Gewalt durchbrechen und dadurch andere Beziehungsmodelle zwischen Menschen etablieren, die im Gegensatz dazu auf Vertrauen beruhen? Wo genau liegt gerade an diesem Ort ihre emanzipatorische und genesungsfördernde Kraft? Einige grundsätzliche Überlegungen seien zum Schluss hier noch erlaubt.

Sprache als Sphäre der Gewaltlosigkeit

In einem immer wieder anregend zu lesenden Buch über *Die Macht der Gewaltlosigkeit* hat die bekannte amerikanische Philosophin Judith Butler (2020) den Versuch unternommen, die Texte des von den Nationalsozialisten in den Tod getriebenen Schriftstellers Walter Benjamin zur Kritik der Gewalt einerseits und dessen Überlegungen zur Sprachphilosophie andererseits zusammenzudenken. Ihre Arbeit stellt gleichzeitig den Versuch dar, neue politische Handlungsmöglichkeiten zu eröffnen.

Butler geht zunächst einmal von der Prämisse aus, dass »[g]anz unabhängig von den eifrigsten Bemühungen, Gewalt nur als Mittel und nicht als Zweck einzusetzen, der Einsatz von Gewalt als Mittel ungewollt selbst zum Zweck werden und zur neuen

Gewalt führen, Gewalt erneut entfachen und weitere Gewalt rechtfertigen kann« (ebd., S. 34). Der von ihr angeführte Benjamin identifiziert davon ausgehend »den Zwang im Herzen jeder bürgerlichen Rechtsordnung als Form von Gewalt« (ebd., S. 156; Benjamin 1980 a, S. 190).

Aus diesem Grund kann Recht nur erhalten werden, wo es immer und immer wieder als bindend bekräftigt wird. Es erfordert Vergeltung oder Machtausübung. Demgegenüber bezieht sich Gewaltlosigkeit auf die »gewaltlose Beilegung von Konflikten« in der »Technik ziviler Übereinkunft«. Gewaltlosigkeit ist eine Technik, die nicht herrscht und wohl auch nicht beherrschbar ist, sie ist fortlaufend, ergebnisoffen und damit »reines Mittel«. Benjamin geht im Folgenden noch einen Schritt weiter: »[…] daß es eine in dem Grade gewaltlose Sphäre menschlicher Übereinkunft gibt, daß sie der Gewalt völlig unzugänglich ist: die eigentliche Sphäre der Verständigung ist die Sprache« (1980 b, S. 160 f.).

Die Sphäre der Sprache wird in dieser Darstellung zu einem Synonym von Verständigung und Gewaltlosigkeit. Sie erfährt im Benjamin'schen Text, der Bestandteil einer eigenen Übersetzungstheorie ist, eine nähere Erläuterung: »Diese Technik ziviler Übereinkunft als fortlaufende Konfliktbeilegung gründet in der Sprache als solcher, die in sich die konstitutive Möglichkeit der Übersetzbarkeit birgt, nicht nur zwischen Sprachen, sondern auch zwischen konfliktuellen Positionen innerhalb einer Sprache. Jede Sprache enthält eine Öffnung, die sie für eine fremde Sprache zugänglich und veränderbar macht« (ebd., S. 9 f.).

Judith Butler versucht in Anlehnung an Benjamin zu zeigen, wie der totalisierende Rahmen des Rechts verneint und damit vorübergehend ausgesetzt werden kann. Dieser gewaltlos-gewaltsame Akt kann sich nur in der Sphäre der Sprache selbst vollziehen. Das Ziel ist es, einen außerrechtlichen Austausch zu ermöglichen, der in der Sprache als einzig legitimer Möglichkeit stattfinden kann und der Gewalt eben nicht außer Acht lässt, selbst aber gewaltlos ist.

Auf die Sprache der Psychiatrie bezogen, müssen wir jeweils neu die Frage stellen, ob eine gegebene Handlung als gewaltsam oder gewaltlos angesehen werden sollte. Der Rahmen, in dem diese Frage gestellt wird, bestimmt weitestgehend die Antwort. Die vom Recht hervorgebrachten Rechtfertigungsmuster tendieren zur Bekräftigung ihrer eigenen Legitimität in jener Sprache, in der die Frage zugleich gestellt und beantwortet wird. Von daher ist die Sprache der Psychiatrie immer auch eine Sprache der Selbstlegitimierung.

Genesungsbegleitung, für die ich hier eintreten möchte, stellt sich im konkreten Gespräch zweier Menschen, die sich füreinander Zeit genommen haben, immer auch in einen außerrechtlichen Rahmen, nämlich in den der oben angeführten Übersetzung verschiedener Sprachen mit dem möglichen Ziel der Beilegung von Konflikten. Nur dadurch kann die rechtlich bedingte Selbstlegitimation der Sprache zeitweise aufgehoben und kann ein dialogischer Austausch im Sinne Martin Bubers überhaupt möglich werden. Wenn das Ergebnis nicht vorher feststeht, ist er auch keine Einbahnstraße. Zum einen besteht Peerarbeit deshalb darauf, im gegenseitigen Verstehen Gewalt als Form des Miteinanders und der Konfliktlösung zu beenden, und zum anderen beabsichtigt sie den Reichtum der am Dialog beteiligten Sprachen im Gespräch aufeinander wirken zu lassen, um einen offenen Ausgang zu ermöglichen. Das gegenseitige Einlassen erfordert aber die Gleichheit der behandelnden Person, die in ambulanten Formen vermutlich einfacher zu gewährleisten ist als in einem starren institutionellen Rahmen.

Wenn Patient*innen die zuständige Ärztin dort als Komplizin ansehen, muss das aber keineswegs Ausdruck einer Erkrankung sein oder sich um eine Verschwörung handeln, sondern kann auch den Wunsch bergen, die Sphäre der Gewalt endlich einmal zu durchbrechen. Eine Sprache des Miteinanders in der Psychiatrie zu finden, ist daher eine besondere Herausforderung. Sie ist allerdings auch die einzige Möglichkeit, die wir haben.

> »Es wird, wenn es jetzt auch schlecht steht, doch einmal nicht mehr so sein« (nach den Oden des Horaz, Buch 2, X, S. 17 f.).

Ich widme diesen Text Ute Rau, Ende der 1990er-Jahre Assistenzärztin des psychiatrischen Landeskrankenhauses in Cappel, stellvertretend für die Kolleg*innen, die an meiner Genesung Anteil hatten.

Andreas Jung, Jahrgang 1961, ist Soziologe, Philosoph und Germanist. Er ist zertifizierter Genesungsbegleiter und EX-IN-Trainer, aktuell in der Psychiatrischen Uniklinik in Marburg und beim Marburger St. Elisabethverein. Er ist Mitglied des Psychiatriebeirats des Landes Hessen, Mitglied des Stiftungsbeirats der Deutschen Gesellschaft für Soziale Psychiatrie (DGSP), Vorstand der DGSP Hessen und Dozent zu psychiatrischen Themen. Kontakt: jung-marburg@web.de.

Literatur

Benjamin, W. (1980 a): Zur Kritik der Gewalt. Gesammelte Schriften II. Frankfurt a. M.: Suhrkamp.

Benjamin, W. (1980 b): Die Aufgabe des Übersetzers. Gesammelte Schriften IV. Frankfurt a. M.: Suhrkamp.

Blankenburg, W. (2007): Psychopathologie des Unscheinbaren. Berlin: Parados.

Butler, J. (2020): Die Macht der Gewaltlosigkeit. Berlin: Suhrkamp.

Goethe, J. W. (1991): Wilhelm Meisters Wanderjahre. In: Goethe: Sämtliche Werke nach Epochen seines Schaffens. Hg. von G. Baumann, G.-L. Fink & J. John, Bd. 17. München: Hanser.

Gomeringer, B.; Sänger, J. & Sünkel, U. (2020): Vögel im Kopf. Geschichten aus dem Leben erkrankter Jugendlicher. Stuttgart: Hirzel.

Hustvedt, S. (2020): Eine Frau schaut auf Männer, die auf Frauen schauen. Essays über Kunst, Geschlecht und Geist. Hamburg: Rowohlt.

Sprache in der psychiatrischen Diagnostik und Anamnese

Die transkulturelle Sicht des Verstehens

Solmaz Golsabahi-Broclawski

Kultur und Sprache sind für uns alltäglich und allgegenwärtig. Ein bekannter Ausspruch, »Kultur ist alles, was dich zum Fremden macht«, veranschaulicht, dass auch das Fremde stets mit uns ist. Als Kommunikationsmittel verleiht Sprache unserer Identität etwas Äußeres, sie ist gleichzeitig ein indirekter und ein direkter Hinweis auf unsere Gedanken. Tatsächlich bestimmt sie unser Denken. Der Talmud besagt: Viele Sprachen sind es wert, dass man sie auf der Welt gebrauchte (Nashim, III. Seder, S. 30 a; Anonym, o. J.). Bertrand Russell beschrieb bereits die differenzierte Nutzungsmöglichkeit der Sprachen als Ausdruck der Vielfalt: griechisch für den Gesang, lateinisch für den Krieg, syrisch für die Klage, hebräisch für die gewöhnliche Rede (siehe Russell 1988).

Die Denkstrukturen hinter der Sprache

Dank der Sprache stehen uns verschiedene Möglichkeiten zur Verfügung, unseren Bedürfnissen, Gefühlen, Intentionen und Gedanken eine Gewichtung und Richtung zu geben. Nicht selten ist sie aber auch eine Ursache für Missverständnisse und Kränkungen im Alltag. In der globalisierten Welt hat es einige Zeit gebraucht, bis klar war, dass Sprache nicht den Charakter der Sprechenden widerspiegelt, vielmehr geht es um eine weitaus bedeutsamere Frage: Wie beeinflusst die Sprache die Denkprozesse derer, die sie sprechen?

In der Medizin ist die Sprache ein Hauptkommunikationsmittel und diagnostisch sowie therapeutisch unersetzlich. So solide und auch objektiv manche bildgebenden apparativen Hilfsmittel erscheinen mögen, so subjektiv und perspektivenabhängig ist die persönliche Beschreibung des Leidens. Medizinisch tätiges Personal, insbesondere im Bereich der Psychiatrie, ist auf Sprache angewiesen: Die in der Sprechstunde genutzte Sprache und die Vertrautheit mit der Grammatik der gesprochenen Sprache sollten sowohl bei den zu behandelnden Personen als auch beim medizinischen Personal in ihrer Wirkung nicht unterschätzt werden. Sehr schnell können sie zu Missverständnissen und Fehldeutungen bei der Diagnostik und beim Verlauf der Therapiecompliance führen.

Wenn wir das Kulturmodell nach Hofstede (siehe Hofstede u. a. 2010) hinzuziehen und uns über die Dimensionen der Macht gesellschaftlicher Instanzen, persönlicher Unsicherheiten, Vermeidung von Konflikten, von Individualismus und Kollektivismus als global beeinflussende Faktoren im Dialog bewusst werden, entdecken wir neben Grammatik und Spracharchitektur der Sprechenden weitere Faktoren: ihr Geschlecht, ihr Alter und ihr soziokultureller Hintergrund (etwa Bildung). Es wird deutlich, welche Rolle Sprache in der Medizin hat und wie sehr sie unser Verständnis von Symptomen und damit die Befunderhebung beeinflusst.

Aussagen wie:

»Oft denke ich, ich werde nicht verstanden.«

»Da war doch diese Sekunde, in der ich dachte, ich stehe auf dem Schlauch.«

»Die scheinen kein Zeitgefühl zu haben.«

»Ich glaube, die sprechen eher mit den Händen als mit dem Kopf.«

prägen sowohl Team- als auch Supervisionssitzungen. Diese Konflikte und Irritationen verstärken sich, je weiter die Herkunftsländer der betroffenen Akteure im Gesundheitssystem voneinander entfernt liegen. Wenn sich zur geografischen Entfernung die Faktoren Geschlecht, Alter und soziokultureller Hintergrund der Beteiligten und der Schweregrad der Erkrankung hinzugesellen, kommt es nicht selten zu einem »Super-GAU« in der Ambulanz, auf Station, im Besprechungszimmer, während der Visite.

Die Architektur der Sprache lenkt unser Handeln und Denken und beeinflusst, wie wir das Gedachte zur Sprache bringen. Der Philosoph Ludwig Wittgenstein (1963), der selbst Erfahrungen in der Psychiatrie gesammelt hatte, beschrieb in seinem *Tractatus logico-philosophicus* in Satz 5.6 die Bedeutung der Sprache wie folgt: »Die Grenzen meiner Sprache bedeuten die Grenzen meiner Welt.« Ausgehend von der eigenen Sprache wird uns oft bewusst, dass die anderen anders artikulieren, sich positionieren oder auch abgrenzen. Wer kennt es nicht aus dem Sprachunterricht? Bei der Übersetzung eines Textes wurden uns manches Mal die Grenzen der Übersetzbarkeit sehr deutlich. Daher ist uns mit einer bloßen Übersetzung nicht geholfen. Ein Dialog muss auf der Bereitschaft basieren, sich auf die neue Architektur von *Denkstrukturen* einzulassen.

Spracharchitekturen – Linguistik und Bedeutung für psychiatrisch Tätige

Wörter wie »Ja« oder »Nein« existieren in vielen Sprachen nicht in der gleichen Form wie im Standarddeutsch. Wir müssen nicht sehr weit gehen, um Belege für diese Erkenntnis zu finden, denn bereits im deutschsprachigen Raum gibt es unterschiedliche Handhabungen der Wörter »Ja« und »Nein«. In Österreich versucht man, weniger mit einem gedachten Rufzeichen am Ende dieser beiden Wörter zu antworten, stattdessen wird ein gedankliches Komma gesetzt. Hiermit lassen die Sprechenden ihrem Gegenüber noch mehr Raum zur Diskussion, als wir es in Deutschland gewohnt sind. Dies kann sich für Deutsche als zu unpräzise, ungenau oder gar schlampig anhören und sie auch irritieren, da sie eine klare Linie und Aussage erwarten.

Einige asiatische Sprachen haben 11–14 abgeschwächte Ja-Wörter, aber kein klares Nein, wie wir es aus dem Duden kennen. Bei der Übersetzung müssen wir diese Ja-Wörter, die wir als abgeschwächt formuliert empfinden, wegen fehlender konkreter Wörter im Deutschen umschreiben. Ebenso muss unser asiatisches Gegenüber unser »Nein« umschreiben. Dies ist vergleichbar mit einer unklaren Schattierung im Ultraschallbefund, welche uns irritiert und die Diagnostik nicht abschließen lässt. Wir müssen also ein weiteres bildgebendes Verfahren wie das MRT hinzuziehen, um die Unklarheit zu beseitigen, da wir als naturwissenschaftlich Geprägte eine klare Aussage treffen wollen, die als Handlungsauftrag verstanden wird. Im klinischen Alltag bedeutet dies, dass wir unsere geschlossenen Fragen, welche wir in der Erwartung stellen, ein »Ja« oder »Nein« als Antwort zu erhalten, klar überdenken sollten.

Ein anderes Beispiel ist der Umgang mit dem Subjekt im Satz. In vielen Sprachen dieser Welt beginnen Sätze mit dem Subjekt, gefolgt von einem Verb. Andere Sprachen konjugieren das Verb und integrieren das Subjekt damit in die Handlung. Sie nehmen damit das Subjekt zugunsten der Handlung aus dem Fokus. Wieder andere Sprachen stellen singuläre Subjekte in den Hintergrund und benutzen plurale Subjekte, geben also hiermit dem Kollektivismus schon in der Sprache eine entscheidende Rolle zulasten des Individuellen.

Abhängig von der Andersartigkeit der Vorgehensweise interpretieren Zuhörende in das Gesprochene eine fehlende Ich-Struktur, fehlende Kritikfähigkeit, Unselbstständigkeit etc. Hier haben also bereits die Grammatik, die Semantik und damit die Sprache selbst die Befunde verfälscht oder maßgeblich beeinflusst. Je erschöpfter, gestresster, ängstlicher, unsicherer die beiden Parteien im therapeutischen Kontakt, die Kranken und Angehörigen einerseits sowie das psychiatrische Team andererseits sind, desto brisanter werden die sprachlichen Missverständnisse und vermeidbaren Fehler. Die Unterscheidung zwischen sprachlicher Formulierung, Denk- oder Sichtweise und kognitiven Einbußen kann morgens bei noch frischem und gering belastetem Personal weniger Abwehr und mehr Verständnis finden als kurz vor Feierabend, wenn sprachlich ausschweifende oder sparsame, zu ungenaue Formulierungen ebenso wie solche, die als blumig-hysterisch, stockend, assoziativ gelockert oder sonst wie interpretiert werden können, als lästig und zeitraubend erachtet werden.

Das Cultural Formulation Interview (CFI) der American Psychiatric Association (2015) – im Deutschen mit »Fremdbeurteilungsversion« unglücklich übersetzt – ist eines der wenigen Interviewverfahren, die sich mit den Dimensionen biografischer Erfahrung unter Berücksichtigung der Kultur in der Exploration beschäftigen. Die deutsche Übersetzung erweckt den Eindruck, dass das Verfahren nur für Fremde sei – wer auch immer damit gemeint ist –, im klinischen Alltag wird uns allerdings bewusst, dass das Verfahren für alle uns nicht bekannten Patientinnen und Patienten einsetzbar ist. Streng genommen sind Erkrankte aus Bayern einem Behandlungsteam aus Ostfriesenland auch fremd, wenn es sich in den Gegebenheiten der bayerischen Kultur und den Dialekten nicht auskennt. Anhand des Beispiels des Umgangs mit einem Interviewverfahren erkennen wir den blinden Fleck in der Exploration: Wir gehen davon aus, dass die transkulturelle Kompetenz »nur« im Umgang mit Ausländern und Fremden nützlich sei, ohne uns dessen bewusst zu werden, dass die Erkenntnisse über die Vielfalt des menschlichen Geschlechts und die Diversität uns allen zugutekommen.

Hiermit wird die brisante Aufgabe von dolmetschenden oder übersetzenden Fachkräften und Mittelspersonen deutlich. Nicht umsonst wies bereits Churchill auf den Umstand hin, dass die Einigung zweier Politiker durch dolmetschende Personen um eine weitere Dimension komplizierter wird. Daher ist ein verbindliches Manual im Umgang mit dem Instrument der Übersetzung unerlässlich:

- Verwendung des Manuals vor und nach Gesprächen mit der übersetzenden Person,
- Überprüfung ihrer Kenntnisse medizinischer Sachverhalte und Fragestellungen,
- Klärung der Beziehung zwischen übersetzender und zu behandelnder Person und mögliche persönliche Bezüge,
- Einschätzung des Ausmaßes der Emanzipation gegenüber der Sprache und Kultur.

Verständigungsprobleme beruhen aber nicht nur auf Spracharchitektur und fehlender Übersetzbarkeit, sondern auch auf unterschiedlichen Erfahrungen mit dem Gesundheitssystem selbst. Negative Erfahrungen mit einem bestechlichen Gesundheitssystem können dazu führen, dass beispielsweise das Personal in Mitteleuropa missverstanden wird. Die Zurückhaltung gegenüber zu viel Diagnostik wird als

Diskriminierung verstanden: »Weil ich nicht reich genug bin, bekomme ich die Untersuchung nicht« oder: »Weil ich nicht deutsch genug bin ...«. Erwartungshaltungen, die subjektiv und unterschwellig in der Sprache bewusst oder unbewusst vermittelt werden, führen im psychiatrischen Alltag nicht selten zu Eskalationen. Dies wird oft beispielsweise mithilfe von Sicherheitspersonal vor der Notfallambulanz gelöst – eine Aktion, die mitunter Misstrauen erweitert und Kampfbereitschaft bestärkt, anstatt Vertrauen und gegenseitiges Verständnis aufzubauen.

Die Gewährung von Ausnahmen im Alltag ist eine entscheidende, aber heikle Kompetenz aus Sicht der transkulturellen Psychiatrie: Damit ist keineswegs gemeint, dass man professionelle Arbeitshypothesen, Qualitätsrichtlinien oder Leitlinien aufgibt. Vielmehr geht es um die Bereitschaft, eine andere Sichtweise kennenzulernen und diese im Kontext zu verstehen. Darauffolgend kann man eine Brücke zu der jeweiligen Richtlinie schlagen und eine verständliche und nachvollziehbare Aufklärung über Methoden ermöglichen, die in einer bestimmten Region Gültigkeit haben. Ein interessierter und anderer Blick auf die Anwesenheit einer großen Anzahl von Angehörigen oder auf ausschweifende Formulierungen kann wertvolle Einblicke in die Dynamik innerhalb der Familie gewähren. Vielleicht entdeckt man mögliche Vorbehalte gegenüber der psychiatrischen Behandlung oder gar Aberglauben, vielleicht lassen sich so auch die Angst und die Unsicherheit dahinter visualisieren. Es geht darum, die Sichtweise der anderen wahrzunehmen, eigene Handlungsspielräume zu realisieren und die beiden vermeintlich sehr weit voneinander entfernten Beteiligten einander näherzubringen.

Transkulturelle Kompetenz ist also die Fertigkeit, im Alltag mit brisanten Situationen fertig zu werden und die Grenzen des Übersetzbaren und Überwindbaren zugunsten der zwischenmenschlichen Kommunikation zu erweitern. Es gibt diverse Sicht- und Ausdrucksweisen und damit eine Unzahl an Möglichkeiten zur Lösungsfindung. Weder sind diejenigen, die »Ja« sagen, notorische Ja-Sager noch sind die Nein-Sager Nihilisten; weder sind die einen ausschweifend noch sind diejenigen geistig unterbemittelt, die nur ein Adjektiv benutzen. Es gibt kaum etwas Schlimmeres als eingefleischte Stereotypen, die uns im Alltag hinderlich sind.

Wenn wir uns unserer eigenen Stereotypen bewusst werden und bereits vorausschauend hilfreiches Wissen erworben haben, dann werden wir nicht gekränkt oder herablassend interpretieren, sondern beschreibend einen soliden Befund erheben, zumal unseren Befunden eine diagnostische, therapeutische und damit auch letztendlich volkswirtschaftliche Rolle zukommt. Unterstützend kann man im Umgang mit Sprache den Vergleich mit einem Spiegel ziehen: Er spiegelt den gedanklichen Prozess bei einer zu behandelnden Person – wie bei jedem Menschen. Falls es uns gelingt, vorsichtig die Oberfläche der Sprache zu verlassen und tiefer einzutauchen, erfahren wir viel über ihr Seelenleben.

Sprechen und verstehen – aber wie?

Oft erfahren psychiatrische Fachkräfte, dass Erkrankte zu ihnen gekommen sind, weil sie sich Kommunikation wünschen. Nicht selten werden multilinguale psychiatrisch tätige Personen bevorzugt, auch wenn den Betreffenden bekannt ist, dass sie die spezielle Sprache der Kranken nicht beherrschen – gleichzeitig steht aber die Erwartung im Raum, dass multilinguale Menschen besser über den Tellerrand denken können. Hilfesuchende formulieren dies oft so: »Ja, ich weiß, dass sie vielleicht die Sprache nicht richtig können, aber sie verstehen die Art, wie wir denken.« Auf Nachfrage, was mit der Art gemeint sei, wird die Hoffnung nach Verständnis, Empathie und weniger Vorverurteilung deutlich.
Ein asiatischer Patient, ein Bankier, formulierte dies einmal konkret mit diesen Worten: »Ich kann mich mit den deutschen Ärzten nicht unterhalten. Sie sind mir zu arrogant, zu narzisstisch geprägt.« Auf die Frage: »Wie kommen Sie zu der Annahme, dass die deutschen Psychiater narzisstisch geprägt sind?«, antwortete er: »Sie wollen, dass ich ständig meine (!) Bedürfnisse formuliere, mein Ich hervortue, mehr Nein zu meiner Familie sage, mehr ich sei. Aber erstens habe ich in meiner Muttersprache nicht die Grammatik dafür, derartige Formulierungen zu erbringen, und wenn, dann verstehen meine Angehörigen überhaupt nicht, was ich rein sprachlich sagen will, zweitens würde es nur unhöflich, spracharm, kulturlos und niveaulos klingen, drittens bin ich Manager, ein erfolgreicher internationaler Bankier. Warum geht der Psychiater davon aus, dass ich nicht Nein sagen kann und nicht für mich sorgen kann, nur weil ich eine andere Sicht und Sprache habe?«
Somatoforme, idiopathische Erkrankungen ohne greifbare organische Ursache sind eine volkswirtschaftliche Herausforderung, aber auch ein medizinischer Dauerstressfaktor für die Diagnostik. Somatoforme Störungen sind geprägt von einer körperbezogenen Sprache; dies ist umso schwieriger, wenn die Alltagssprache bereits in der Semantik körperlich bezogen ist.
Dazu ein Fallbeispiel:

Ein Patient, 46 Jahre alt, Ingenieur aus dem Iran, klagt über Schmerzen, Depressionen, sein ganzer Körper schmerze. Der Arzt fragt nach der Art der Schmerzen und deren Intensität, er möchte, dass der Patient die Schmerzen lokalisiert. Der Patient erklärt daraufhin: »Der Körper schmerzt, verstehen Sie? Ich liege auf dem Boden und sie können über mich drüber gehen!« Mit dieser Aussage ist allen möglichen Schubladen der ICD-10-Diagnostik Tür und Tor geöffnet. Dies ist allerdings eine typische Formulierung aus dem Persischen, die ohne Rücksicht auf die Kenntnisse des Zuhörers über Grammatik und Semantik des Persischen eins zu eins nicht übersetzbar ist. Dieser Abschnitt des Dialogs ist weder Hinweis noch Gegenbeweis für eine bestimmte Diagnose.

Psychiatrisches Personal will Fakten, solide Befunde und fragt nach dem Was, Wo und Wie. Die Antworten und Formulierungen sind aber manchmal befremdlich, paradox, sie widersprechen sich. Daher ist es kein Zufall, dass Patienten aus afrikanischen oder asiatischen Ländern und aus dem Nahen Osten oft in mitteleuropäischen Breitengraden in ihrer sprachlichen Formulierung als psychosomatisch, wahnhaft, affektiv labil oder assoziativ gelockert wahrgenommen werden.

An dieser Stelle wäre es sehr hilfreich, die Angehörigen hinzuzuziehen. Die Frage nach dem Leidensdruck ist eine rein subjektive Fragestellung, gleichzeitig aber beinhaltet sie die Art des Erlebens über die Referenzgrenzen der Herkunftssprache und Kultur. Sie sagt etwas darüber aus, ob alles noch normal oder übertrieben und ob eine Alltagsbewältigung noch möglich ist.

Am Fallbeispiel lässt sich Verschiedenes ablesen: Die technische Fragestellung nach Art, Ort und Ausmaß von Schmerz ist für uns als in dieser geografischen Region sozialisierte Menschen vielleicht absolut korrekt, aber für manche Person, die sich in medizinische Hände begibt, etwas befremdlich: zu wenig empathisch, wenig wahrnehmend und zu sehr ablehnend. Selbstverständlich kann eine Person zwischen Fuß- und Handschmerzen unterscheiden und könnte auch auf die eigene Leber hinweisen oder auf den Kopf; zuallererst möchte dieser Mensch aber das Ausmaß des Schmerzes deutlich machen. Daher legt die Person Wert auf die Feststellung, dass ihr *ganzer* Körper schmerzt. Für die Erhebung des psychischen Befundes ist es wichtig, sich den Umstand zu vergegenwärtigen, dass man jemanden vor sich hat, der in einer anderen Sprache denkt und spricht. Auch wenn diese Person perfekt Deutsch spricht: Bedenken Sie die Architektur der Gefühlssprache, in der sie zu Hause ist; sie denkt im Weltbild ihrer Muttersprache, erkrankt in der Kultur der Muttersprache des Herkunftslandes – und dies kann zu Missverständnissen führen.

So bunt das Leben auch sein mag, unser Verständnis von Gesundheit, Krankheit, richtig oder falsch, normal oder unnormal ist je nach Region, Zugehörigkeit zu einer gesellschaftlichen Gruppe und Alter sehr verschieden. Im psychiatrischen Alltag begegnen wir also Phänomenen, aus denen wir Schlussfolgerungen ziehen können. Die Bereitschaft, sich offen darauf einzulassen, ist eine transkulturelle Kompetenz, die vom Fachpersonal zu erwarten ist.

Im Zusammenhang mit komplexeren Diagnosen, etwa der Posttraumatischen Belastungsstörung, wird die Rolle der Sprache sogar neuropsychologisch erneut bedeutsam. Das Erleben einer traumatischen Erfahrung führt nicht selten zu Beeinträchtigungen beim Speicherprozess der Ereignisse im Gehirn und daraus resultierend zu einer im Rahmen der Traumatisierung nahezu physiologischen Einfrierung der Ereignisse (Harley 2006). Daraus ergibt sich oft eine Sprachlosigkeit der Betroffenen: Sie finden keine Worte, keine Formulierung, um das Erlebte zu beschreiben. Oft fehlen ihnen auch die Vokabeln, um eine bestimmte

Art der Folter und Gewalt zu benennen. Diese rein neuropsychologische Hypothese der Sprachlosigkeit bei Traumatisierungen erhält eine zusätzliche Note, wenn die zur Verfügung stehende Sprache als Werkzeug des Dialogs zwischen denen, die diagnostizieren und therapieren, sowie denen, die behandelt werden, unterschiedlich ist. Oft werden fehlende Ausdrucksmöglichkeiten als eine fehlende Information oder bewusste Täuschung im Rahmen der Begutachtung interpretiert. Dies ist ebenfalls keine absichtliche Unterstellung, sondern ein Zeichen fehlender Kenntnisse der begutachtenden Person bezüglich der Diagnostik (Menenti 2011). Die psychovegetativen Begleiterscheinungen sind dann als ein Indikator für die »traumatisierungsbedingte Sprach- und Ausdruckslosigkeit oder gar kurzfristige fehlende Erinnerung« zu benennen.

In einer globalisierten Welt sind Gesundheit und Versorgung der Betroffenen mehr als nur eine nationale Angelegenheit. Krankheitsbilder und Ausdrucksweisen sind einem Wandel unterworfen: nicht nur politisch, ideologisch, sondern auch geografisch und linguistisch. Kenntnisse über mögliche kulturelle und sprachliche Barrieren einerseits und die Bereitschaft, diese zu überwinden, andererseits werden in Zukunft mehr denn je über den Ausgang der Therapie entscheiden. Die Aufgabe der transkulturellen Kompetenz wird es sein, eine Brücke zwischen Kulturen, Gepflogenheiten und Gewohnheiten zu bauen, schrittweise das Gesundheitssystem zu sensibilisieren und dies insbesondere in der sprechenden Medizin, nicht nur innerhalb der Psychiatrie, zu etablieren. Die drei eng vernetzten Vorgänge Wahrnehmung, Interpretation und Fühlen müssen in diesem Zusammenhang neu überdacht und betrachtet werden, um der Diversität des klinischen Alltags gerecht zu werden (Rummler 1995).

Solmaz Golsabahi-Broclawski, Jahrgang 1978, ist Fachärztin für Psychiatrie und Psychotherapie mit der Zusatzbezeichnung Ernährungsmedizin, suchtmedizinische Grundversorgung, Public Health, Hygienebeauftragter Arzt, Sexualmedizin. Sie arbeitet am Medizinischen Institut für transkulturelle Kompetenz in Bielefeld und veröffentlicht und lehrt zu den Themen interdisziplinäre Medizin, Psychiatrie und Psychotherapie, Integration, Migration und Flüchtlinge sowie Sozialpsychiatrie. Kontakt: s.golsabahi-broclawski@mitk.eu.

Literatur

American Psychiatric Assocciation (2015): Cultural Formulation Interview – Fremdbeurteilungsversion. https://nyculturalcompetence.org/wp-content/uploads/2020/07/CFI-Fremdbeurteilung.pdf (13.08.2023).

Anonym (o. J.): Der Jerusalemer Talmud.

Harley, T. A. (2006): Speech errors: Psycholinguistic approach. In: Brown, K. (Hg.): The encyclopedia of language and linguistics. New York: Elsevier, S. 739–744.
Hofstede, G.; Hofstede, G. J. & Minkov, M. (2010): Cultures and organizations: Software of the mind. London: McGraw-Hill.
Menenti, L.; Gierhan, S.; Segaert, K. & Hagoot, P. (2011): Shared language: Overlap and segregation of the neuronal infrastructure for speaking and listening revealed by functional MRI. In: *Psychological Science,* 22, 9, S. 1173–1182.
Nashim, III. Seder (1998): Traktat 2: Sota – Die des Ehebruchs verdächtigte Frau. Tübingen: Mohr Siebeck.
Rummler, U. (1995): Ärztin oder Arzt? Eine psycholinguistische Untersuchung zum generischen Gebrauch des Maskulinums bei Grundschülerinnen und Grundschülern. In: *Osnabrücker Beiträge zur Sprachtheorie,* 51, S. 173–189.
Russell, B. (1956): Logical Atomism. Essays 1901–1950. London: Marsh, S. 321–344.
Russell, B. (1988): Essays on language, mind, and matter, 1919–1926. Boston: Unwin Hyman.
Wittgenstein, L. (1963): Tractatus logico-philosophicus. Berlin: Suhrkamp.

Die Sprache der Nutzenden und Angehörigen
Ein offener Dialog

Andrea Zwicknagl & Friederike Samstag

Die allererste Anfrage für diesen Text erreichte uns unter dem Arbeitstitel »Die Sprache der Nutzer und Betroffenen. Implikationen für die Weiterentwicklung eines Fachgebiets«. Aber gibt es denn *die* Nutzer*innen und *die* Betroffenen? Wer wären diese? Und welches wäre die Sprache, die sie sprächen? Sprechen wir alle nicht mehr als eine Sprache? Sprechen wir alle – auch mit uns selbst – denn nicht in vielen Stimmen?

Wir glauben, dass es die Sprache der Nutzer*innen und Angehörigen nicht gibt. Es gibt Sprache nur als etwas, was je neu aus der Vielfalt der Stimmen entsteht – im Dialog, in der Begegnung. Darum ist dies bewusst kein wissenschaftlicher Beitrag, keine randomisiert kontrollierte Sprachanalyse. Es ist eine Einladung zur Begegnung mit den Stimmen in uns, mit den Stimmen in Ihnen, die Sie dies lesen. Eine Einladung nicht zum Wissen, sondern zum Lauschen auf das, was wirklich zählt. Willkommen in unserer Welt!

Eine Philosophin: Ich würde gerne direkt mit der Tür ins Haus fallen: Es gibt da eine berühmte Rede von Jacques Derrida – das ist mein Lieblingsphilosoph. Derrida formuliert eine gewisse moralische Verpflichtung, direkt zur Sache zu kommen, sich nicht in Sprachspielereien zu verlieren, oder, freier wiedergegeben, keinen Small Talk zu betreiben, keinen Bullshit zu reden.

Ich komme also direkt zum Punkt: Zum Thema »Sprache und Psychiatrie« möchte ich Folgendes sagen: Sprache prägt unser Denken und unsere Wahrnehmung. Sprache schafft Wirklichkeit. Aber am Grund unserer Sprache liegt unser Nichtwissen. Das müssen wir wissen. Und darüber müssen wir sprechen. Und: Wir brauchen eine Sprache, die Zugehörigkeit(en) anbietet.

Eine Angehörige: Ich möchte hier eigentlich gar nicht sprechen. Ich sag hier gar nichts. »Die Sprache der Betroffenen« – wenn ich das schon höre. Wer sind denn die Betroffenen? Wer den Begriff verwendet, meint doch meistens diejenigen, die psychiatrieerfahren und diagnostiziert sind. Als wären wir Angehörigen nicht betroffen! Als wären wir Angehörigen nicht krisenerfahren.

Eine Angehörige: Und wer sind überhaupt die Angehörigen? Zwischen der Erfahrung einer, zum Beispiel, Mutter eines diagnosebetroffenen Menschen, eines, zum Beispiel, Kindes und einer, sagen wir, Schwester, können Welten liegen.

Eine Angehörige: Und was immer ich sage, war doch schon selbstverständlich, interessant, aber doch nicht ganz so klug und gewandt ausgedrückt wie die Sprache der psychiatrisch Tätigen. »Profis«! Die werden ja schon von vornherein geadelt. Übrigens sind beruflich in der Psychiatrie Tätige gar nicht unbedingt professionell. Zwischen beruflich in der Psychiatrie tätig und professionell in der Psychiatrie tätig zu sein besteht echt ein Unterschied. Und, ja, es gibt durchaus professionell in der Psychiatrie tätige Menschen. Keine Frage. Aber ich, ich sag hier nichts. Dass ich was sage, wird immer schon vorausgesetzt, und es wird mir selten gedankt, was ich von mir offenbare. Und noch seltener wird gesehen, was mich das Sprechen kostet – und was es mich kosten kann …
Und selbst wenn ich im geschützten Rahmen manchmal versuche, über mich als Angehörige zu sprechen, kommt so oft als nächste, als allererste Frage: Wer ist betroffen? So, als wäre ich nicht betroffen. So, als müsste ich immer zuerst über eine andere, im Moment doch gerade gar nicht anwesende Person Auskunft geben. Und dann ist oft die nächste anschließende Frage: Welche Diagnose? Wie unanständig. Wie übergriffig. Wie unangemessen, mich als erste Information über einen mir nahen Menschen nach dessen Diagnose zu fragen, einer pathologisierenden Fremdbeschreibung im Rahmen eines Regelwerks, das über den Menschen, der mir nahe ist, so wenig sagen kann.

Ein jüngeres Selbst, das die psychiatrische Behandlung überlebt hat: Unanständig, sagst du. Und »übergriffig«, »unangemessen«. Ich hänge noch an der Idee des Nichtwissens, die uns die Philosophin genannt hat. Weißt du, ich glaube, deshalb hat meine Seele überhaupt erst die Konsensrealität verlassen, weil die nicht mehr weiterwusste, weil sie keinen anderen Weg mehr sah, als sich meiner Wahrnehmung zu bemächtigen mit eigener Macht. Ich frage mich, ob das nicht auf seine Weise für ganz viele Momente gilt, die dann von außen als psychisch krank definiert werden. Wir wissen nicht mehr weiter!
Ist es nicht irgendwie unanständig, übergriffig, unangemessen – eine Hybris –, so zu tun, als gäbe es einfache Lösungen für Momente, in denen wir gar keine Lösung mehr haben?! Ich verstehe die Versuchung und den Wunsch vielleicht sogar auf beiden Seiten nach dem »quick fix«, aber wenn ich in die Tiefe lausche dessen, was sich ausdrücken möchte, dann ist es angemessen und anständig, anzuerkennen, dass auch wir drum herum nicht »einfach« wissen können, was geschieht und wie der Weg weitergehen kann. Mehr als alles andere bräuchte es dann das Nichtwissen, das Mitsein im Nichtwissen, ohne zu verzweifeln, ohne mit unterzugehen – aber auch ohne schnelle Lösungen für das Unlösbare.

Das ist meine Erkenntnis, wenn ich zurückblicke auf den Anfang als »Betroffene«. Was sagt Ihr dazu?!

Eine Angehörige: Das hier ist meine Erfahrung mit dem ganzen Thema »Psychiatrie und Sprache«: nicht sprechen können. Kein sprechendes Wesen mehr sein, kein Gegenüber. Nicht gesehen werden. Manchmal denke ich: Es führt kein Weg in die Sichtbarkeit. Was bleibt? Das Doppelleben.

Ein verbundener Mensch: Ich habe mit einer Freundin gesprochen und bin genau über dieses Doppelleben ins Nachdenken geraten. Es schien mir die Möglichkeit der Wahl eine fast toxische Illusion. Es drängt sich auf, dass Menschen als Zugehörige eine Wahl hätten, sich entscheiden zu können für die Zugehörigkeit zur Wahnwelt des geliebten Menschen oder für die Zugehörigkeit zur Normalität der anderen, weil sie ja nicht »krank« sind und entscheiden können. Aber ist nicht jede dieser beiden Möglichkeiten letztendlich eine Unmöglichkeit? Und wird man nicht grässlich eingesperrt zwischen diese beiden Unmöglichkeiten im Nirgendwo?! Man ist nicht verrückt und kann nur schwerlich entscheiden, es zu werden – so sehr vielleicht manchmal das Herz danach drängt. Und man ist auch nicht mehr fraglos normal, denn zu feindlich, zu ausgrenzend ist dieses »normal« für »solche Leute«. Und wie kann ich nicht »solche Leute« sein, wenn jemand, der mir am nächsten ist, zu »solchen Leuten« gerechnet wird?
Was wäre, frage ich mich, ein dritter Weg? Etwas Lebbares jenseits des Binären? Eine Freiheit, sich zu finden und zu definieren und zu sein im Relational, das Luft zum Atmen gibt und Mut und Stärke und Bezogenheit erlaubt, die nicht abschnürt, sondern aufschließt?!

Ein anderer »Betroffener«: Was ist leichter: keine Wahl zu haben oder eine scheinbare Wahl, die doch keine ist? Ich hatte am Ende keine andere Wahl, als den Wolf zu umarmen, denn der Wolf war ja in meinem Leben und ging nicht weg. Nicht mit Zwang und Einsperren, nicht mit Medikamenten und Frühwarnsymptomplänen. Nicht dadurch, dass man ihn für böse und krank erklärte. Eine wirkliche Veränderung hat sich mir erst erschlossen, als ich angefangen habe, damit aufzuhören, ihn weghaben zu wollen. Als er sein durfte, hat sich mein Blick auf ihn verändert und wir haben endlich Freundschaft geschlossen und begonnen, einander tiefer zu verstehen …

Eine Angehörige: Es gibt da diese Netflix-Serie *Sense8*. Die Serie handelt von acht Menschen, die auf zunächst für sie selbst mysteriöse Weise miteinander verbunden sind und untereinander kommunizieren, sich beistehen und einander telepathisch besuchen können. Für mich ist das unter anderem ein großartiges Essay über Anderssein/Andersheit und den Umgang mit Andersheit. Es gibt da eine Szene, relativ am Anfang der ersten Staffel: Nomi sitzt vor dem Computer und spricht ihr öffentliches Tagebuch als Videoblog in die Kamera. Sie spricht davon, wie sie, als Transfrau, lange Angst hatte, »sie selbst zu sein«. Sie spricht von Stigma und Scham, von Stolz als Sünde bei dem mittelalterlichen Philosophen bzw. Theologen Thomas von Aquin. Sie erzählt davon, wie viel Angst sie davor hatte, bevor sie das erste Mal bei der großen Pride-Parade am Christopher Street Day mitgelaufen ist, und wie sehr sie sich diese Zugehörigkeit gewünscht hatte. Und dann endet sie mit der Erinnerung daran, für diejenigen zu marschieren, die selbst nicht Teil der Parade sein können.

Und sie schließt mit den Worten: »I am not just a me – I am also a we. And we march with pride. So go fuck yourself, Aquinas.« Und dann gibt es einen Schnitt und man sieht diese riesige Menge an Menschen, die sich in Bewegung setzt für den Pride March.

Als ich diese Szene zum ersten Mal gesehen habe, musste ich so heulen. Das ist genau das, was ich nicht habe. Die Möglichkeit, auf die Straße zu gehen, sichtbar zu werden, meine Identität als krisenerfahrene Angehörige, Zugehörige, Familienmitglied einer krisenerfahrenen Familie öffentlich zu machen. Wie sollte ich das machen, wenn ich in dem Moment, in dem ich mich offenbare, eine Information über einen anderen Menschen preisgebe, dessen Recht auf Privatsphäre ich zugleich schützen möchte? Ich kann mich nicht Schwester eines psychiatrieerfahrenen Menschen nennen, ohne zugleich über diesen Menschen etwas zu sagen, was ich nicht sagen möchte. Aber wer bin ich dann?

Der Begriff »Geschwister« oder »Angehörige« hat die Eigenschaft, gleichzeitig auf ein anderes zu verweisen. Ich kann nicht »nur« über mich sprechen. Ich sage immer auch etwas mit.

Vielleicht müssten wir die Psychiatrie-Bezogenheiten von Menschen viel mehr relational und komplementär denken, um dem gerecht zu werden. Menschen sind relationale Wesen. Denken, sprechen, wahrnehmen kann ich nicht allein. Wahrnehmung funktioniert nicht abgetrennt von der Wahrnehmung von anderen.

Eine Aktivistin: Die Mad Community war der Schlüssel! So lange wollte ich nichts zu tun haben mit den »psychisch Kranken«, wollte vor allem eins sein: nicht das! Psychisch krank! Jahre vergingen mit dieser Distanzierung. Doch welcher Schatz lag am Ende verborgen in den Geschichten und Erfahrungen derer, die Ähnliches erfahren hatten – an Anderwelten, aber auch und vor allem an »Behandlung« dieser Erfahrungen. Wie viel Kraft zum Widerstand erwuchs aus den Begegnungen und wie viel Mut zur eigenen Geschichte, zur eigenen Deutung der eigenen Geschichte. »Wahrnehmung funktioniert nicht abgetrennt von der Wahrnehmung von anderen!«

Wir dürfen wählen, von welchen anderen wir lernen wollen, und uns selbst erfinden in ihrem Abbild. Frei und ohne Zwang zur »Einsicht«.
Was würde wachsen aus Geschwister-Geschichten, mitgeteilten, geteilten, sich verteilenden? So viel Kraft zum Widerstand. So viel Schönheit und Überraschung. So viel Inspiration und Ermutigung. Wenn Beschreibung und Sprachfindung einen offenen Raum hätten, ohne ein Sich-einordnen-Müssen in das Zugeschriebene, Vorgeschriebene. Wenn das Erwartete sich korrigieren lassen müsste von wirklich Erlebtem, immer neu. Jeden Tag. Jeden Augenblick. Und wenn es dann hinausträte auf unsere Straßen – gemeinsam mit allen anderen – voller Stolz. We are many!

Eine Andere: Ich mag den Gedanken, mich zeigen zu können, gemeinsam den Versuch zu unternehmen, eine Sprache zu finden! Es gibt da diesen Satz von Ludwig Wittgenstein, einem Sprachphilosophen. Vielleicht *der* Sprachphilosoph. Wittgenstein ist derjenige, der den oft zitierten Satz geschrieben hat: »Die Grenzen meiner Sprache bedeuten die Grenzen meiner Welt.« Wie sehr könnten sich unsere Welten erweitern, würden wir gemeinsam um Sprache(n) ringen!
Wie sehr würde es mir helfen, mich selbst wieder als eine Person zu fühlen, würden auch andere mich so sehen. Mehr als eine mir von außen zugekommene Beschreibung, ein Label, eine Auskunftgeberin.
Ich hasse das Einsortiertwerden in Schubladen, bei dem ich Menschen, noch während ich mit ihnen rede, beobachten kann. Das Ausgefragtwerden. Ich fühle mich manchmal so isoliert. So einsam. Dabei sind, so glaube ich, für uns Menschen doch die Verbindungen, die Zugehörigkeiten, die Beziehungen zu anderen Menschen unverzichtbar! Das ist, was uns zum Menschen macht. – Martin Buber schreibt: »Ich werde am Du …«
Aber wie oft bin ich für Menschen plötzlich gar nicht mehr ihr Gegenüber, sondern eine beschriftete Box, aus der sie alles, was sie wissen, alle Informationen, die sie haben wollen, einfach herausholen können. Und das vor dem Hintergrund dieses Stigmas, das mit dem Kontext von Psychiatrie verbunden ist. Und der Tabuisierung von Leid, von Sterbenmüssen, von Nichtkönnen in unserer Gesellschaft … Und dann immer dieses Erklärenmüssen!
Wittgenstein sagt an einer anderen Stelle: »Irgendwann müssen die Erklärungen doch mal ein Ende haben.« Das ist wie ein Ausruf. Und das kommt mir so bekannt vor. Das kommt mir so nah. Ja, Wittgenstein schreibt das in einem anderen Kontext. Bei mir ist es manchmal so etwas wie: Ich kann nicht alles erklären. Wie gerne würde ich sprechen, bekennen, und zwar in einer Sprache, die ich wähle, die mir, meinen Bezugnahmen und meinen Verwobenheiten, meinen Empfindungen, meiner Geschichte gegenüber freundlich, aufnahmebereit und vielleicht sogar angemessen ist …!

Eine Seelenverwandte: Oft heißt es, Menschen, die in den Krisenmodus gehen, würden der Kommunikationsfähigkeit verlustig gehen. Ich glaube, das genaue Gegenteil ist der Fall. Es ist ein letzter großer Aufschrei und Aufruf zur Begegnung. Endlich redet die Seele Klartext. Ungehindert und endlich losgelöst von Norm und Konvention beschreibt sie in großen eindrücklichen Bildern, was sie bedrängt. Sie drückt sich aus in ihrer ganz ureigenen Sprache. Wir tun falsch dran, dies einfach als gestörten Unsinn abzuschreiben. Es ist einfacher vielleicht und rüttelt nicht zu sehr an den Grundfesten. Dabei geht es genau darum, an den Grundfesten zu rütteln, an dem, was so scheinbar selbstverständlich ist und schon lange nicht mehr stimmig. Es ist eine außerordentliche Chance, nun endlich wirklich zuzuhören, sich betreffen zu lassen – gemeinsam! Erst an der Grenze des Sprechbaren, an der Grenze des gewöhnlich Sinnmachenden kann eine neue Sprachwerdung, ein neuer gemeinsamer Sinn, eine wirklich schöpferische und heilende Begegnung sich ereignen.

Eine Philosophin: Es gibt da diesen Philosophen aus dem ausgehenden Mittelalter – ausgehendes Mittelalter ist natürlich die heutige, rückblickende Bewertung: Im Gegensatz zu Thomas von Aquin, dem großen Kirchenvater und Tonangeber, um den es vorhin schon ging, beschreibt Nikolaus von Kues einige Jahrhunderte später einen anderen Blick auf das Thema »Sprache und Identität«.

Sprache ist nicht gottgegeben, sondern menschengemacht, gerade deswegen sind wir kreativ, gerade das macht uns Menschen zu schöpferischen Wesen. Wir schaffen Sprache, wir schaffen Bedeutung, wir schaffen Sinn. Und das tun wir nicht allein.

Die Bezeichnungen für die Dinge treten uns nicht von den Dingen her entgegen. Wir Menschen müssen sie finden – erfinden. Und dann ist es die Konvention, die bestimmte Beilegungen für bestimmte Phänomene als richtig oder angemessen erscheinen lässt.

So ähnlich ist es mit Diagnosen auch. Die treten nicht aus den Phänomenen hervor. Wir Menschen haben uns darauf geeinigt. Ob wir etwas richtig benannt und richtig erkannt haben, was daraus folgt und wie wir richtig handeln, können wir letztlich nicht wissen.

Das aber können wir wissen. Und das können wir immer konkreter wissen, immer besser verstehen, in dieses Wissen können wir uns immer tiefer einüben. Wir können uns immer weiter bemühen, um fortschreitende Erkenntnis und um tiefere Einsicht in unser Nichtwissen.

Für Nikolaus von Kues, Nicolaus Cusanus, ist alles Wissen und Erkennen von Gott, von der Welt, von anderen Menschen und letztlich auch von uns selbst etwas Kreatives, Unvollkommenes und, im doppelten Sinne, etwas Menschliches, zutiefst Menschliches, etwas Unabschließbares.

Eine Andere: Das wäre, was ich mir von der Psychiatrie so sehr wünsche: das Wissen um ihr Nichtwissen. Das eingeübte Wissen um das Nichtwissen.

Eine Diagnostizierte: Ja, das wünsche ich mir auch!
Bevor wir überhaupt beschreiben können, was wir erleben, wird uns schon eine Deutung zugeschrieben. Bevor wir überhaupt etwas in Sprache fassen können, wird uns die Sprache dafür aufgezwängt. Das gilt für die sogenannten Betroffenen genauso wie für die zugehörigen Menschen drum herum. Was wäre geschehen, wenn man uns allen in dieser ersten »Krise« – und auch den späteren – statt Festlegung mit einer zugewandt neugierigen, wertschätzenden und um das Nichtwissen wissenden Offenheit begegnet wäre, um gemeinsam einen Weg zu suchen, um gemeinsam zu verstehen und zu benennen, was geschieht? Vielleicht wäre nicht eine einzig mögliche Deutung entstanden, sondern ein vielstimmiges Etwas, aus dem jeder und jede für sich hätte Sinn und Ermutigung ziehen können und das einen Weg hätte legen können unter die Füße, der unser eigener gewesen wäre.

Eine Neugierige: Ich möchte die Philosophin, die so viel weiß über Nikolaus von Kues, gerne noch etwas fragen: Hat er ein Rezept, eine Anleitung, wie wir uns einüben können in dieses Wissen vom Nichtwissen? Gibt es etwas, was wir tun können, um uns selbst und anderen bewusst zu machen, warum das so wichtig und essenziell ist? Und gibt es Ideen und Haltungen, die wir vertiefen können, damit das Nichtwissen leichter auszuhalten ist? Wie können wir es teilen und was braucht es dafür?
Ich frage das einerseits einfach so und andererseits sehr konkret, weil ich wissen möchte, was Menschen, die in der Psychiatrie andere Menschen begleiten – und ich sage absichtlich nicht »behandeln« – wollen, von diesem Wissen aus dem ausgehenden Mittelalter für ihr Hier und Jetzt und Heute brauchen und nutzen können.

Eine Philosophin: Nikolaus von Kues gibt tatsächlich Anleitungen, ganz konkrete. Er beschreibt, was wir tun können, um uns das Wissen um das Nichtwissen, und zwar immer wieder neu, zu vergegenwärtigen. Zum Beispiel, und das ist eines seiner berühmtesten Werke, eine Abhandlung, die zugleich auch eine Inszenierung ist – und ein Gebet. Die mit Nikolaus von Kues befreundeten Mönche, an die das Werk *De visione Dei (Vom Sehen Gottes)* adressiert ist, sollen eine mitgeschickte Ikone an der Wand befestigen. Dann stellen sie sich im Halbkreis vor dem Bild auf und haben jeweils den Eindruck, von dem allsehenden Bild angesehen zu werden. Als Nächstes wechseln sie vor dem Bild ihre Position und haben wieder den Eindruck, von dem Bild angesehen zu werden. Dies teilen sie einander mit, und es hängt alles daran, dem jeweils anderen den Bericht von dessen Wahrnehmung zu glauben, auch wenn es, mit Blick auf die eigene Sicht auf das Bild, doch gar nicht sein kann. Und dann sollen die Mönche, so will es die Anleitung, den Blick auf

das Bild gerichtet, im Raum auf und ab gehen und wieder einander berichten und glauben, dass jeder Einzelne das Gefühl hat, die Augen des Bildes würden sich mit ihm bewegen und ihm selbst in seinem eigenen Tempo folgen. Jeder bleibt bei seiner Position und glaubt doch auch dem Bekenntnis des anderen, auch wenn er nicht sieht, wie beides zugleich wahr sein könnte.
Der eigenen Wahrnehmung vertrauen und dem anderen glauben. Bei sich bleiben, sich nicht verlieren und zugleich im Kontakt mit dem anderen sein … Das muss man üben. Die Einsicht, dass die eigene Position nur eine von mehreren ist. Dass die eigene Perspektive nicht unabhängig von der eigenen Position ist. Und auch umgekehrt: Das eigene Tun, das eigene Sehen, Gehen, Sprechen und Antworten sind für die Einsicht unverzichtbar. Es geht nicht ohne mich. Es geht nicht durch mich. Ich kann nicht machen, dass das, was ich mir wünsche, geschieht.

Eine Andere: Im Offenen Dialog nennen wir es Polyphonie. Oder auch Aushalten von Unsicherheit …

Die Aktivistin: Die Erklärung der Philosophin hat mich fasziniert. Im allerersten Moment dachte ich: Ach ja, das ist ja vielleicht gar nicht so anders als in der Psychiatrie, da wird ein Bild aufgehängt und alle schauen darauf. Da gibt es eine*n Patient*in und alle schauen darauf und teilen ihre Sicht. Aber je länger ich las und darüber nachdachte, gibt es doch, wie mich dünkt, einen fundamentalen Unterschied. Die Ikone steht in der christlichen Tradition der »Übung« von Nikolaus von Kues für das Heilige. Aus den Augen der Ikone schaut den Mönch oder den*die Betrachter*in das Heilige selbst an, sei es Gott, sei es Christus, Maria oder sonst eine Heiligenfigur, die dort abgebildet ist. Und was die Mönche teilen, ist ihre Erfahrung des Eindrucks in sich selbst, von »dem allsehenden Bild angesehen zu werden«. Wenn man von daher über die Übung reflektieren möchte, sind der allsehende Blick der Ikone und der allwissende Blick der Psychiatrie wirklich vergleichbar? Wo sind die Unterschiede? Wo sind mögliche Übertragbarkeiten?

Die Diagnostizierte: Oh, ich kenne den allsehenden Blick. Ich wäre beinahe Nonne geworden, und in einer Kontemplationsretraite saß ich selbst vor so einer Ikone. Aus der Meditation heraus entstand ein tiefes Erleben meiner eigenen Gebrochenheit und Unwürdigkeit. Das Bild forderte mich auf, es anzusehen, aber ich wagte nicht, den Blick zu heben, und habe lange darum gerungen. Als ich schließlich aufsah, war das zwar die Pantokrator-Ikone, des Christus all Allherrscher, aber der Blick, der mich ansah, war voller Mitgefühl und Zuwendung. Ich bin wie du, sagten diese Augen, ich habe all das erlitten, die Dornenkrone, die Striemen, die Verachtung. Darin lag eine unendliche Liebe und Verbundenheit. Der Allherscher war nicht fern und mächtig und unerreichbar, er war ganz nah und mit all dem Unwürdigsein holte er mich heim.

Eine Andere: »Ich bin wie du.« Wie lange habe ich mir das gewünscht, wie lange habe ich danach Sehnsucht gehabt, eine ganz irdische Sehnsucht, ganz konkret, das einmal zu hören oder auch nur zu spüren. Resonanz. Verständnis. Ich bin ein Mensch, du bist auch ein Mensch. Seit die Psychiatrie in mein Leben kam, habe ich angefangen, mich danach zu sehnen, wieder als Mensch betrachtet zu werden. Ich wünsche mir im Kontext von Psychiatrie ein Sprechen und eine Kultur, die darauf den größten Wert legen.

Eine Philosophin: Bei Nikolaus von Kues zum Beispiel, aber auch bei anderen, die sich teilweise auch auf ihn bezogen haben, macht gerade das den Menschen aus: dass er unperfekt ist, unvollkommen, dass er sich entwickeln und verändern muss, verändern darf. Da steht nicht die Erbsünde im Vordergrund, nicht die Krankheit, sondern die Angewiesenheit, die Verletzlichkeit, das Nicht-perfekt-Sein.

Eine Angehörige: Es war die Rede von einer Sprache, die Zugehörigkeit(en) anbietet. Die Sprache von Krankheit und Behinderung, von Absonderung und Abgrenzung ist es nicht.

Ich mag den Begriff der Krankheit nicht. Das klingt wie: temporär, geht vorbei. Soll vorbeigehen! Ist nicht gut, ein störendes Etwas, außerhalb der Person und ihrer Persönlichkeit, das weg sein soll, weg muss.

Und ich erlebe immer so ein nahezu körperliches Zusammenzucken, Zusammenfahren bei dem Ausdruck »seelisch behindert«. Ja, ich verstehe, warum es aus politischen, diskurspolitischen Gründen wichtig ist, an bestimmte Sprachgebräuche anzuschließen, aber ich, ich als Mensch mit einem echten Leben, ich finde diesen Ausdruck einfach so furchtbar. »Seelisch behindert.« Furchtbar. Und außerdem ist es noch ein Widerspruch in sich.

Eine Philosophin: Ich glaube, das verstehe ich! Ich glaube, mir selbst geht es oft ganz ähnlich, und zugleich kann ein Aussparen dieser Begrifflichkeiten auch zu sprachbedingter, erkenntnisbezogener Ungerechtigkeit führen. Wenn es nicht möglich ist, Schwierigkeiten zu benennen, werden sie auch nicht sichtbar.

Im Kontext der Neurodiversitätsbewegung zum Beispiel wird, soweit ich weiß, Autismus als Behinderung bezeichnet. Das finde ich auch immer wieder von Neuem erschreckend. Das klingt so furchtbar. Aber der Begriff der Behinderung wurde von diesen Betroffenen und ihrer Bewegung neu angeeignet, neu besetzt. Reclaimed. Reframed.

Es geht darum, Behinderung anders zu denken: Was letztlich eine Behinderung bedeutet, ist nicht naturgegeben, sondern sozial bedingt.

Eine selbsterklärte Stimmenhörende: Das bringt mich zu der Frage: Welche Begriffe kann man reclaimen und wie funktioniert das?

Ich glaube, es geht nicht von oben nach unten. Reclaiming lässt sich von sich her nicht verordnen. Es kommt originär aus der marginalisierten Gruppe, die einen zugeschriebenen Begriff nimmt und ihn mit ganz neuem Selbstverständnis umdeutet, ihn mit neuem Inhalt füllt. Das Wesentliche ist nicht nur der Inhalt, sondern das Gefühl, das sich mit diesem Begriff dann verbindet und das sich aus der Gruppe heraus dann vervielfacht in einem neuen Geist. Ich glaube, von dort her ist auch jede Person, die in irgendeiner Form von der benannten Marginalisierung betroffen ist, frei, zu entscheiden, ob sie sich vom reclaimten Begriff angesprochen fühlen will oder nicht, und ist damit folgerichtig auch frei, ihn zu verwenden oder nicht!

Meine eigene Erfahrung mit dem Begriff »Stimmenhören« war so. In den ersten Jahren meiner Erlebnisse mit veränderten Wahrnehmungszuständen, die von der Psychiatrie mit dem Wort »Schizophrenie« oder »Psychose« benannt werden, war für mich Stimmenhören etwas außerordentlich Schreckliches und Abstoßendes. Und ich dachte immer: »Wenigstens habe ich das nicht!« Erst viele Jahre später, nach einigen Umwegen, bin ich auf die Stimmenhörbewegung in aller Welt gestoßen. Zunächst mit Vorsicht, dann aber mit wachsender Begeisterung las, hörte und sah ich Berichte von Menschen, die einen ganz anderen Umgang und ein ganz anderes Selbstverständnis vom Stimmenhören haben. Ich erfuhr vom Weltstimmenhörkongress und sah Videoberichte. Und je länger, desto mehr formte sich ein Grundgefühl von »Wie cool ist das denn?! Zu schade, dass ich keine Stimmen höre!«.

Bei meiner ersten richtigen Begegnung mit jemandem aus der Stimmenhörbewegung erzählte ich, was ich erlebe, wenn sich meine Wahrnehmung verändert und mein Geist in andere Realitäten eintaucht. »Also das, was du erlebst, kann man durchaus als Stimmenhören bezeichnen«, sagte die Person zu mir, »Stimmenhören ist für uns in der Bewegung eher ein Dachbegriff für alle Wahrnehmungen, die du machst, aber andere nicht.« Gemeint war also alles, was jenseits der Konsensrealität geschieht. Und ich hörte zu und es jubelte in mir: »Yes, I'm in!« Seitdem bin ich im Herzen und immer öfter auch in der Öffentlichkeit ausgesprochen stolz, eine Stimmenhörerin zu sein!

Eine Andere: Das fasziniert mich, wie Wahrnehmungen, Bedeutungen und Zugehörigkeiten sich ändern können, so radikal und von Grund auf. Wenn es doch nur so einfach wäre, Bedeutungen zu verändern, ideologische Zuschreibungen zu durchbrechen. Wie in dem Märchen *Des Kaisers neue Kleider*, in dem alle die Setzung akzeptieren, der Kaiser hätte neue Kleider und diese wären wunderschön; doch nur, wer klug sei, könne sie auch sehen. Der Kaiser zeigt sich auf der Straße und alle brechen in Jubel und Staunen aus. Und dann, einfach so, ruft ein kleines Kind am Straßenrand: »Aber der Kaiser hat ja überhaupt nichts an!« Ich träume davon, so einen Satz zu finden, so einen Satz zu sprechen, so einfach alles verändern zu können.

Alle schauen mit den gleichen Augen auf denselben Kaiser und sehen doch den Kaiser mit anderen Augen. Und alle lachen. Vielleicht lachen sie gar nicht so sehr über den Kaiser, vielleicht ist es vor allem ein befreites Lachen. Die Angst, nicht klug genug zu sein, hat sie dazu gebracht, sich selbst, ihrer eigenen Wahrnehmung zu misstrauen. Das nicht zu glauben, was sie sehen, oder zumindest das nicht zu sagen, was sie sehen. Das, worauf sich alle geeinigt haben, die Konsensrealität also, war in diesem Falle nicht einmal etwas, was dem Kaiser selbst so recht diente. Sie schützte die bestehenden Verhältnisse, schützte alle Beteiligten davor, ihre Beteuerungen über die Schönheit der Kleider zurückrufen, sich selbst nicht nur im Stillen, sondern ganz öffentlich in Zweifel ziehen, infrage stellen zu müssen. Sie schützte vor der Erschütterung, die dann, mit dem Ausruf des Kindes, im plötzlichen Lachen doch ihren Ausdruck findet. Es ist zu spät, das plötzliche Umspringen der Wahrnehmung noch einmal zurückzunehmen. Wie geht es wohl nach dem Lachen weiter? Vielleicht überwiegt nicht die Scham, vielleicht finden sich neue Verbundenheiten und Verbindlichkeiten, Zugehörigkeiten. Vielleicht, wer weiß, findet sich ein Miteinander ohne ein Oben und ein Unten.
Den Unterschied jedenfalls, den Unterschied gemacht haben wird am Ende kein Wundermittel, kein Medikament, keine Pille, sondern Sprache. Ein spontaner Ausruf, ein einfacher Satz. Ein anderes Sprechen.

Friederike Samstag, Jahrgang 1987, ist Philosophin mit dem Schwerpunkt Ethik und (soziale) Nachhaltigkeit. Sie ist Co-Autorin des Buches *Wahnsinn um drei Ecken. Eine Familiengeschichte* über das Erleben und Miterleben familiärer und seelischer Krisen (gemeinsam mit Kerstin Samstag). Sie glaubt an Recovery, offenen Dialog und die Idee vom Menschen als Beziehungswesen. Kontakt: friederike.s@posteo.de.

Andrea Zwicknagl, Jahrgang 1971, ist Peeraktivistin, entschieden und engagiert nicht trotz, sondern wegen des Erfahrenen. Sie hat Peerweiterbildungen in den Bereichen Experienced Involvement und Intentional Peer Support absolviert. Ihre Tätigkeitsfelder liegen im Bereich der Mobilen Krisenbegleitung nach Open Dialogue in der Psychiatrie Interlaken. Sie ist außerdem beschäftigt als Co-Moderation der Stimmenhörgruppe in Bern. Andrea Zwicknagl entwirft eine Vision für ein neues psychiatrisches und gesellschaftliches Paradigma: in einer Expertise des Nichtwissens gegründeter Dialog, der die Polyphonie der Stimmen aushält und verbindet. Kontakt: terraasconda@web.de.

Sprachräume
Leichte Sprache, schwere Sprache, gemeinsame Sprache

Michaela Amering & Kirsten Lehmkuhl

Der folgende Text *Menschen-Rechte für behinderte Frauen, Männer und Kinder auf der ganzen Welt* macht uns glückliche Gänsehaut. Immer wieder aufs Neue. Wir lieben diese Leichte Sprache. Sie erreicht uns in einer intensiven und besonderen Weise. Wenn wir diesen Text lesen oder hören, entsteht für uns eine ganz deutliche Vorstellung von einer Welt ohne Diskriminierung und voller Teilhabe für alle. Und das erzeugt diese Glücksgefühle in uns.

Menschen-Rechte für behinderte Frauen, Männer und Kinder auf der ganzen Welt

Alle Menschen haben Menschen-Rechte.
Menschen mit Behinderungen haben die gleichen Rechte wie alle anderen Menschen.
Überall auf dieser Welt.

Oft geht es behinderten Menschen schlechter als Menschen ohne Behinderungen.
Die meisten behinderten Menschen leben in sehr armen Ländern.
In vielen Ländern haben behinderte Menschen weniger Rechte.
Sie werden oft schlechter behandelt.

Das ist ungerecht.
Das soll anders werden.
Deshalb hat die UN einen Vertrag geschrieben.
Den Vertrag sollen viele Länder auf der Welt unterschreiben.
Diese Länder müssen dann den Vertrag einhalten.
Die UN ist eine große Gruppe.
Sie macht für die ganze Welt Politik.
In der UN arbeiten fast alle Länder der Welt mit.

Die UN hat genau nachgedacht.
Sie hat behinderte Menschen gefragt.

Viele behinderte Menschen aus der ganzen Welt haben an dem Gesetz mitgearbeitet.
Sie wissen am besten:
Welche Rechte brauchen wir?

Wo werden wir schlecht behandelt?
Was muss besser werden?

Was steht in dem Vertrag?

Behinderte Menschen haben die gleichen Rechte wie alle anderen Menschen auch.
Sie dürfen nicht schlechter behandelt werden.
Sie sollen selbst über ihr Leben bestimmen.
Sie sollen die Unterstützung und Hilfen bekommen, die sie brauchen.
Behinderte Menschen sind wichtig.
Sie sollen ernst genommen werden.
Sie sollen überall mitreden können.
Wie alle anderen Menschen auch.

In dem Vertrag steht auch:
Die Länder sollen besonders auf die Rechte von behinderten Frauen achten.
Behinderte Frauen werden oft doppelt ungerecht behandelt:
Weil sie behindert sind.
Und weil sie Frauen sind.
Sie erleben oft Gewalt.
Deshalb brauchen behinderte Frauen besondere Hilfen.
Auch über behinderte Kinder steht etwas in dem Vertrag:
Sie sollen die gleichen Rechte haben wie alle Kinder.

Viele Menschen haben ein schlechtes Bild über behinderte Menschen im Kopf.
Die Länder müssen das ändern.
Das Fernsehen und die Zeitungen sollen mehr über behinderte Menschen berichten.
Alle Menschen sollen erfahren:
Wie leben behinderte Menschen?
Was ist wichtig für behinderte Menschen?
[…]

Gleiche Rechte

Menschen mit Behinderungen haben die gleichen Rechte wie alle anderen Menschen.
Sie können wie alle zu einem Gericht gehen.
Die Richter und Richterinnen müssen behinderte Menschen ernst nehmen.
Behinderte Menschen müssen Unterstützung für ihre Rechte bekommen, wenn sie welche brauchen.
Zum Beispiel:
Eine Person erklärt die Gesetze.
Sie kann helfen, wenn das die behinderte Person möchte.
Aber sie darf nicht über die behinderte Person bestimmen.
Auch nicht über eine Person mit Lernschwierigkeiten.
Oder über eine Person mit einer psychischen Krankheit.
Oder eine Person, die nicht sprechen kann.
Was die behinderte Person will, ist wichtig.
Sie soll entscheiden.

Wohnen

Behinderte Menschen sollen selbst entscheiden:
Wo möchte ich wohnen.
Mit wem möchte ich wohnen.
Behinderte Menschen haben die Wahl.
Sie können ihre Wohn-Form aussuchen.
In der eigenen Wohnung oder einem Wohn-Heim.
Alleine oder in einer Wohn-Gemeinschaft.
Oder mit dem Partner oder der Partnerin.
In der Stadt oder auf dem Land.
Und sie bekommen die nötige Hilfe da, wo sie wohnen.
Niemand muss in ein Heim ziehen,
nur weil er oder sie Unterstützung braucht.
Die Unterstützung soll zu der Person kommen.
Alle Menschen haben ein Recht auf Privat-Sphäre.
Auch behinderte Menschen – egal, wo sie wohnen:
Das heißt:
Niemand darf in die Wohnung oder das Zimmer kommen, ohne zu fragen.
Niemand darf die Post lesen, ohne zu fragen.

Arbeit

Behinderte Menschen sollen da arbeiten können, wo alle Menschen arbeiten.
Zum Beispiel:
In der Auto-Fabrik in der eigenen Stadt.
Oder im Super-Markt.
Oder an der Universität.
Oder im Krankenhaus.
Sie können Unterstützung am Arbeits-Platz bekommen.
Behinderte Menschen sollen gute Ausbildungen bekommen.
Sie sollen ihren Beruf aussuchen können, wie alle Menschen.
Die Betriebe und Firmen sollen mehr behinderte Menschen einstellen.
[…]

Informationen

Behinderte Menschen sollen mitreden.
Dafür brauchen sie gute Informationen.
Sie müssen wissen, um was es geht.
Zum Beispiel in der Politik.
[…]
Das müssen die Länder jetzt machen:
Gesetze ändern oder neue Gesetze machen.
Sie müssen dafür sorgen, dass die Gesetze auch eingehalten werden.
Behinderte Menschen müssen gefragt werden, wenn neue Gesetze gemacht werden.
Aus: UN-Konvention über die Rechte von Menschen mit Behinderungen in Leichter Sprache (Beauftragte der SPD-Bundestagsfraktion 2009)

Das Recht auf Leichte Sprache

Soweit wir das verstehen, haben wir *alle* ein Recht auf Leichte Sprache. Ein Kollege denkt, dass viele Menschen ihr Geld nicht verloren hätten, wenn die Banken in Leichter Sprache aufklären müssten. Er denkt, womöglich hätte es gar keine Finanzkrise gegeben. Vielleicht hat er recht. Immerhin würde es wohl in vielen Bereichen einen Unterschied ausmachen, wenn wir alle wüssten: »Alle Menschen haben das Recht, sich selbst und ohne Hilfe informieren zu können« (Österreichisches

Bundesministerium für Inneres, o. J.). Die Zustimmung zu den rechtlichen Vorgaben der UN-Behindertenrechtskonvention (UN-BRK) »verpflichtet alle Verwaltungen dazu, Menschen mit kognitiven Einschränkungen und Lernbehinderungen wichtige Informationen auf für sie geeignete Weise zugänglich zu machen« (Ministerium für Soziales und Integration Baden-Württemberg 2016).
Das feste Regelwerk der Leichten Sprache erlaubt Übersetzungen komplizierter Texte in leicht zugängliche Texte. Das 2006 gegründete Netzwerk Leichte Sprache (ebd.) vermittelt dafür Übersetzer*innen, Prüfexpert*innen und Schulungen. Die Übersetzungen zielen auf maximale Verständlichkeit ab. Deshalb wird auch jede Übersetzung in Leichte Sprache von Menschen mit Lernschwierigkeiten geprüft. Zu den Regeln gehört, dass das Layout übersichtlich gestaltet sein muss und dass anstelle von Fließtext jeder Satz eine eigene Zeile bekommt. Vielleicht rührt daher die poetische Schönheit, die manche von uns beim Lesen dieser Texte empfinden.

> »Die Einfache und Leichte Sprache […] ist eine Annäherung an ein ›Ja‹ zum Zugang zu relevanten Informationen rechtlicher, fachlicher, medizinischer und sozialer Natur. Sie ist ebenfalls ein gelungener Versuch, Kommunikationsebenen zu erschließen, die Austausch zwischen Menschen mit unterschiedlichen Bildungshorizonten ermöglichen« (Lüthen 2019, S. 19).

Ein solches Angebot ist gerade in der psychiatrischen Arbeit unerlässlich. Es gilt, mit dem Wissensgefälle auch das Machtgefälle zwischen Patient*innen und medizinischen Fachkräften zu überwinden. Hier geht es auch ganz spezifisch um Begegnungen mit Menschen, die zum Beispiel im Rahmen einer Psychose an Denkstörungen leiden. Da gibt es dann, oft nach großer Aufregung und Verworrenheit, plötzlich diese Möglichkeit der Klärung und Verständigung, falls es gelingt, kurze, klare Fragen und Feststellungen zu formulieren. Genauso kann für eine Person mit einer schweren Antriebsstörung eine angemessen einfache Ansprache eine Antwortäußerung ermöglichen, sodass ein Kontakt zu dem oder der Betroffenen entsteht.
Auf die Frage »Was hilft in einer Krise?« antwortet Thelke Scholz (*https://www.dgsp-ev.de/ueber-uns/vorstand.html;* siehe auch Schlimme u. a. 2019):

> »Geduld
> Essen | Schlaf.
> Aktivität | Ruhe.«

Auch hier zeigt sich, wie eng verbunden Weisheit, Einfachheit und Schönheit sind. Durch eine solche Aussage wird eine ganze Welt von dringend anzustrebenden Möglichkeiten eröffnet. Und zugleich offenbart diese Aussage Hindernisse und Fehlgestaltungen vieler psychiatrischer Akutinterventionen.

Kritik an der Leichten Sprache

Aber es gibt auch Widerstand gegen die Leichte Sprache. Gerade die lesekompetenten Bildungsbürger*innen befürchten einen Sprachverfall oder halten den Aufwand für überflüssig, behaupten, dass komplizierte Sachverhalte und fachliche Inhalte ohnehin von Menschen mit Leseschwierigkeiten nicht zu begreifen seien, dass durch die Rücksicht auf diese Menschen das Gesamtniveau sprachlicher Ausdrucksfähigkeit sinken werde.
Die Forschungsstelle Leichte Sprache der Universität Hildesheim widerspricht diesen Positionen, die einerseits die Größe der bislang durch ihre Lese- und Verständnisschwierigkeiten ausgegrenzten Adressatengruppen unterschätzen – die jüngste PISA-Studie weist erneut einen Anteil von über 25 Prozent, also über 15 Millionen schwacher Leser*innen in Deutschland aus – und die andererseits die Lernfähigkeit und das Informationsbedürfnis der Betroffenen als Voraussetzung selbstbestimmter Entscheidungen negieren (PISA 2023).
Ganz abgesehen davon, dass auch Menschen mit seltenen Behinderungen, wie die einer gleichzeitigen Blind- und Taubheit, das gleiche Menschenrecht auf ein selbstbestimmtes Leben und die dazu nötige sprachliche Barrierefreiheit und Assistenz haben. Gerade ihre spezifischen Bedürfnisse nach einer taktilen Form von Sprache, die über die Brailleschrift und die Gebärdensprache hinausgeht, macht deutlich, dass Menschen mit Behinderungen auch das Diktat des Zeitdrucks in modernen Gesellschaften für alle hinterfragen und den Wert von Zeit für Zuwendung im Gespräch bewusst machen. Fehlende Zeit zum Gespräch macht heute nicht nur den allgemeinen gesellschaftlichen Verkehr hektisch, sie verletzt die Menschenwürde, sie raubt in Pflege- und Krankenhäusern die Mitmenschlichkeit, wie der eindrückliche Bericht des Betroffenen Lex Grandia (2013) über den anstrengenden Kampf um das Recht auf Selbstbestimmung thematisiert.

Recht in schwerer und Leichter Sprache

Mit den historischen Umwälzungen durch die UN-Konvention für die Rechte von Menschen mit Behinderungen tun sich, wie von der Nutzer- und Recoverybewegung seit vielen Jahrzehnten eingefordert, auch für Personen mit psychosozialen Behinderungen ganz neue Welten auf: Mit der UN-Behindertenrechtskonvention sind jetzt, wie im Eingangszitat zu lesen, universell wesentliche Rechtsansprüche klargestellt, etwa das Verbot der Diskriminierung, das Recht auf Assistenz zum Leben in der Gesellschaft und nach den eigenen Vorstellungen sowie das Recht auf selbstbestimmte Entscheidungen.

Die Erfüllung der Forderung »Nichts über uns ohne uns« bedeutet, dass Mitsprache und Selbstbestimmung ermöglicht und gewährt werden und die Möglichkeiten und rechtlichen Rahmenbedingungen dafür zugänglich und verständlich sein müssen. Die Leichte Sprache, auf die wir alle ein Recht haben, öffnet die Tür zu einer nicht bevormundenden Kommunikation zwischen Betroffenen und Fachkräften. Sprachliche Barrierefreiheit bedeutet, dass sich Betroffene als Expert*innen ihrer eigenen Bedürfnisse und Behinderungen in politische, medizinische, pädagogische und andere kulturelle und soziale Bereiche einbringen können. Kurz: dass sie, rechtlich zugesichert, gehört werden müssen.

Medizin und Psychologie in schwerer Sprache

Unsere Ausbildungen und Karrierewege spiel(t)en sich großteils in der Fachsprache der Medizin und Psychologie ab, deren Einsatz vor dem beschriebenen Hintergrund kritisch zu reflektieren ist: Es geht um die Missverständnisse, die unsere Fachsprache hervorruft. Sie werden in der Ausbildung kaum thematisiert. Erst in der Arbeit mit Patient*innen bzw. Klient*innen wird deutlich, welchen Schaden unbedacht verwandte und missverständliche Fachbegriffe und Diagnosen anrichten können. Das können wir aber nur von den Patient*innen selbst oder von ihren Angehörigen erfahren, die mit ihrer jeweiligen Expertise erst in der Betroffenen- und Recoverybewegung und im Trialog zwischen Betroffenen, Angehörigen und medizinisch-therapeutisch und pflegerisch tätigen Professionellen stärker zu Wort gekommen und gehört worden sind.

Harald Hofer, Gründungsmitglied des ersten Wiener Trialogs (Amering u. a. 2002), hat zum Beispiel klargemacht, dass die in allen ärztlichen Briefen der Wiener Universitätsklinik vorkommende Wendung »psychopathologischer Status« ihn dazu gebracht hatte, zu denken, dass man ihn für einen gefährlichen »Psychopathen« hielte. Es war wie die Erfassung eines Kippbildes: Wenn man es erst mal erkannt hat, dann kann man nicht mehr verstehen, dass man diese naheliegende und beängstigende Konnotation nicht selbst wahrgenommen hat. Seit die Erfahrenen als politische Kraft mitsprechen, nehmen die Einsichten zum Hören und Verstehen der von uns benutzten Wörter kein Ende:

So habe ich selbst (M. A.) mit Schrecken feststellen müssen, wie missverständlich ich mich in Arztbriefen ausdrücke: »Diagnosen: F20.0 Paranoide Schizophrenie, F60.8. Narzisstische Persönlichkeitsstörung.« Die Patientin hat das so gelesen: »Schlimmste aller Schizophrenien« und »Sexuelle Perversion«, was dazu führte,

dass sie das Bett nicht mehr verlassen und keine weiteren Kontakte mit der Psychiatrie wollte. Glücklicherweise kannte die Mutter das Team aus der Angehörigenrunde und fragte nach, sodass dieses dramatische Missverständnis ausgeräumt werden konnte.
Wie soll jemand wissen, was eine narzisstische Persönlichkeitsstörung ist oder dass laut wissenschaftlichem Diagnoseschema DSM-IV die »Prognose für die paranoide Schizophrenie [...] sehr viel besser zu sein [scheint] als für andere Untergruppen« (DSM-IV-TR, 1994) oder dass die derzeit gültige internationale Krankheitenklassifikation ICD-10 deutlich darauf hinweist, dass als die beste Haltung erscheine, »alle Annahmen über unbedingte Chronizität der Schizophrenie zu vermeiden und den Ausdruck als Beschreibung zu sehen für ein Syndrom mit höchst unterschiedlichen Ursachen und Verläufen« (Dilling u. a. 1991)?

Gemeinsame Sprache

Im Rahmen eines Forschungsprojekts zum Trialog wurde thematisiert, dass Psychiater*innen Diagnosen nicht nur zur Therapieplanung und nicht nur zur Kommunikation mit Betroffenen und Angehörigen verwenden, sondern eben auch zum Zweck der Abrechnung von Behandlungen. Daraufhin wurden die Fragen nach den vielen unterschiedlichen schon erhaltenen Diagnosen ganz anders gestellt, und die medizinischen Fachkräfte beeilten sich klarzumachen, dass sie in psychischen Krisensituationen auch gerne ohne Diagnose helfen würden, das derzeitige Gesundheitssystem das aber nicht erlaube. Hier wurde und wird deutlich, dass eine gemeinsame Sprache auch deshalb gefunden werden muss, um sich die Bemühungen der psychiatrisch Tätigen wie der Betroffenen und ihrer Angehörigen und Freunde wechselseitig verständlich zu machen.
In unserem Projekt mit direkt an Patient*innen gerichteten Entlassungsbriefen (Amering u. a. 1998) lernten wir erstmalig, wie Patient*innen ihre Störungen, Beschwerden und Besonderheiten selbst bezeichnen und welche Frühwarnzeichen sie kennen und wie sie sie nennen. So können ihre Sprache und ihr eigenes Verständnis ihrer Erfahrung in den Entlassbrief kommen und zur eigenen Botschaft für nachfolgende Kontakte mit dem medizinischen System werden. Eine menschenrechts- und recoveryorientierte Medizin kann auf diesen Reichtum des Erfahrungsschatzes von Betroffenen, Angehörigen und professionell Tätigen nicht verzichten. Im Trialog werden Fachwissen und Erfahrungswissen zusammengebracht, um auch heikle und umstrittene Fragen zu klären, was zu einer neuen Form der Wissenserweiterung führt (von Peter u. a. 2015).

Dazu braucht es ein ständiges Aushandeln einer für alle Beteiligten verständlichen und benutzbaren Sprache und die Bereitschaft zur Anstrengung, um ein gegenseitiges Verständnis zu ringen. So gibt es zum Beispiel die Übersetzung der Symptombeschreibungen der ICD-10 in eine Sprache des inneren Erlebens, in die Erfahrungssprache von Betroffenen. Es gehe darum, den Sinn dieses Erlebens wahrzunehmen und zu verstehen. Hildegard Wohlgemuth, eine Betroffene, von deren Erleben, von ihr selbst illustriert, das Kinderbuch *Die Bettelkönigin* (Stratenwerth & Bock 2013) erzählt, wird in dieser Übersetzung der Diagnosekriterien zitiert: »Es wird Zeit, dass bald mal wieder ein Erzengel vorbeikommt« (Hamburger Psychoseseminar 2007). Erzengel gelten als Vermittler göttlicher Botschaften, die für menschliche Gemeinschaften von großer Bedeutung sind. Sie helfen ihnen, unerwartete, scheinbar übernatürliche Wahrnehmungen als sinnvolle Zeichen zu verstehen. Dorothea Bucks Mahnung gilt weiter, dass wir »nichts dringender [brauchen] als eine auf unseren Erfahrungen gründende empirische Psychiatrie, weil man verstehen muss, was man erlebt« (Buck 2008).

Die Erarbeitung der UN-Behindertenrechtskonvention war von einer historisch erstmaligen Beteiligung der Zivilgesellschaft geprägt, insbesondere auch von Selbstvertreter*innen mit unterschiedlichen Beeinträchtigungen. Ebenfalls historisch erstmalig waren Personen mit Behinderungen aufgrund psychischer Störungen – sogenannter psychosozialer Behinderungen – Teil der Gemeinschaft der Aktivist*innen und Verhandler*innen (Amering & Schulze 2013). Der Entstehungsprozess der UN-BRK und deren Ergebnisse standen deutlich unter dem Einfluss dieser Entwicklung (ebd.). Neue Formen der Interaktion und der Verhandlungsstrategien waren gefragt. Maya Sabatello (2013) beschreibt unter dem Titel *New Diplomacy,* dass anerkannt werden musste, wie viele diplomatische Delegationen und Bürgerrechtsorganisationen ganz einfach *keine Erfahrung* damit haben, die Interessen von Personen mit Behinderungen kennenzulernen, zu verstehen und sich für sie einzusetzen.

Dringend nötig war die Bereitschaft, von Organisationen und Personen mit gelebter Erfahrung zu lernen. Trotz großer Schwierigkeiten in finanzieller und organisatorischer Hinsicht gelang durch das große Engagement der Betroffenen und durch die Bereitschaft vieler UN-Gremien die Inklusion von Personen mit Behinderungen in den Verhandlungsprozess. Die daraus entstehenden »New Diplomacy«-Strategien konnten die übliche abstrakte rechtliche Terminologie erweitern und so bei Menschen ohne gelebte Erfahrung »deren Vorstellungskraft anregen, so als ob es ihnen selbst passieren würde«, und ermöglichen, »aus erster Hand Zeugnis zu geben, wie Diskriminierung erlebt wird und wirkt, sowie aufzuzeigen, was anders sein soll« (Grandia 2013). Maya Sabatello macht klar: »Mit Hunderten von Personen mit Behinderungen in den Gängen der UN, in den Verhandlungsräumen, verschiedenen Meetings und in den Kaffeepausen [...] wurde es unmöglich, den Dialog zu verhindern« (Sabatello 2013, S. 246, eigene Übersetzung).

Auch die aktuelle Datenlage zum Kampf gegen Stigma und Diskriminierung (Thornicroft u.a. 2022; Dunne u.a. 2018; Wallcraft u.a. 2011) bestärkt die durch die UN-Konvention über die Rechte von Menschen mit Behinderungen gesetzlich vorgeschriebene Einbeziehung von Personen mit gelebter Erfahrung auf allen Planungs- und Entscheidungsebenen. Die UN-BRK nennt explizit die Aufgabe der Bewusstseinsbildung und die Notwendigkeit von Initiativen für Würde und Rechte von Personen mit Behinderungen, für die Anerkennung ihrer Beiträge und gegen Vorurteile und Klischees. Das Sichtbarwerden, der Kontakt mit Menschen, die aus eigener Erfahrung von psychischer Erkrankung und von Genesungswegen berichten, sind die wichtigsten Voraussetzungen, um Stigma und Diskriminierung zu überwinden und gesellschaftliche Inklusion zu gewinnen.

Für einen menschenrechtsbasierten Ansatz zur Unterstützung von Personen mit psychosozialen Behinderungen und für einen nicht diskriminierenden Umgang miteinander braucht es die Kommunikation und Kooperation zwischen Personen mit gelebter Erfahrung, ihren Angehörigen und Freund*innen sowie den im psychiatrischen Bereich beruflich Tätigen. Mit diesem trialogischen Austausch wird der Rahmen traditioneller klinisch und pädagogisch orientierter Begegnungen erweitert und überschritten, wird das Menschenrecht auf Teilhabe und Selbstbestimmung respektiert (zum Trialog siehe auch den Beitrag von Thomas Bock in diesem Buch). Die Geschichte der UN-Behindertenrechtskonvention und die Verbreitung der Leichten Sprache zeigen, dass es »neue diplomatische Beziehungen« durch eine gemeinsame Sprache und damit eine respektvolle Begegnung zwischen allen Mitgliedern einer Gesellschaft geben kann. Für die Psychiatrie ist eine solche gemeinsame Sprache die Voraussetzung dafür, menschenrechtskonform und erfolgreich die Würde ihrer Patient*innen zu wahren und sie in ihrem Recoveryprozess zu begleiten.

Michaela Amering, Jahrgang 1961, ist Professorin und Oberärztin der Abteilung für Sozialpsychiatrie der Universitätsklinik für Psychiatrie an der Medizinischen Universität Wien. Veröffentlichung zusammen mit Margit Schmolke: *Recovery. Das Ende der Unheilbarkeit.* Bonn: Psychiatrie-Verlag. Kontakt: michaela.amering@meduniwien.ac.at.

Kirsten Lehmkuhl, Jahrgang 1959, war Professorin für Schul- und Berufspädagogik an der Technischen Universität Berlin und approbierte psychoanalytisch orientierte Psychotherapeutin. Kirsten Lehmkuhl (2002): *Unbewusstes bewusst machen. Selbstreflexive Kompetenz und neue Arbeitsorganisation.* Hamburg: VSA-Verlag. Kontakt: kirsten.lehmkuhl@gmx.net.

Literatur

Amering, M. (2017): Trialogue: An exercise in communication between users, carers, and professional mental health workers beyond role stereotypes. In: Gaebel, W.; Rössler, W. & Sartorius, N. (Hg.): The stigma of mental illness – End of the story? Wil: Springer, S. 581 – 590.

Amering, M.; Denk, E.; Griengl, H. & Sibitz, I. (1998): »Weil es mich betrifft«– direkt an PatientInnen gerichtete Entlassungsbriefe. In: *Psychiatrische Praxis,* 25, 4, S. 172 – 174.

Amering, M. & Gmeiner, A. (2019): Recovery und die UN-Konvention für die Rechte von Menschen mit Behinderungen. In: Zuaboni, G.; Burr, C.; Winter, A. & Schulz, M. (Hg.): Recovery und psychische Gesundheit. Grundlagen und Praxisprojekte. Bonn: Psychiatrie-Verlag, S. 26 – 35.

Amering M.; Hofer H. & Rath, I. (2002): The »First Vienna Trialogue« – experiences with a new form of communication between users, relatives, and mental health professionals. In: Lefley, H. P. & Johnson, D. L. (Hg.): Family interventions in mental illness: International perspectives. Westport (CT), London: Praeger, S. 105 – 124.

Amering, M. & Schmolke, M. (2012): Recovery. Das Ende der Unheilbarkeit. Bonn: Psychiatrie-Verlag.

Amering, M. & Schulze, M. (2013): Recovery – ein Menschenrecht? In: Lenz, G.; Rabenstein, R. & Reschauer, G. (Hg.): Berufsbezogene Herausforderungen in der psychiatrischen Rehabilitation. Wien: Facultas.

Beauftragte der SPD-Bundestagsfraktion in Deutschland für die Belange behinderter Menschen (2009): UN-Konvention über die Rechte von Menschen mit Behinderungen in Leichter Sprache. http://bidok.uibk.ac.at/library/spd-konvention-l.html (27.01.2024).

Bock, T.; Buck, D. & Esterer, I. (2007): »Es wird Zeit, dass bald mal wieder ein Erzengel vorbeikommt.« Die Übersetzung von Diagnoseschlüsseln. In: Bock, T.; Buck, D. & Esterer, I. (Hg.): Stimmenreich. Mitteilungen über den Wahnsinn. Bonn: Psychiatrie Verlag, S. 151 – 160.

Buck, D. (2008): Rede zum Gedenktag für die Opfer der Euthanasiegesetze am 6.9.2008. https://bpe-online.de/rede-bei-der-gedenkveranstaltung-fuer-die-opfer-der-euthanasie-und-zwangssterilisation-im-nationalsozialismus/ (27.01.2024).

Dilling, H.; Mombour, W. & Schmidt, M. H. (Hg.) (1991): Weltgesundheitsorganisation. Internationale Klassifikation psychischer Störungen. ICD-10, Kapitel V: (F) Klinisch-diagnostische Leitlinien. Bern, Göttingen: Hans Huber.

Dunne, S.; MacGabhann, L.; Amering, M. & McGowan, P. (2018): »Making people aware and taking the stigma away«: Alleviating stigma and discrimination through trialogue. In: *Irish Journal of Applied Social Studies*, 18, 1, Article 2. https://www.arrow.dit.ie/ijass/vol18/iss1/2 (29.04.2024).

Grandia, L. (2013): Imagine: To be a part of this. In: Sabatello, M. & Schulze, M. (Hg.): Human Rights & Disability Advocacy. Chapter 9. Pennsylvania: University Press, S. 146 – 156.

Hamburger Psychoseseminar (2007): Übersetzung des ICD 10 in Erfahrungssprache. *https://www.trialog-psychoseseminar.de/wp-content/uploads/text_3_icd10.pdf* (27.01.2024).

Lüthen, A. (2019): Allen eine Chance. Warum wir Leichte Sprache brauchen. Berlin: Duden.

Maass, C. (2016): FAQs: Wie können Sie kritische Fragen zur Leichten Sprache beantworten? Forschungsstelle Leichte Sprache. https://www.uni-hildesheim.de/media/fb3/uebersetzungswissenschaft/Leichte_Sprache_Seite/Leichte_Sprache/FAQs_Leichte_Sprache_aktualisiert.pdf (29.04.2024).

Ministerium für Soziales und Integration Baden-Württemberg (2016): Handreichung Leichte Sprache in der Verwaltung. https://sozialministerium.baden-wuerttemberg.de/de/service/publikation/did/leichte-sprache-in-der-verwaltung (27.01.2024).

Netzwerk Leichte Sprache e. V. (2022): Homepage Netzwerk Leichte Sprache. https://www.leichte-sprache.org (27.01.2024).

Österreichisches Bundesministerium für Inneres: Website zur Barrierefreiheit. https://www.bmi.gv.at/611/start.aspx (27.01.2024).

Peter, S. von; Schwedler, H.-J.; Amering, M. & Munk, I. (2015): »Diese Offenheit muss weitergehen« – Wie erleben Psychiatrieerfahrene, Angehörige und Professionelle den Trialog? In: *Psychiatrische Praxis*, 42, 7, S. 384 – 391.

PISA (2023): PISA 2022 Country Notes: Deutschland. https://www.oecd.org/media/oecdorg/satellitesites/berlincentre/pressethemen/GERMANY_Country-Note-PISA-2022_DEU.pdf (27.01.2024).

Sabatello, M. (2013): New diplomacy. In: Sabatello, M. & Schulze, M. (Hg.): Human rights & disability advocacy. Pennsylvania: University Press, S. 239 – 258.

Schlimme, J. E.; Scholz, T. & Seroka, R. (2019): Medikamentenreduktion und Genesung von Psychosen. Bonn: Psychiatrie-Verlag.

Stratenwerth, I. & Bock, T. (2013): Die Bettelkönigin. Illustriert von Hildegard Wohlgemuth (3. Aufl.). Köln: Psychiatrie Verlag.

Thornicroft, G.; Sunkel, C.; Alikhon, A. A.; Baker, S., Brohan E. & Winkler, P. (2022): The Lancet Commission on ending stigma and discrimination in mental health. In: *Lancet,* S0140 – 6736 (22) 01470-2. DOI: 10.1016/S0140-6736(22)01470-2. PMID: 36223799.

Wallcraft, J.; Amering, M.; Freidin, J.; Davar, B. & Froggatt, D. u. a. (2011): Partnerships for better mental health worldwide: WPA recommendations on best practices in working with service users and family carers. In: *World Psychiatry,* 10, 3, S. 229 – 236.

Sprachbewusstsein in den psychiatrischen Arbeitsfeldern
Reflexionen und Ausblick

Stefan Weinmann & Michael Schulz

In diesem Buch haben wir den Versuch unternommen, eine multidisziplinäre und breite Auswahl an Autorinnen und Autoren zusammenzubringen, die sich ausdrücklich mit der Bedeutung von Sprache im Fachgebiet der Psychiatrie auseinandersetzen. Dies hat sich als herausfordernder erwiesen als ursprünglich geplant. Beispielsweise haben wir es nicht geschafft, die jüngeren Generationen (»Generation Z«) mit ihren besonderen Zugängen zur modernen sich wandelnden Sprache zufriedenstellend einzubinden. Gelungen ist hingegen, ein trialogisches Autorinnenkollektiv mit ganz unterschiedlichen beruflichen und persönlichen Hintergründen zusammenzustellen.

Die Vielfalt an Perspektiven innerhalb und außerhalb der klinischen Psychiatrie steht zunächst nebeneinander, ohne sofort integrierbar zu sein. Es gibt auch bisher kein annähernd einheitliches Konzept und keine einheitliche Theorie, die uns das Phänomen des Sprechens und des sprachlichen Begreifens und Helfens nahebringen sowie uns direkt Nützliches für unseren psychiatrisch-psychotherapeutischen Alltag mitgeben können. Vielmehr muss die Öffnung des Fachgebiets insbesondere gegenüber einer linguistischen bzw. sprachwissenschaftlichen Betrachtung erst einmal verunsichern. Wenn durch Diagnosen keine Klarheit geschaffen (Prestin), wenn Sprache als unzuverlässig angesehen wird, wenn Diagnosen stigmatisieren können (Wigand) und auch zur Entfremdung des leidenden Subjekts von seinem Zustand führen können (Schneider und Heim) – dann lässt uns dies erst einmal nachdenklich zurück. Sprache kann eben nur teilweise Wirklichkeit wiedergeben und ist stärker noch ein Instrument der sozialen Konstruktion und Grenzziehung, die nicht zuletzt der Absteckung von Befugnissen und Kompetenzen dient (Warnke).

Die Einbeziehung mehrerer Gruppen und Sichtweisen führt nicht zur Harmonisierung, sondern zunächst einmal auch zur Erhöhung des Konfliktpotenzials und zu Dissonanzen. Den berechtigten Bemühungen des Fachgebiets um Stringenz, Klarheit, Nachvollziehbarkeit und Systematik, um kanonisiertes Wissen und Reputation steht ein durch Sprachreflexion bewirktes Innehalten entgegen. Wie auch in individualpsychotherapeutischen Prozessen geht es nicht darum, wer recht hat:

»Jenseits von richtig und falsch liegt ein Ort. Dort treffen wir uns«, schreibt der persische Dichter Dschalâl-ed-dîn Rumî. Es geht beispielsweise weniger darum, herauszufinden und festzustellen, wie »Schizophrene sprechen« (Navratil), um sie wieder in unsere korrekten Begriffs- und Deutungswelten zu bringen, sondern sich dem anderen Sprechen zu öffnen, was eben auch etwas Wertvolles über uns als Gesellschaft und Fachgebiet aussagt.

So wie noch vor einigen Jahrzehnten in der institutionenzentrierten Psychiatrie der Großkrankenhäuser nicht die Bedürfnisse der Patientinnen und Patienten, sondern die organisatorisch-verwalterischen, Kontrolle und Konformität schaffenden Erfordernisse der Institution im Mittelpunkt standen, sollen heute nicht zuletzt Sprachsetzungen und begriffliche Ordnungen die Handlungsfähigkeit und die sowohl therapeutische als auch ordnungspolitische Funktion der Psychiatrie sicherstellen. Darunter leidet aber die Flexibilität des Fachgebiets.

Forderungen vieler Betroffener, Angehöriger und psychiatrisch Tätiger nach »Augenhöhe« sind nur einlösbar, wenn wir uns von eindeutigen Sprachregelungen und dem mit ihnen einhergehenden Paternalismus verabschieden. Die Beiträge von Julia Lippert, Andreas Jung und Gwen Schulz zeigen eindrucksvoll, dass ein sich in Sprachgewaltigkeit zeigendes Wissen seitens der Therapeut*innen Begegnung und Verständnis behindern kann sowie Gleichberechtigung auch in der Kommunikation stattfindet und einen Verzicht auf Durchsetzung der eigenen Benennungen und Narrative durch die Professionellen bedeutet. Durch das Buch zieht sich als roter Faden, wie unterschiedliche Sprachwelten überbrückt und über Verhandlung, Kontextualisierung und Sich-gegenseitig-Zuhören (also vor allem durch Fragenstellen) an hilfreichen Narrativen psychischer Krisen und an ihrer Überwindung gearbeitet werden kann.

Die hier gestellten Fragen nehmen auch die postmoderne Sprachkritik auf und übertragen sie auf das psychiatrische Fachgebiet. Die sich immer wieder zeigende Schwäche unserer »traditionellen« Vorstellungen über das, was bei psychosozialen Problemen und in der Psychiatrie passiert, liegt in der unreflektierten Akzeptanz der von uns verwendeten Sprache. Wir wissen allerdings, dass Sprachsysteme von ihrer eigenen inneren Logik bestimmt werden und dass das, was wir sprachlich bezeichnen und bewerten, in der kulturellen Praxis unabhängig davon sein kann, wie die Welt »wirklich« ist. Oder anders ausgedrückt: Wie wir die Welt sprachlich konstruieren, bleibt oft noch lange bestehen, obwohl diese historisch entstandenen Konstruktionen im Laufe der fachlichen Entwicklung möglicherweise nicht mehr hilfreich sind. Alternative Sichtweisen, wie sie beispielsweise mit der *Dekonstruktion* der Schizophrenie (Carpenter 2017) bzw. der Psychose (van Os & Tamminga 2007) ermöglicht werden sollen, sind immer auch *linguistische* Dekonstruktionen. Diese Dekonstruktionen und Neukonstruktionen im Bereich des Psychischen resultieren nicht daraus, dass sich Bezeichnungen oder Konzepte als falsch herausgestellt haben, sondern aus der Einsicht, dass diese Begriffe mit Blick auf die Konsequenzen ihrer Verwendung nicht oder wenig hilfreich gewesen sind.

Die »Übernahme« einer bestimmten Sprache der Psychiatrie durch Patientinnen und Patienten kann im Sinne eines passenden Heilungsnarrativs manchmal hilfreich sein, aber auch zur Verfestigung von Machtbeziehungen, Rollendefinitionen sowie Welt- und Selbstkonzepten führen, die problematisch sind. Glaube ich etwa daran, dass mein Unwohlsein eine »schwere Depression« ist, für die ich eine (Pharmako- oder Psycho-)Therapie brauche, habe ich damit schon ein medizinisch-psychologisches Modell und einen Diskurs übernommen, der andere Diskurse und Erzählungen wie gesellschaftliche Ungerechtigkeit, Generationen- und Machtkonflikte ausschließt oder zu wenig berücksichtigt. In vielen Therapien sieht man zudem ein Bemühen, dysfunktionale, in Sprache gegossene Narrative aufzulösen, umzuschreiben und zu ersetzen. Dies kann mit einer subtilen Abwertung der Geschichte der Betroffenen einhergehen (Gergen 2002, S. 217). Unterschiedliche Geschichten können aber nebeneinanderstehen und sich bereichern – dies würde bedeuten, dass das Fachgebiet selbst zu einem kommunikativeren und vielstimmigeren würde und sich von Gewissheiten und verbindlichen Expertenmeinungen verabschieden müsste.

Ist das Fachgebiet willens und in der Lage, sich auf diese Reise zu begeben? Personalmangel verknappt auch die Zeit für sozialen und sprachlichen Austausch. Sprachsensibilität kann leiden, wenn viele Mitarbeitende noch mit dem Verständnis der deutschen Sprache und Grammatik selbst ringen. Und die zunehmende Spezialisierung in der Psychiatrie hat die Tendenz, immer weiter sich differenzierende Subsprachen herauszubilden, in die man erst eingeweiht werden muss, um als Team oder Einzeltherapeut das volle therapeutische Potenzial auszuschöpfen. Dabei wissen wir, dass nicht nur Diagnosesysteme, sondern jegliche Beschreibungen und Benennungen im Fachgebiet lediglich Annäherungen, Konstrukte und Vereinbarungen sind, die sich im Lauf der Zeit ändern werden. Es kann aber auch keine Lösung sein, nicht mehr über ICD-11 oder DSM-5 zu reden, solange wir keine anderen Bezugssysteme haben. Obwohl jede psychische Krise und jeder Genesungsweg unterschiedlich und individuell sind, braucht es gesellschaftlich akzeptierte Begrifflichkeiten von Krankheit und Gesundheit, von Normalität und Störung sowie auch von Therapiebedürftigkeit. Wir sollten allerdings immer mitbedenken, dass diese Begriffe lediglich Hilfskonstrukte sind.

Alle wichtigen Handlungen in den psychiatrischen Arbeitsfeldern finden im Rahmen sozialer Kommunikation statt. Sprache ist eines der wichtigsten Therapeutika, aber Therapie ist nicht nur Sprache, sondern hat viele nonverbale Komponenten. Wegen der Kontextabhängigkeit, der Unzuverlässigkeit und der historischen Hypotheken der Sprache kann man »richtiges« Sprechen in der Psychiatrie nicht einfach lernen. Wir können und sollten aber in der Aus- und Weiterbildung stärker auf die

Funktionen und Wirkungen der Sprache achten. Wo sonst finden Sprachsensibilität und Sprachbewusstsein Eingang? Es geht nicht primär darum, Menschen individuell zu schulen, sondern Institutionen (besser: Hilfestrukturen) sprachsensibel zu machen. Letztendlich geht es um Gesprächs- und Debattenkulturen innerhalb des therapeutischen Systems, die, auch wenn sie zunächst verunsichern und rasche Lösungen verhindern können, ungemein bereichernd sein können. Hier lassen sich die dialogische Kultur (Open Dialogue) und der Trialog nennen, die auf ihre jeweilige Weise die »Kunst des Zusammendenkens« praktizieren und über die Eröffnung von Sprach- und Interaktionsräumen Wege der Krisenbewältigung und der persönlichen Recovery ermöglichen. Allein die Einbindung von Genesungsbegleiter*innen in multiprofessionelle Teams kann nicht nur den Umgang miteinander, sondern auch die Verwendung von Sprache auf einer Station verändern.

Für das psychiatrische Hilfesystem stellt sich die Frage: Ist die gelebte Sprache ein geschlossener Sinnbereich, der die Möglichkeiten der Artikulation vorgibt, oder können Sprachräume bewusst geschaffen werden, die unterschiedliche Artikulations- und Deutungsmuster erlauben, die wandelbar sind und sich möglicherweise erst im Hilfeprozess als geeignet und hilfreich herausstellen?

In diesem Dilemma befindet sich die Psychiatrie: Es wird von ihr erwartet, Menschen in psychischen Krisen Entlastung und Orientierung zu geben, psychiatrisch Tätigen Handlungsfähigkeit und Professionalität zu ermöglichen, gleichzeitig aber so offen gegenüber der Individualität der Betroffenen zu sein, dass ihre Denk-, Emotions- und Verhaltensmuster nicht allein schon durch deren Benennung und sprachliche Einordnung beurteilt und ihrer Kontexte bzw. ihrer Bezüge der jeweiligen Erfahrung und dem individuellen Erleben beraubt werden.

Professionalität in der psychiatrischen Tätigkeit kann sich aber vor allem darin zeigen, dass sich die klinisch Tätigen der eigenen Konstruktionen, die nicht in Kategorien von »richtig« versus »falsch« eingeteilt werden können, bewusst sind und den Betroffenen vermitteln, dass sie mit Unsicherheit umgehen können, sie gar als Bereicherung empfinden, weil nur dadurch ganz unterschiedliche, individuelle Heilungsprozesse ermöglicht werden. Die Professionellen sind dann in der Lage, mögliche sprachlich geförderte Verzerrungen und Vor-Urteile auf ihrer Seite zu erkennen – ohne sie natürlich ganz vermeiden zu können. Sie wissen, dass Diagnosen Spielräume eingrenzen und im Sinne einer sich selbst erfüllenden Prophezeiung Erlebens- und Verhaltensweisen fördern können, die dem Konzept entsprechen. Es geht dann auch nicht darum, die Patientin oder den Patienten zu einem »funktionalen« Narrativ ihrer bzw. seiner Geschichte zu therapieren, sondern ein gemeinsames Narrativ zu entwickeln, das Orientierung gibt und für die Betroffenen »stimmig« ist. Dies bedeutet, dass *Erzählkompetenz* (siehe den Beitrag von Brigitte Boothe) in der Einzeltherapie, aber auch im psychiatrischen Team

vorhanden ist. Es bedeutet auch, dass wir als Professionelle ebenso in der Rolle der Lernenden bleiben wie die Betroffenen und auch dazu stehen.
Die Aufgabe eines stärker reflektierten Umgangs mit unserer Fachsprache hat nicht zuletzt eine politische Dimension. Mit einer anderen Sprache ändert sich nicht alles. Wenn aber jede veränderte Haltung in psychiatrischen Kontexten mit einer anderen Sprache einhergeht (einhergehen muss), bekommt die Förderung von Sprachkompetenz in Aus- und Weiterbildung einen zunehmenden Stellenwert. Diese Aufgabe ist interdisziplinär oder gar transdisziplinär. Dies bedeutet, dass sich diese Art der Bildung an Kernkompetenzen für alle Berufsgruppen einschließlich Menschen mit gelebter Krisenerfahrung orientiert, die vielleicht unterschiedliche Facetten hervorheben, aber ebenso gemeinsame Ziele und Methoden haben. Nicht allein psychiatrisch-therapeutisches Wissen, das immer weiter zunimmt (ohne uns allerdings eine ausreichend theoretische Grundlage zu bieten), macht uns als Teil eines psychiatrischen Hilfesystems handlungsfähig, sondern ebenso Sprachsensibilität. Dieses Buch möchte einen Anstoß dazu geben, unterschiedliche Sprachen und deren Gebrauch innerhalb des Fachgebiets wahrzunehmen und zu reflektieren sowie die Perspektive der Sprache in der Weiterentwicklung des Fachgebiets stärker mitzudenken.

Michael Schulz, Jahrgang 1969, ist Krankenpfleger, Gesundheitswissenschaftler und Honorarprofessor für Psychiatrische Pflege. Er hat in verschiedenen psychiatrischen Kliniken gearbeitet und ist momentan tätig als Stellvertretender Pflegedirektor am LWL-Klinikum in Gütersloh. Neben Themen der Psychiatrischen Pflege widmet er sich in seiner wissenschaftlichen Arbeit unter anderem Themen wie Recovery und Safewards. Kontakt: michael_schulz69@yahoo.de.

Stefan Weinmann, Jahrgang 1971, ist Psychiater und Gesundheitswissenschaftler und arbeitet am Zentrum für Integrative Psychiatrie in Lübeck. Eines seiner Bücher wirbt für eine breite gesellschaftliche Diskussion und Einbettung der Psychiatrie: *Die Vermessung der Psychiatrie* (2019), Köln: Psychiatrie Verlag. Kontakt: stefan.weinmann@yahoo.de.

Literatur

Carpenter, W. T. (2017): Deconstructing Schizophrenia. In: *Neuropsychobiology,* 75, S. 126 – 128.

Gergen, K. J. (2002): Konstruierte Wirklichkeiten. Eine Hinführung zum sozialen Konstruktionismus. Stuttgart: Kohlhammer.

Van Os, J. & Tamminga, C. (2007): Deconstructing psychosis. In: *Schizophrenia Bulletin,* 33, S. 861 – 862.

Danksagung

Die Idee zu diesem Buch entstand auf einer Sitzung des Beirats des Psychiatrie Verlags. Das Buch ist ein Gemeinschaftswerk und bildet eine Vielzahl von Facetten des Themas ab. Wir danken allen Autorinnen und Autoren für ihre engagierte Mitarbeit. Insbesondere danken wir unserem Lektor Uwe Britten, der das Buch ab dem frühen Stadium kritisch betreut hat und immer für die Herausgeber und Autorinnen und Autoren ansprechbar war. Auch anderen Mitarbeiterinnen und Mitarbeitern des Psychiatrie Verlags, insbesondere Karin Koch, möchten wir herzlich für ihr Engagement und ihre Unterstützung zu diesem Buchprojekt danken. Ebenfalls danken wir Yolena Biermann und Sabine Hribar-Nordmann, die aus dem Sekretariat der Klinik in Gütersloh heraus oft die Terminkoordination übernommen und Zoom-Verbindungen für die Abstimmungstreffen koordiniert haben.